존엄사(尊嚴死) (Ⅱ)

(죽음의 바른 길을 성경에 묻다)

의학박사 김 건 열 지음

• 회복가능성이 없는 환자에 대한 연명치료 중단에 대해서 성경은 어떻게 ? •

최 신 의 학 사

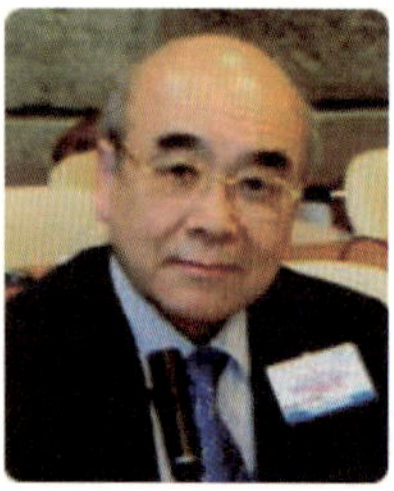

김 건 열(金 建 烈)(醫博)

Keun-Youl KIM, M.D., MPH, Ph.D.

서울 강남구 삼성동 159 (우 135-090)

서울 무역센터 우체국 사서함 16호

keunkim@kornet.net

- 서울대학교 의과대학 졸업 (의학사)
- 서울대학교 대학원 수료 (의학박사)
- 미국 '하와이' 주립대학교 보건대학원 졸업 (보건학석사)
- 미국 '씬시나티' 주립대학교 대학원 (케터링 인스티튜트) 수료
- 전문의 (내과, 호흡기내과, 노인병, 스포츠의학)
- (전) 서울대학교 의과대학 (호흡기내과학 교수, 학장보, 결핵연구소장)
- 서울대학교병원 (호흡기내과 분과장, 특수검사부장, 폐기능검사실장)
- 서울대학교 (관악캠퍼스) 보건진료소 소장
- 단국대학교 (의과대학 학장, 부속병원장, 의료원장, 의무부총장)
- 대한결핵협회 회장
- 대한노인과학 학술단체연합회 회장
- 학회 회장 (대한 결핵 및 호흡기학회, 대한스포츠의학회, 대한노인병학회)
- 한국도핑방지위원회 (Korea Anti-Doping Agency), 위원장 (초대)
- 세계 반도핑기구(World Anti-Doping Agency), 치료목적심의위원회(TUEC) 위원
- 국제올림픽위원회(IOC) 의무위원회 위원 및 동위원회 아세아대표
- 아세아올림픽위원회(OCA) (의무위원회 위원 / 치료목적심의위원회(TUEC) 위원장)
- 대한올림픽위원회 (위원, 경기력향상위원회 위원 및 의무위원회 부위원장)
- 환경부 (중앙환경분쟁조정위원회 비상임 위원 및 환경부 정책자문위원)
- 노동부 직업병심의위원회 위원
- 감사원 자문위원

저술 (1) 김건열 : 대기오염과 건강위해. 1991년, 1993년, 정행사.

(2) 김건열 : 인간복제 (희망인가 재앙인가), 2002, 단국대학교 출판부.

(3) 김건열 : 보라매병원사건 재발 방지를 위한 의료인의 대비. 2004, 최신의학사.

(4) 김건열 : 존엄사 (회복가능성이 없는 환자에 대한 연명치료 중단) 2005, 최신의학사.

(5) 김건열 : 도핑(Doping) (운동선수의 약물복용), 2008, 최신의학사.

(6) 김건열 : 공들여 사는 한세월 (김건열 글모음). 1994, 정행사.

머리말

기독교 구약성경 '욥기 12장 10절'에는; <모든 생물의 생명과 모든 사람의 육신의 목숨이 다 그의 손에 있느니라 (In his hand is the life of every creature and the breath of all mankind.> 라고 했고, 신약성경 요한복음 11장 25절에는; <예수께서 이르시되 나는 부활이요 생명이니 나를 믿는 자는 죽어도 살겠고> 라고 했고, <내 아버지의 뜻은 아들을 보고 믿는 자마다 영생을 얻는 이것이니 마지막 날에 내가 이를 다시 살리리라 하시니라> (요:6;40) 라고 기록하고 있다.

그 외에 성경의 여러 곳에 인간의 죽음에 대해서 말씀하고 있고, 그 중 몇 가지는 다음과 같이 기록하고 있다.

* 날 때가 있고, 죽을 때가 있으니...... (전 3:2).
* 한번 죽는 것은 사람에게 정해진 것이요, 그 후에는 심판이 있으리라 (히 9:27).
* 죄의 삯은 사망이요, 하나님의 은사(선물)는 그리스도 예수 우리 주안에 있는 영생 이니라 (롬 6:23).
* 이는 내게 사는 것이 그리스도니 죽는 것도 유익함이라 (빌 1:21).
* 맨 나중에 멸망 받을 원수는 사망 이니라 (고전 15:26).
* 살인하지 말라 (출 20:13)(십계명중의 하나).

신앙세계(Belief System)에서는, 인간을 육신(Body, Flesh)과 영혼(Soul)이 함께 하는 것임을, 모든 크리스천 모임에서 가르치고 있고, 마태복음 27:50

에는 예수의 죽음의 순간을, < 예수께서 다시 크게 소리 지르시고 영혼이 떠나시다 (Jesus gave up his spirit) > 라고 기록하고 있어, 죽음은 육체와 영혼의 분리라고 하고 있다.

‘그리스’정교회(Greece Orthodox Church)의 기도문에는, < ‘부활’이 임할 때 까지, ‘육신(body)’은 죽어서 원래의 흙으로 돌아가고, ‘영혼(soul)’은 원래 있던 것으로 돌아갈 것이매, 하나님께 구하여,..... 하나님께서 당신의 종 000의 육신으로부터 영혼이 떠날 때, 평화스러운 떠남이 되게 하소서..... > 라는 기도문이 있다.

‘카톨릭’의 ‘Words of Vatican II’는, < 사람은 육신과 영혼이 합하여 한 사람이 됨을 (though made of body and soul, man is one) > 설명하고 있고, 영혼이 함께 할 때 생명이 있다고 하고, 영혼이 육체를 떠난 때를 인간의 죽음이라고 하고 있고, 1980년에는, “안락사에 대한 선언문 (Declaration on Euthanasia)”을 발표하여, ‘안락사’와 “회복가능성이 없는 환자의 ‘연명치료중단(존엄사)’ ” 간의 구분을 설명 하고 있다. 즉; “안락사에 대한 선언문”은, 생명의 가치, 안락사 금지, 및 불가피한 육신의 죽음에 임해, 치료의 ‘균형(proportionate) / 불균형(disproportionate)’의 개념과 ‘예외적치료수단(extra- ordinary means)’의 사용(인공호흡기 치료 등)이 의무적인 것이 아니라는 설명 하에, ‘예외적 치료수단’의 거부가, 윤리적 교리적으로 수용됨을 IV 항에서 밝힌 바 있다. (참고: 부록 II)

인류역사상 위대한 정신의학자(精神醫學者)인 “칼 융 (Carl G, Jung)”은 그의 저술 “The Undiscovered Self (못 찾은 자아)”[47]에서, 다음과 같이 밝힘으로서, 인간은 삶과 죽음을, 실지로 육신이 사망하기 전부터 공유하고 있음을 후세에 알리고 있다.

즉: < 나의 긴 세월에 걸친 심리학적 경험에 의한, 무의식적 정신활동에 대한 많은 사람을 관찰한 바에 의하면, 무의식속에 죽음의 실재가 있음을, 즉 실지 죽음을 맞기 전부터 죽음의 실재를 무의식속에 가지고 있음을 알 수 있었다. > 라고 했다.

“칼 융”은 이어 < 현세(現世)의 위대한 두 종교인 기독교와 불교에서 삶(이승의 존재)의 의미는, 그 종말(終末)(끝)에서 완성 된다> 라고 말해, 인간의 죽음이 뜻하는 깊은 의미를 일깨워주고 있다.

동양의 지성(至聖)인 공자(孔子)는 < 순천자(順天者)는 존(存)하고 역천자(逆天者)는 망(亡)이니라 (천명을 따르는 사람은 살고, 천명을 거스르는 사람은 죽는다) > 라고 했고, 인도의 시성(詩聖)인 타골(Tagor)(1861-1941)은 < 인간의 "죽음"은 출생이 그렇듯이 "삶의 일부분" 을 이룬다 >라고 했다.

우리나라의 획기적인 의료송사(醫療訟事)였던 "보라매병원 사건"의 대법원 판결(2004년 6월 24일)이 있은 후, 이를 계기로 의사(醫師)로서 "존엄사(尊嚴死)" 제목 하에 책을 저술해 [(존엄사, 회복가능성이 없는 환자에 대한 연명치료 중단)(김건열, 최신 의학사, 2005)[1,2]], 우리 지역사회에 중요한 의료(醫療)-사회적 쟁점(issue,잇슈)으로 제시한 후, 2009년 연세의료원 '세브란스' 병원의 "김 할머니" 환자의 '존엄사' 논쟁이 국가적 관심을 끈 이래[4], "안락사 - 존엄사"/ "연명치료 중지" 논쟁은 우리나라 지역사회의 최대 공론의 하나로 2010년 까지도 계속 이어지고 있고, 또 국회의 " '존엄사법' / '자연사법' "이 법률로서 정립될 것으로 예상 되는 2011년 까지도 계속 이어 질 전망이다.

2009년 5월 21일 "대법원 '존엄사' 확정판결문"을 인용하면(5부 II), 회복불가능한 사망의 단계에 들어선 환자에게는, 의학적으로 무의미한 연명치료의 중단이 허용될 수 있다는 내용의, 다음과 같은 우리나라 대법원 판결문을 제시 하고 있다.

〈인용 시작〉

[... 생명권이 가장 중요한 기본권이라고 하더라도 인간의 생명 역시 인간으로서의 존엄성이라는 인간존재의 근원적인 가치에 부합하는 방식으로 보호되어야 할 것이다. 따라서, 이미 의식의 회복가능성을 상실하여 더 이상 인격체로서의 활동을 기대할 수 없고 자연적으로는 이미 죽음의 과정이 시작되었다고 볼 수 있는 회복불가능한 사망의 단계에 이른 후에는, 의학적으로 무의미한 신체침해 행위에 해당하는 연명치료를 환자에게 강요하는 것이 오히려 인간의 존엄성과 가치를 해하게 되므로, 이와 같은 예외적인 상황에서 죽음을 맞이하려는 환자의 의사결정을 존중하여 환자의 인간으로서의 존엄과 가치 및 행복추구권을 보호하는 것이 사회 상규에 부합되고 헌법정신에도 어긋나지 아니한다고 할 것이다. 그러므로, 회복불가능한 사망의 단계에 이른 후에 환자가 인간으로서의 존엄과 가치 및 행복추구권에 기초하여 자기결정권을 행사하는 것으로 인정되는 경우에는 특별한 사정이 없는 한 연명치료

의 중단이 허용될 수 있다.] 〈인용 끝〉

2007년 8월 29일 방영 [KBS 추적 60분] [존엄사 논란][5]에서, '안락사'와 '존엄사'의 차이가 소상히 소개 되고, '사전의료지시서'의 구체적인 예가 소개 되었었고, 이어, 2009년 4월 26일 방영된 [SBS 스폐셜] [마지막 선택, 품위 있게 죽고 싶다][15]가 방영 된 후, 그로부터 1-3년이 지난 2010년의 시점에서도, 우리나라의 '안락사'/ '존엄사' 논쟁은 종교계를 포함해서 지역사회의 "뜨거운 감자(hot potato) (어려운 문제)"로 지속되고 있다.

2007년 8월에, KBS 방송문화연구팀에 의해서 실시된 전국 19-59세 성인 남녀 513명 대상으로 실시된 여론조사에 의하면[5], 조사대상자의 87.9%가 '존엄사'를 찬성하고 있고, 63%가 '연명치료'를 받는 것을 반대하고 있으며, 91%가 '사전의료 지시서' 작성에 찬성하고 있다.

우리나라는, 2009년도 통계청 발표의 총사망자 24만 7천명 중, 사망원인으로 암성 질환이 1위, 심장 뇌혈관질환이 2위, 그리고 자살이 세 번째 원인으로 집계 되어 있으며, 특히 20대와 30대 사망원인 가운데 자살이 1위를 차지하고, 40대와 50대의 사망원인 중 2위로 집계되어 있고, 더욱 걱정스러운 것은, 전년도 국민의 자살율 보다 19.3 %나 증가추세를 보이고 있는, 중심 잃은 죽음의 문화가 우리 국민들의 공허한 정신세계를 나타내 주고 있으며, OECD 국가 중 가장 높은 자살율을 보이고 있는 후진성을 나타내고 있다. 우리나라 국민의 죽음에 대한 성찰과, 죽음 문화의 격상(格上)이 경제 발전 못지 않게, 세계 G 20 정상회의 개최 중심국(의장국) 국민에 걸맞는 죽음에 대한 깊은 성찰이 필요한 시기를 맞고 있다.

2005년도에, 졸저(拙著) "존엄사(尊嚴死)"책을 출간할 당시, 몇 년간의 준비를 진행해 오던 중, 2005년에 선종(善終)하신 교황 '요한 바오로 2세'의 '존엄스러운 죽음'과, 미국의 식물인간 여자 환자 '테리 샤이보'의 자연사(自然死) 임종 과정을 둘러싼 법적 윤리적 의료적 논란이 보도 매체를 통해 세계인들의 관심사가 됨을 계기로, 처음에 기획했던 "종교적 측면에서의 존엄사"를 포함 하지 못하고 책[1]을 출간하는 아쉬움이 있었다.

대한의사협회가 발표한 (2006년 3월), '회생가능성이 없는 환자'에 대한 치료지침에, "의사는 죽음을 앞둔 환자가 품위 있게 죽음을 맞이할 수 있도록 노력 해야 한다" (16조) / "회생가능성이 없는 환자에 대한 생명 유지치료 등, 의료행위 중단 또는 퇴원을 요구하는 경우 수용될 수 있다고 판단되면, 의료행위를 보류 철회 중단 할 수 있다." (18조), 라고 안내/지도 되어 왔다. 또한, 2009년 9월에 발표된 대한의사협회, 대한의학회, 대한병원협회 공동발표의 '연명치료 중지에 관한 지침'은, 연명치료 중지결정의 원칙에서, '회복가능성이 없는 환자 본인의 결정과 의사의 의학적 판단에 의하여, 무의미한 연명치료를 중지 (시행 하지 않음을 포함한다) 할 수 있다.' 라고 명시하고 있다. (부록 I)

이제, "존엄사" 책 출간 이후 5년의 세월이 지난 시점(2010년) 에서, 2005년 출간의 '존엄사' 저자로서, 2007년 KBS 방영 "존엄사 논란" 프로그램과 2009년 SBS 방영 "마지막 선택, 품위 있게 죽고 싶다" '프로그램'에서 소개된 "사전의료지시서"의 주창자(主唱者 advocator)로서,,,,,,, 기독교의 "성경속의 '안락사' / '존엄사' 문제"를 중심으로, '존엄사'에 대한 수렴(收斂) 상황을 탐구 정리하며, 이 졸저(拙著) ["존엄사(尊嚴死)[II]" (죽음의 바른길을 성경에 묻다)] 를 출간하는 용기를, 고희(古稀)를 훨씬 넘긴 나이에 집결하고 있다.

한국천주교 '주교회의 생명윤리 위원회'는 '존엄사'에 대해서, 다음과 같이 의견을 제시하고 있다(2007년). 즉 : [환자의 회생을 위한 더 이상의 치료방법이 없다는 판단이 전제 된다면, 무의미한 연명치료 중단 문제를 적극적으로 검토할 수 있다. 단, 완화의료는 계속되어야 하며 치료중단 결정이 의사 혹은 보호자 만의 독단적인 판단이어서는 아니 된다.]

'한국기독교 총연합회' 는, [말기환자의 무의미한 연명치료의 중단과 혼수상태 환자의 연명치료중단은 구별되어야 한다. 말기환자의 무의미한 연명치료 중단은, 윤리적으로 정당한 행위이지만, 혼수상태 환자의 연명치료 중단은 살인 행위이다.] 라는 입장을 밝혔다.

'대한불교 조계종 불교생명윤리연구위원회'는, [존엄사는 불교적으로 검토가 가능합니다. 살아있을 때 의사표명을 분명히 하고 자연스럽게 죽음을 자신의 의지로 맞이하는 '존엄사'는 '자연사'로 볼 수 있습니다.]라고 밝혔다.

나는 신학자나 성직자가 아닌, 평신도 기독교인으로서, 평생 교회 주변을 내왕(來往)하는 '크리스천(christian)' 임에, 의학자(醫學者)로서, '존엄사' 연구자로서, "성경속의 '존엄사'의 입지"를 탐구하며, 기독교에서 수렴하는 '존엄사'를, 하나님의 생명 주권을 믿는 신앙인으로서의 '존엄사'의 입지를, 외국의 기독교 단체가 수용하는 '존엄사' 수용을 확인하려는 강한 의지가 이 책을 저술하는 동기가 되었음을 밝히고 있다.

전 세계 수천만 독자들에게 우주에 대한 꿈과 희망을 심어준 위대한 천문학자이고 저술가인 '칼 세이건(Carl Sagan)'은, 1996년에 "골수성백혈병"으로 세상을 떠나기 전에 "에필로그(後記)" 제목하에, 주옥 같은 저술을 통해 그의 마지막 '멧세지'를 후세에 남긴바 있다.

'다 빈치 코드'와 '천사와 악마'라는 소설을 써서 세계 수백만 독자와 영화 관객을 매료(魅了)시켰던 미국의 소설가 "덴 부라운(Dan Brown)"은, 평교사 출신의 평범한 지성인이었지만, 광범위한 역사적 자료의 깊이 있는 조사연구를 바탕으로 '카톨릭' 교회 내부의 사건을 사실적으로 담은 소설 "다빈치 코드, The DaVinci Code"을 3년간에 써, 로마 '카톨릭' 교회 및 세계 기독교계의 큰 반향을 일으키고 전 세계 독자를 매료시킨 세기적인 작가가 되었다.

나는 그만한 인물은 못 되고, 비록 이승의 육신은 늙고 잔병으로 시들어가고 (썩어 가고) 있지만, 정신력은 온전하게 유지하고 있어, 정신이 건강하고 맑을 때 무엇인가 뜻 있는 이야기를 후배들에게 남기겠다는 마지막 노욕(老慾)이 작용해, 적지 않은 세월동안 수집했던 자료를 정리하고 있던 중, ["존엄사, 교회에 생명의 길을 묻다" (문시영 외 5인, 2010 북코리아)][9]를 읽고 난 후, 이 책을 정리 출간하는 이유와 직접적인 용기/ 발진력의 시동이 되었고, 나의 소장 자료인 Gerald A. Larue, Th.D. 의 명저 ["Playing God (Fifty Religious Views on Your Right to Die)" (Moyer Bell, 1996)][(57)]가 인용자료의 주축을 이루었음을 밝히면서, 이 졸저(拙著)가 2009 - 2011년 사이 우리나라 지역사회를 뜨겁게 달구었던 "존엄사" 논쟁의 실마리를 푸는데 일조가 되고, 특히 "하나님의 생명 주권"을 믿는 신앙인의 입장에서의 '존엄사' 수용 및 자연사(自然死) 및 '사전의료지시서(事前醫療指示書)(사전의료의향서)' 실용에 일조가 되었으면 하는 깊은 소망을, 이 책에 담고 있다.

이제는 '웰비잉(well being)(행복, 복지)'을 넘어 '웰다이잉(well dying)(잘 죽는것)', "존엄스러운 죽음(Dying in Dignity)(존엄사, 尊嚴死)"를 준비하고 수용하는 시대가 되었고, 고통 없는 평안한 죽음을 준비하는 일이야 말로 삶의 매 순간을 더욱 가치 있게 하는 깨달음의 도약이고 삶의 완성이라고 할 것이며, 하나님을 믿는 '크리스천'이 추구해야 할, 하나님의 뜻에 부합하는, "썩은 육신의 죽음의 바른길"이 될 것으로 믿고 있다.

인간 육신의 병이 진행하여 치유할 수 없고 회복할 수 없는 사망의 경지에 들어선 임종 환자에게, 계속 발달되고 있는 현대의학의 "비정상적인 (Extra-Ordinary)치료" 방법을 동원하여, 환자 자신의 뜻에 반하는 기계적인 인공적인 연명치료(延命治療)를 계속하며, 환자 죽음 과정을 지연시키며, 환자와 가족을 포함한 주변사람들에게 고통과 온갖 부담을 주고 있는 것이, 과연 성경적인, 하나님의 뜻에 맞는 죽음의 올바른 길인가? 하는 해답을 찾고자 하는 목적이 이 책의 '키워드'이며, 성경은 이런 죽음의 과정에 '비정상적인 치료방법'을 사용해 죽음 과정을 지연시키는 의료행위의 정당함을 보호(지지)하고 있지 않다는 것이 저자의 확신이고, 성경은 "비정상적인 치료" 수단으로 죽음 과정을 연장하는 것을 요구하지 않는다 (the Scriptures do not require that extraordinary means be employed to stretch out the dying process.) 라고 분명히 기술하고 있고[(57의 292-293면)], 본문에 포함된 미국 16개 기독교 교파의 공식 비공식 의견을 종합해 보더라도, 안락사는 반대하지만, 회복이 불가능한 임종환자에 대한 환자 본인 의사에 반하는 연명치료는 수용하지 않고 있음을 확인할 수 있다. 오히려, 하나님이 주신 인간 생명의 신성함을 지킨다는 명목하에 신성한, 하나님이 주신 생명을, 하나님의 지체이고 하나님의 형상을 입은 인간육체의, 자연스러운 죽음의 과정(natural dying)(잠자는 듯이 가야하는 평화스러운 죽음. 욥:3;13, 요:11;11~14, 행:7;16)을, 하나님이 거두어 가실 인간 육신의 죽음의 과정을, 현대의학의 얄팍한 지식에 근거한 연명기술로, 하나님의 지체인 인간육신의 자연스러운 죽음을 인공적으로 지연시키면서, 하늘나라로 입성 하는, 인간육신과 영혼의 이탈을 억지로 막고 있는 연명의술의 비정상적인(extra-ordinary means) 의료행위는, 오히려 가장 비성경적인, 하나님의 뜻을 거역하는 행위라고, 저자는 굳게 믿고 있으며, 외국의 기독교 단체도 그렇게 수용하고 있음을 알 수 있다.

다만 중병 (重病)에 걸려 죽음을 앞둔 환자의 예후가 확실하게 회복가능성이 없는가 ? 라고 하는, 의학의 중환자의학(重患者醫學)에 속하는 의학의 문제가, 윤리문제의 결정에 앞서 선결문제로 언제나 대두됨에 따라 저자와 같은 의사, 호흡기학 전문의(專門醫)의 임종예후에 관한 논증이 개입하게 되며,,,, 불확실성과 한계성을 내포한 의학의 통계 수치에 근거한 '환자 죽음 예후 판정'에 관한 문제가 함께 거론되고 있으면서[(참고: 제 1 부, V,VI, IX 및 (80)], 이런 성경적 이해와 뜻을 같이하는 모든 사람들과 함께 교류(dialogue)하고자 하는 깊은 소망을 담어, 비 교역자(教役者) 평신도 '크리스천'으로서, 이 책을 세상에 상재하는 용기/ 노욕(老慾)을 내고 있다.

이 책은 다음과 같은, '크리스천'에게 지워진 질문에 대한 해답을, 성경에서 함께 찾고자 하는 노력을 하고 있다.

? 죽음을 앞둔 인간이, 연명의료기술(延命醫療技術, extra-ordinary means)이 발달함에 따라, 뇌사(腦死) 상태에서도, 심장과 호흡기능의 유지로 육신의 생존이 지속되고 있을 때(지속적식물인간상태, Persistent Vegetative State), 과연 "인간의 죽음"을 어떻게 정의 할 것이며, 죽음의 순간이 언제라고 판단하는 것이 성경적으로 올바른 이해 인가?

? 인간 육신의 죽음의 과정을 연명치료로 연장하려고만 집착하는 것은, <'예수그리스도' 안에서 영생으로 가는 천국 믿음>의 부족을 나타내는 것이 아닌지?

? 환자가 비가역성(非可逆性)의 혼수상태라고 판단되지만 죽음에 임박해 있지 않은 경우, "인공적 경관영양(人工的 經管營養)(Artificial feeding)"에

의존해, 무기한으로 음식과 수분을 공급 하는 것이, 성경적으로 올바른 해석인가 ?

? 국가의 법률은 어떻게 이 문제를 규제하고 있는가?

? 특수한 진료 환경(회복 할 수 없는 질병으로 죽음의 단계에 이름)에서, 연명치료를 중지하는 것에 대한, '크리스천'으로서의 대응이, 성경적이고 법적으로 적합한가 ?

? 만일 그렇다면, 여기에 합당한 조건이 무엇인가?

등 등, 어려운, '크리스천'이 가려야 할, 죽음의 바른길을 찾고자 노력하고 있다.

첫 번째 책 "존엄사(尊嚴死)(회복가능성이 없는 환자에 대한 연명치료 중단)"[(1)] 와, 두 번 째 책 "'보라매 병원 사건'의 재발 방지를 위한 의료인의 대비"[(2)]에 이어, 세 번째로, 이 책 "존엄사 (죽음의 바른길을 성경에 묻다)"까지 출판 될 수 있게 도움 주시는, '엄철' '최신의학사' 사장님께 깊은 감사의 말씀을 드립니다.

2010년 크리스마스에 **김 건 열**

추천의 글 | **허 대 석**

• 한국보건의료연구원 원장
• 서울대 의대 내과교수

현대 과학의 발전은 많은 질병으로부터 인간을 해방시켜 인류의 수명을 상당기간 연장하는데 성공했다. 그러나 그 이면에 이전까지 노화와 질병, 사고 등으로 인해 자연스럽게 맞이하던 죽음을 의료의 실패로 받아들이고, 생명 연장을 위한 기계장치를 이용해 마지막 순간을 최대한 뒤로 미루는 것을 최선의 의료행위로 여기는 잘못된 사회 분위기가 생겨났다. 우리나라에는 매년 18만 여 명이 만성질환으로 투병하다가 사망하고 있는데, 이중 17%인 3만 여명은 무의미한 인공호흡기나 심폐소생술을 시행하고 있다. 나머지 15만 명도 환자 본인의 의지와 관계없이 병원주위를 우왕좌왕하다가 임종을 맞이하고 있는 것이 현실이다.

어떠한 죽음이 존엄한 죽음인가?

'존엄사'(death with dignity, 尊嚴死)란 획일적으로 정의할 수 있는 말이 아니다. 각 개인이 속해 있는 사회의 문화와 종교에 따라 다르고, 평소 가지고 있던 개인적인 가치관이 다양한 만큼 존엄사의 정의는 사람에 따라 다를 수 밖에 없다. 그러나 대학병원의 종양내과의사로서 30년에 가까운 세월동안 수많은 말기 암환자의 죽음을 곁에서 지켜보아왔지만, 회생이 불가능한 환자에게 인공호흡기나 심폐소생술 등으로 임종직전에 불필요한 고통을 가중시키고, 인공적인 연명장치에 의존하여 의사표현도 하지 못하는 상태에서 중환자실에서 가족들과도 격리된 채 임종을 맞이하게 하는 것은 분명 존엄한 죽음은 아니었다.

누구나 한번쯤은 자신의 죽음에 대해 생각해 본 적이 있을 것이다. 내 뜻대로 이 세상에 온 것이 아니었으니, 죽음 또한 언제, 어떻게 나를 찾아올지 알 수 없으나 최소한 이러한 모습의 임종은 맞이하고 싶지 않다는 사람들의 희망이 만들어낸 용어가 존엄사이다. 편안한 육신의 죽음과 함께 영적인 문제에 대해서도 생각하게 되는데, 종교가 없는 사람이여도 '한을 품고 죽는다'는 표현은 영적으로 좋지 못한 임종이다. 한평생 살면서 발생한 인간관계의 상처나 원한 등은 생전에 풀고 가는 것이 환자와 남은 가족들에게 가장 바람직한 일이다. 임종 전 환자의 영적인 상처를 해결하고, 사랑하는 사람들과 함께 나누어야할 가장 귀한 시간을 위해서는 환자의 입장에서 무의미한 연명치료를 거부할 수 있는 권리의 법제화가 반드시 필요하다. 그러나 이미 선진국의 법과 종교계의 입장에서 인정되고 제도화된 사안들조차도 우리 사회에서만 벽에 부딪히는 것을 볼 때마다 참으로 안타까운 마음이다.

이러한 시점에 성경 안에서 존엄사의 의미를 찾고자 하시는 김건열 선생님의 노력은 참으로 감사한 일이다. 이번에 집필하신 책을 통해 '존엄사'의 문제를 종파를 초월하여 인간 생명의 존엄성의 본질적인 관점에서 다양한 표현으로 풀어나가고 있다. 죽음의 바른 길을 성경에 물어 방향을 제시하고 있는 이 책을 강력히 추천하며, 존경하는 학자이며 올바른 신앙인의 모범을 보여주시는 김건열 선생님의 끊임없는 노고에 거듭 경의를 표한다.

목 차

존 엄 사(尊嚴死)(Ⅱ)

(죽음의 바른 길을 성경에 묻다)

제 1 부 : 육신의 죽음 (이승에서의 죽음)

제 2 부 : 안락사(安樂死)와 존엄사(尊嚴死)

제 3 부 : 교회가 답하는 '안락사'와 '존엄사'

[신학박사, Gerald A. Larue, Th.D. 의 설문]

세 4 부 : 존엄사와 관련된 중심단어 (Key words)

제 5 부 : 우리나라의 "안락사/존엄사" 법정판결문

부 록

들어가며

〈 존엄사(尊嚴死)(Ⅱ). 죽음의 바른길을 성경에 묻다. 〉

종교학자나 신학자가 아닌 평신도 '크리스천'으로서 주어진 제목의 글을 쓴다는 것은 절대로 쉬운 일이 아님을 누구보다도 잘 아는 저자로서, 이런 내용의 책을 감히 쓴다는 것은 만용(蠻勇)일 뿐만 아니라, 성경을 잘못 해석하는 오류(誤謬)에다 하나님의 뜻을 왜곡 할 수 있는 대죄(大罪)를 지을 수도 있는 어려운 입지라는 것도 알고 있다.

다만, 평생을 교회를 드나들면서도 이해하지 못했던, 그리고 아무도 이런 문제에 대해서, 교계(敎界)에서 성경적인 "육신의 죽음"과 "존엄스러운 죽음"에 대해서 말해 주지 않는 우리나라 현실에서, 그리고 우리나라의 2010년의 '존엄사/ 안락사' 문제가 대법원의 첫 번째 판례로 예시된 해(年)의 사회적 논란 속에서, 내 이 세상(이승)의 삶이 끝나기 전에 정리하고 떠나야 한다는 고집스러운 생각으로, 내 스스로의 예측할 수 없는 죽음을 앞둔 노구(老軀)를 무릅쓰고 이 책을 쓰면서, 지혜를 주시고 무사히 끝 마칠 수 있는 육신의 건강과 맑은 정신(혼, spirit, 영혼)을 허락해 달라는 기도속에 이글을 이어갔다.

그리고 훗날을 사는 후배 인생과 '크리스천'들의 읽을거리 참고자료로서, 그리고 교회 지도자들의 보다 적극적인 참여의 계기가 되었으면 하는 소망에서, 감히 이 책을 평신도(平信徒)로서 쓰는 용기를 냈고, 오히려 평신도 의료인 신분이 이런 글을 쓰는데 보다 자유스러울 수 있다는 용기의 바탕이 되었음을 고백하고 있다.

제1부는, 이승에서의 인간 '육신의 죽음'과, 인간 '생명의 존엄성/ 삶의 질(質)' 문제를 개관했으며, 쉽지 않은(어려운) "죽음의 정의(定義)"를 거론했다. 그리고 의학적으로도 인간 육신의 죽음의 진단 결정 예측이 얼마나 어려운 분야이고 불확실성의 순간임을 의료적으로 논해보려고 노력하였고, 실지 우리나라의 유명한 법정 판례에서 취급된 중환자의 '회복률 / 사망시기' 예측(판정)의 한계를 예시 했다.

제2부는, 안락사(安樂死)와 존엄사(尊嚴死)에 대해서, 현재 우리나라에서 논의되는 문제점을 중심으로, 용어의 정의, 분류, 외국의 판례, 외국의 입법 등을 예시 했고, 특히, '존엄사'에 대한 정의(定義)가 아직 미급한 우리나라 현실에서, 대법원 판결문을 위시한 법정판결문을 참고해 '존엄사 에 대한 정의'를 시도(試圖) 했으며, '존엄사'와 '소극적안락사' 간의 차이에 대해서 기술했다. 그리고 미국 '오래곤'주 '존엄사법'을 자세히 소개하고, 외국의 판례를 소개 했으며, 우리나라 기독교계의 '안락사/ 존엄사'에 대한 2010년 시점에서의 의견을 소개 했다.

제3부는, '교회가 답하는 존엄사'라는 제목 하에, 기독교 16개 종교단체가, '존엄사'에 대해서 어떻게 수렴하고 있는지에 대한 견해를 소개했으며, 이 자료는, Gerald A. Larue, Th.D.의 "Playing God (Fifty Religions' View on Your Right to Die" (Moyer Bell, 1996)에서 인용했고, Larue 박사가 각 종교 단체에 '안락사/존엄사'에 대한 설문을 발송해, 그에 대한 답변을 수합한 것을 내용으로 하고 있다.(57)

과연 외국의 기독교 단체들은 어떻게 인간 육신의 죽음을, 인간이 회복할 수 없는 불치병에 이환 되어 고통과 주변의 모든 어려움으로 고심 속에 사람의 혼(魂, 영혼, spirit)이 소실된 육신의 생존을, 연명의술(延命醫術)에 의존해 비정상적인 수단(Extra-ordinary means)으로 연명(延命)하고 있을 때, 과연 교회는 어떻게 신도들을 위로하고 지도하고 인도하고 있는가에 대한 해답을 찾고자 노력한 부분이라고 할 수 있다. "성경적인 죽음의 바른 길"을, 다른 외국의 기독교 단체들은 어떻게 성경에서 찾고 있는가 ? 하는 큰 물음을 밝혀 주는 부분이라고 생각하고 이 책의 핵심 부분이 담겨 있다.

제4부는, '존엄사'와 관련된 중신 단어(Key words)등에 대해서 기술 했으며, 소위 '카톨릭'교 문서에서 지칭하는 '비정상적인 방법(extra-ordinary means)'인 연명치료(延命治療)에 포함되는 '인공호흡기(人工呼吸器)치료'와 '인공경관영양(頸管營養)'에 대해서 비의료인(非醫療人)의 이해를 돕기 위해서 의료기술적인 면을 포함해서 기술했으며, 특히 '인공경관영양'에 대해서는 국내 의견에서 연명치료에 포함 여부를 두고 의견이 분명하게 이견(異見)을 나타내고 있어, 의료적 측면의 견해를 앞으로의 참고를 위해 상세하게 기술했다. 그 외에, '존엄사'의 구비조건의 첫 번째 필수조건인 '사전의료지시서(事前醫療指示書)'에 대해서 그 중요성을 강조하며 예문을 제시 했으며, 존엄사의 구비조건으로 법적인 필수 이행사항인 의료현장의 절차적정당화(節次的正當化) 수순에 대해서 기술했다.

제5부는, 우리나라의 의료송사(醫療訟事) 중 '안락사/존엄사'와 관련된 2대 사건인 '2005년 보라매병원사건'과 2009년 '세브란스병원사건'의 법정 판결문을 전문 소개해 독자들의 참고로 했다.

부록으로, (1) 대한의사협회의 '연명치료 중지에 관한 지침(2009.9.)'을 소개 했으며, (2) 카톨릭 교회의 '안락사/존엄사에 대한 중요 지침 문서인 "안락사에 대한 선언문"(Declaration on Euthanasia)의 저자 번역문을 소개 했으며, (3) 2009년 8월 3일의 대법원 '존엄사' 판결에 대한, 저자의 평석(評釋)을, 의사신문 2009년 8월 30일자 기사에서 전재 했고, (4) Body-Mind interaction에 관계하는 인간의 "호식심호흡(呼息深呼吸)의 철학"에 대해서 저자의 견해를 밝힌 '종설'을 소개했고, (5) 세계 '조력사망(助力死亡)(Assisted Dying)' 연대기(年代記)(Chronology of World Assisted Dying)를 소개해, 과거와, 다른 나라의 상황에 대한 참고 자료를 제공 했고, (6) 세계 유명인/종교인들 100인은 사망하기 전 마지막 말로서 무슨 말을 하면서 숨을 거두는가 ? 하는 의문에 응하기 위해서 저자가 소장했던 자료에 의해 세계유명인들의 마지막 말(Famous Last Words)를 저자 번역으로 게재 했다.

끝으로 용어해설과 찾아보기(색인)을 첨가 했으며, 인용문헌과 참고문헌을 기록했다.

마침 이 책의 마무리 정리를 하고 있을 때, ‘마이클 샌델’의 “왜 도덕인가? (Why Morality)” 제목의 귀한 책이, 2010년 11월 15일자로 국내에 번역출판 되었고, 그 내용 4장 ‘종교와 도덕’ 항목에, “존엄사, 인간에게 죽을 권리를 허용해야 하는가?” 하는 내용이 담겨 있고, 미국 연방대법원의 의사조력자살(존엄사) 사건 판결에 대한 전망을 언급하면서, 6명의 저명한 도덕철학자들의 의견을 소개한 항목이 있다[81].

이 의견서에 서명한 학자들은, 자유주의 정치철학을 대표하는 6명의 저명한 학자들이고 그들의 명단은, Ronald Dworkin(옥스퍼드 대학 및 뉴욕대학), Thomas Nagel (뉴욕대학), Robert Nozick (하버드대학), John Rawis (하버드대학), Thomas Scanion(하버드 대학), Judith Jarvis Thomson (MIT) 등이고, 다음과 같은 내용을 담고 있어, 이 책을 세상에 내 놓는 사람의 입장에서 힘과 마음의 위로를 받는다.

<‘삶의 가치는 무엇인가’에 대한 각자의 신념에 따라 사람들이 삶을 살(그리고 죽음을 선택할) 권리를 지녔음을 존중해야 한다는 것이다.>

<“종교적, 철학적 신념에 대한 법원의 그 어떤 강요도 없는 상태에서 죽음에 대한 판단은 자기 스스로 내릴 수 있는” 권리를 법원이 각 개인에게 부여해야 한다.>

<우리들 대부분은 죽음을 삶이라는 연극의 마지막 장면으로 생각한다. 그리고 우리는 그 마지막 장면이 우리의 신념을 반영하기를 바란다.>

그리고 ‘마이클 샌들’은 말하기를 이 철학자들은 <병의 말기 시점에서 생명을 지속 하는 것이 삶의 가치를 높이기 보다는 오히려 손상시킨다>고 결론 짓고, 자신의 삶을 끝내려는 사람들을 대변했다라고 존엄사 항목을 마감하고 있다.

하나님이 주신 인간의 생명, 나의 생명을, 현지 실정법과 종교적 신앙적, 윤리적 수용 범주 안에서, [죽음이 평화스러운 사람의 존엄과 신중함을 갖춘 이승으로부터의 단순한 퇴장이어야 하고 궁극적으로는 고통이나 괴로움이나 무서움 등이 없는, 죽음이어야 한다(주: 완화의료학 교과서의 서문의 일부)] 라고, 이해되기를 소망하고 있다.

어렵고 긴 탐구 여행에 동참해준 독자와 함께, 이승 육신의 죽음이, 평화스럽고 고통없는, 하나님의 뜻에 영합한 '크리스천의 죽음의 길'을 찾는데, 함께 도움이 되었으면 더 이상의 바람이 없는 저자의 축복이 되리라고 믿으면서, 이 책이 함께 기도 속에 독자와 함께 뜻을 같이하게 되기를 소망하고 있다.

제 1 부

육신의 죽음(이승에서의 죽음)

Chapter 1

성경속의 인간의 죽음

신명기 32:39는 <이제는 나 곧 내가 그인 줄 알라 나 외에는 신이 없도다. 나는 죽이기도 하며 살리기도 하며 상하게도 하며 낫게도 하나니 ....>라고 기록하고 있어, 인간의 삶과 죽음은 '생명주권'을 주장하시는 오직 하나님께 맡겨져 있음을 일깨워 주고 있다. '크리스천'이 이해하는 '인간의 죽음'은, "십자가"와 "부활"과 연루(連累) 되며, '십자가'는 '죽음'이 잔혹(殘酷)하고 파괴적인 것임을 확인하고 있다. 죽음에 대한 이런 파과적인 힘에 대한 '크리스천'의 답변은, 부정(否定)이나 거부(拒否)가 아니라 "부활"(復活, Resurrection)인 것이다. '부활' 신앙은, 죽음을 회피하거나 작게 보는 것이 아니고, '크리스천'의 복음은, 죽음은 이해 할 수 없는 것이 아니고 하나님 사랑의 힘이 죽음의 재앙(災殃)까지도 이겨내게 한다고 주장 한다.

이런 견지에서 보면, '죽음'은, '인생 길'의 융기(隆起)도 아니고 죽음으로 모든 것이 끝나는 최종의 재난(災難)도 아니며, 오히려, 사랑의 '하나님 주권'을 통해 극복되는 인간 육신의 참사(慘事)인 것이다.

신약성경은 죽음에 대하여 세 가지를 가르치고 있다고 국내 기독교 윤리학자는 말하고 있다[9]. 첫째는 중성적(中性的) 죽음으로, 죽음을 자연적이며, 피할 수 없는 필연으로 이해하는 경우, 둘째는 적대적(敵對的) 죽음으로, 죽음 죄의 삯으로 보는 경우, 셋째는 호의적(好意的) 죽음으로, 죽음을 예수 그리스도에 대한 믿음에 근거해 인식하는 죽음이다. 즉 호의적 죽음은 약속의 성격을 가지고 있다.

또 죽음에 대한 구약과 신약의 근본적인 차이는 부활에 대한 소망으로, 죽음의 상태는 구약과 같이 하나님과 멀리 떨어진 장소가 아니라 죽은 후에도 계속 되는 관계의 상황이라는 것이다. 십자가에서의 그리스도의 죽음은, 하나님과 인간을 화해 시키는 사건일 뿐만 아니라 죽음을 통해 죽음을 극복한 사건으로 승화되고 있다.

고전:15;9는 <만일 그리스도 안에서 우리가 바라는 것이 다만 이 세상의 삶 뿐이면 모든 사람 가운데에 우리가 더욱 불쌍한 자이니라> 라고 했고, 롬:13;8은 <우리가 살아도 주를 위하여 살고 죽어도 주를 위하여 죽나니 그러므로 사나 죽으나 우리가 주의 것이로다> 라고 했다.

구약성경속의 여호와의 종들의 죽음은, "아브라함" (창:25;8), "이삭" (창:35;29), "야곱" (창:50;23), "요셉" (창:50;22), "모세" (신:34;5-7), "여호수아" (수:24;29, 삿:2;8), "다윗" (왕상:2;10), 및 "솔로몬" (왕상:12;42-43, 대하:9;30-31) 등이, <나이가 많아져 늙고 노쇠하여, 죽어 자기 열조에게로 돌아가매 (He was gathered to his people)> (아브라함과 이삭의 죽음) 라던가, <조상들과 함께 잔다 (rested with his father> (다윗과 솔로몬의 죽음) 등으로, 기술 되여 있어, 죽음을 노쇠(老衰)와 관련하여, 자연적이며 피할 수 없는 필연으로 받아드리며, 전:8;8은 <자기가 죽을 날을 피하거나 연기시킬 수 있는 사람은 없다> 라고 했다.

욥: 3;11-13, 요: 11;11-14 도 죽음을 잠자는 것으로 기술하고 있다. 시:146;4는 <그의 호흡이 끊어지면 흙으로 돌아가서 그날에 그의 생각이 소멸 하리로다>라고 해, 죽음의 고통에 대한 고뇌와 슬픔에 대해서 많이 기록하고 있지 않다.

창:3;19는 <네가 흙으로 돌아갈 때 까지 얼굴에 땀을 흘려야 먹을 것을

먹으리니 네가 그것에서 취함을 입었음이라, 너는 흙이니 흙으로 돌아 갈것이니라 하시니라>

즉 자연으로, 흙으로 돌아 가는 자연사(自然死) 과정이 수렴 되여 있다고 할 수 있고, 죽음의 공포에 대해서 시:55;4는 <사망의 위험, 죽음의 공포>를 표현하고 있다.

다만, 의료적 측면에서 "유다"왕 "아사(Asa)"의 죽음(대하:16;12-13)에 대해서는, <아사가 왕이 된지 39년에 그의 발이 병들어 매우 위독했으나, 병이 있을 때에 그가 여호와께 구하지 아니하고 의원들에게 구하였더라. 아사가 왕위에 있은지 41년 후에 죽어 그의 조상들과 함께 누우매> 라고 기록되어 있어, 여호와의 종들이 병들어 있을 때에 여호와께 구하지 아니하고(시:42;2-3), 의원들에게만 도움을 구하는 것이 옳지 아니함을 설명하고 있다. 육신의 병을 다루는 의원에게 구하는 것은, 영혼을 다스리시는 여호와께 구하는 것보다 앞서 있을 수 없는 것이다.

구약성경은, 여러 구절을 통해 "하나님이 생명과 죽음을 관장하는 절대권력자" 이심을 분명히 밝히고 있고, 죽음은 죄를 지은 것에 대한 벌이고, 생명은 하나님께서 내리신 선물이고, 그 분을 믿는 이들은 이 선물을 축복으로 받아드리고, 그 분을 사랑하고 존경하며, 그 분께 복종할 의무가 있다고 하고 있다.

전도서3:20은 인간의 죽음은 누구도 피할 수 없는 것이라고 <다 흙으로 말미암았음으로 흙으로 가리니 다 한 곳으로 가거니와>라고 했고, 전도서 8:8은 <자기가 죽을 날을 피하거나 연기시킬 수 있는 사람은 없다>라고 기록하고 이다.

로마서 6:23은 인간의 <죄의 값은 사망> 이라고 했고, 모든 사람이 죄를 지었으므로 사망이 모든 사람에게 이르렀다(롬:5;12) 라고 했다.

고전:15;26은 <맨 나중에 멸망 받을 원수는 사망이니라 (The last enemy to be destroyed is death)>라고 했다.

신약성경은 여러 곳에, 인간 육신의 죽음은, "예수의 죽음 / 부활" 과도 같이 육신으로 죽고 영적(靈的)(Spiritual)으로 부활해야 함을 가르치고 있다(롬:6;1-14).

즉 그리스도 예수 안에 있는 영생(永生)의 새로운 세계의 시작이라는 것이고, 성경은 인간의 죽음을 영혼(靈魂)이 육체를 떠나는 것이라고 하고 있고, 마:27;50은 예수의 죽음의 순간을 <예수께서 다시 크게 소리 지르시고 영혼이 떠나시다.(Jesus gave up his spirit)> 라고 기록하고 있다.

잠언:3;24는 <네가 누울때에 두려워 하지 아니 하겠고, 네가 누운 즉 네 잠이 달리로다. (When you lie down, you will not be afraid; when you lie down, your sleep will be sweet).

성경이 인간에게 가르치는 육신의 죽음은, '하나님의 생명 주권'과 '부활 신앙'을 통해 극복되는 사건으로 승화되고 있고, 그리스도 예수 안에 있는 영생으로 가는 새로운 세계의 시작이, 영혼이 죄의 인간 육체를 떠나는 순간으로부터 열리고, 단 잠을 자듯이 평화스럽게 오는 것이 인간 육신의 죽음이라고 가르치고 있다.

Chapter 2
인간의 죄와 죽음

로마서 6장 6절은, <인간 육신의 몸은 죄의 몸이오 (the body of sin)>라고 했고, 따라서 <죽은 자가 죄에서 벗어나 의롭다 하심을 얻었음이라 (anyone who has died has been freed from sin.)>(롬:6;7) 라고 성경은 기록 해, 인간 육체의 삶은, 죄와 함께 하고 있음과, 육체의 죽음으로 사망에서 건져 진다고 성경은 가르치고 있다.

고전:15;26은, <맨 나중에 멸망 받을 원수는 사망 이니라>라고 했고, 롬:5;12는 <한 사람(아담)으로 말미암아 죄가 세상에 들어오고 죄로 말미암아 사망이 들어왔나니 이와 같이 모든 사람이 죄를 지었으므로 사망이 모든 사람에게 이르렀으리니>라고 인간의 죄와 사망에 대하여 설명하고 있다.

구약 성경 시편 116:8은, <주께서 내 영혼을 사망에서 건지셨나니>라고 해, 죽음으로서 영혼이 떠나면서, 인간의 영혼을 육신의 사망에서 건지시고, 부활을 통해 영생의 길로 들어서는 것이라고 했고, 마:27;50은 <예수께서 크게 소리 지르시고 영혼이 떠나시니라>라고 해, 예수님 사망의 시간이 "영혼이 육체를 떠나는 순간" 이라고 기록하고 있다.

그리고 "사망의 길 (the way of death)" 과 "영생의 길 (the way of life)" 이 있음을 여호와께서 말씀하심을 예레미아 21:8에서 설명하고 있고, 호세아 14:14는 < 네가 그들을 사망(스올, sheol, grave)의 권세에서 구원하리니, 사망아 네 재앙이 어디 있느냐, 스올아 네 멸망이 어디 있느냐, 뉘우침이 내 눈앞에서 숨으리라 > 라고 사망(죽음)을 심판하고 있다.

전:9;10은 < 네 손이 일을 얻는 대로 힘을 다하여 할지어다 네가 장차 들어갈 스올(sheol)에는 일도 없고 계획도 없고 지식도 없고 지혜도 없음이니라 > 라고 했다.

이렇듯 "육체의 사망의 길"은 죄와 재앙과 멸망이 함께 하는 길이고 영혼이 떠난 길이며, 하나님이 주신 귀한 육체의 생명이지만, 육체의 사망의 길은 하나님의 영과 함께 하지 않는 길이 된다.

로마서 6:12는 < 그러므로 너희는 죄가 너희 죽을 몸을 지배하지 못하게 하여 몸의 사욕에 순종하지 말고 >라고 했고, < 육신대로 살면 반드시 죽을 것이로되 영으로써 몸의 행실을 죽이면 살리니 (롬:8;13) > 라고 해, 육신의 삶을 멀리할 것을 가르치고 있다.

로마서 8장은, '육신의 죄'와 '죽음'에 대해서 자세히 기록하고 있다.

1절 : 그러므로 이제 그리스도 예수 안에 있는 자에게는 결코 정죄함이 없나니

2절 : 이는 그리스도 예수 안에 있는 생명의 성령의 법이 죄와 사망의 법에서 너를 해방하였음이라

3절 : 율법이 육신으로 말미암아 연약하여 할 수 없는 그것을 하나님은 하시나니 곧 죄로 말미암아 자기 아들을 죄 있는 육신의 모양으로 보내어 육신에 죄를 정하사

4절 : 육신을 따르지 않고 그 영을 따라 행하는 우리에게 율법의 요구가 이루어지게하려 하심이라

5절: 육신을 따르는 자는 육신의 일을, 영을 따르는 자는 영의 일을 생각하나니

6절 : 육신의 생각은 사망이요 영의 생각은 생명과 평안이니라

7절 : 육신의 생각은 하나님과 원수가 되나니 이는 하나님의 법에 굴복하지 아니할 뿐 아니라 할 수도 없음이라

8절 : 육신에 있는 자들은 하나님을 기쁘게 할 수 없느니라

9절 : 만일 너희 속에 하나님의 영이 거하시면 너희가 육신에 있지 아니하고 영에 있나니 누구든지 그리스도의 영이 없으면 그리스도의 사람이 아니라

10절 : 또 그리스도께서 너희 안에 계시면 몸은 죄로 말미암아 죽은 것이나 영은 의로 말미암아 살아 있는 것이니라

11절 : 예수를 죽은 자 가운데서 살리신 이의 영이 너희 안에 거하시면 그리스도 예수를 죽은 자 가운데서 살리신 이가 너희 안에 거하시는 그의 영으로 말미암아 너희 죽을 몸도 살리시리라

12절 : 그러므로 형제들아 우리가 빚진 자로되 육신에게 져서 육신대로 살 것이 아니니라

13절 : 너희가 육신대로 살면 반드시 죽을 것이로되 영으로써 몸의 행실을 죽이면 살리니

14절 : 무릇 하나님의 영으로 인도함을 받는 사람은 곧 하나님의 아들이라

15절 : 너희는 다시 무서워하는 종의 영을 받지 아니하고 양자의 영을 받았으므로 우리가 아빠아버지라고 부르짖느니라

16절 : 성령이 친히 우리의 영과 더불어 우리가 하나님의 자녀인 것을 증언하시나니

17절 : 자녀이면 또한 상속자 곧 하나님의 상속자요 그리스도와 함께 한 상속자니 우리가 그와 함께 영광을 받기 위하여 고난도 함께 받아야 할 것이니라.

이와 같이 성경은, 생명의 거룩함을 선포하고 있지만, 인간 육체의 죽음은 영생(永生)과 하늘의 영원한 집으로의 관문임에, 과연 이땅 (이승)에서의 '크리스천'의 죽음에 임해 회복이 불가능한 중병으로 임종을 맞을 때에, 하나님의 생명주권을 믿어, 육신의 죽엄의 고통의 시간을 연장해 가며 무의미한 인공적인 연명치료를 해가며 육신의 죽음 이후 맞을 "영생으로의 부활"과 "보혜사 성령의 임하심"을 맞을 수 있는 시간을 지연 (외면) 해야 하는 것이, 과연 성경적 기독교 신앙인의 죽음 이어야 하는가 ? 하는 쉽지 않은 질문을 우리는 안고 살아 왔으며, 이제는, 그렇지 않음을 확인하는 성경적 탐색을 하고 있다.

Chapter 3

죽은 사람의 부활 / 몸의 부활

(The Resurrection of the Dead body)

기독교 신앙의 핵심은, 하나님의 아들로 선포된 예수 그리스도의 죽음 이후 부활이고 (롬:1;4), 만일에 예수의 부활이 없다면, 우리가 믿고 있는 기독교도 헛된 것이라고 성경은 기록하고 있다 (고전:15;12-17)

시:30;3은, <여호와여 주께서 내 영혼을 '스올'에서 끌어 내어 나를 살리사 무덤으로 내려가지 아니하게 하셨나이다>라고 해, 영혼의 부활을 찬양하고 있다.

고린도전서 15장 35-56은, 특히 죽은자의 몸의 부활(The Resurrection body)에 대해서 기록하고 있어, 부활할 몸의 형태가 어떠한 형태의 몸인가 대해서 상세히 설명하고 있다.

35절 : 누가 묻기를 죽은자들이 어떻게 다시 살아나며 어떠한 몸으로 오느냐 하리니

36절 : 어리석은 자여 네가 뿌리는 씨가 죽지 않으면 살아나지 못하겠고,

37절 : 또 네가 뿌리는 것은 장래의 형체를 뿌리는 것이 아니요 다만 밀이나 다른 것의 알맹이 뿐이로되,

38절 : 하나님이 그 뜻대로 그 형체를 주시되 각 종자에게 그 형체를 주시느니라,

39절 : 육체(flesh)는 다 같은 육체가 아니니 하나는 사람의 육체요, 하나는 짐승의 육체요, 하나는 새의 육체요, 하나는 물고기의 육체라,

40절 : 하늘에 속한 형체(heavenly bodies)도 있고, 땅에 속한 형체(earthly bodies)도 있으나, 하늘에 속한 것의 영광이 따로 있고 땅에 속한 것의 영광이 따로 있으니,

41절 : 해의 영광이 다르고 달의 영광이 다르며 별의 영광도 다른데 별과 별의 영광이 다르도다.

42절 : 죽은자의 부활도 그와 같으니, 썩을 것으로 심고 썩지 아니할 것으로 다시 살아나며,

43절 : 욕된 것으로 심고 영광스러운 것으로 다시 살아나며, 약한 것으로 심고 강한 것으로 다시 살아나며,

44절 : 육의 몸으로 심고 신령한 몸으로 다시 살아나니, 육의 몸이 있은 즉 또 영의 몸이 있으리라.

(It is sown a natural body, it is raised a spiritual body. If there is a natural body, there is also a spiritual body.)

즉, 육신의 몸(natural body, earthly body, 죄덩어리의 육신)은 죽고, 신령한 몸(영의 몸, spiritual body, heavenly body)로 부활한다고, 다시 태어 난다고 가르치고 있다.

우리는 교회에서나 신앙모임에서 사도신경을 암송 기도할 때 마다, <성령을 믿사오며 거룩한 공회와 성도가 교통하는 것과 죄를 사하여 주시는 것과 "몸이 다시 사는 것"과 영원히 사는 것을 믿사옵나이다> 하는 구절 중, "몸이 다시 산다"는 구절의 암송이 확실치 못했음을 고백하고 있고, 새로 번역된 사도신경에서는 <나는 성령을 믿으며, 거룩한 공회와 성도의 교제와 죄를 용서 받는 것과 "몸의 부활"과 "영생"을 믿습니다>라고 되어 있다.

이승 (이땅, 이 지구상)에 사는 인간 육체의 천수(天壽)는 120 세 전후라고 알려져 있고, 21세기 지구상 인간의 평균 수명은 80-90세 이하의 수명을 영위하지만 (참고:제 1 부, X), 년령이 증가함에 따라 노화과정과 관련된 퇴행성질

환(退行性疾患)이 발생하며, 그 질병의 특징도 다장기질화(多臟器疾患)에다 근치(根治)가 되지 않는, 평생 죽을 때 까지 관리해야 하는 노인병의 특징을 가지고 있다. 인간의 육신은 노화 과정을 지나면서 심장혈관질환 (동맥경화증, 관상동맥질환, 고혈압, 뇌졸중 등), 만성폐쇠성폐질환(기관지염, 기관지천식, 폐기종, 기관지확장증), 골관절질환(관절염, 근육신경통), 시력감퇴, 치아질환, 심지어는 각종 암성질환(癌性疾患)까지도 포함해, 퇴행성질환의 일환으로 몸에 지니며 생존하게끔 신체 구조가 만들어져 있다.

고전:15;42 의 말씀과도 같이, 이승의 인간의 육신은 썩을 몸으로 심겨졌음을 확인할 수 있고, 이 썩을 몸은 죽어 흙으로 돌아가고, 신령한 몸 (Spiritual body)으로 다시 살아나야 한다는(Born again, 거듭남), 신령한 몸의 부활과 영생을 믿고 있다.

고전:15;19는, <만일 그리스도 안에서 우리가 바라는 것이 다만 이 세상의 삶 뿐이면 모든 사람 가운데 우리가 더욱 불쌍한 자이니라>라고 했다.

고린도전서를 기록한 사도 바울(Paul)은, 고전:15;35-56 구절을 통해, <썩을 육신의 죽음 후에, 하늘에 속한 영(靈)의 몸(靈體)(Spiritual body)으로 다시 살아난다(부활)는 복음을 명쾌히 전하고 있다. “이 썩을 것이 썩지 아니함을 입고 이 죽을 것이 죽지 아니함을 입을 때는, 사망을 삼키고(멸하고) 이기리라고 기록된 말씀이 이루어 지리라” 라는 신약 말씀은, <사망을 영원히 멸하실 것이라 (He will swallow up death forever)(사:25;8)>라는 구약의 성경구절을 환기 시키고 있다.

고후:10;12는 <그런즉, 사망은 우리 안에서 역사하고 생명은 너희 안에서 역사하느니라 (So then, death is at work in us, but life is at work in you.>라고 해 인간 육신의 죽음과 동시에 생명의 영(靈)이 역사함을 일깨워 주고 있다.

롬:8;9는 <만일 너희 속에 ‘하나님의 영(the spirit of God)’이 거하면 너희가 육신(sinful nature)에 있지 아니하고 영(spirit)에 있나니, 누구든지 ‘그리스도의 영’(the spirit of Christ)이 없으면 그리스도의 사람이 아니라, 그리고 그리스도의 영이 없는 사람은 그리스도인이 될 수 없다>라고, ‘하나님의 영’과 ‘그리스도의 영’을 기록 해, 인간의 육신을 떠난 하나님의, 그리스도의, 성결의 영(靈)을 주장하고 있다.

롬:8;10-11은, 그리스도의 영이 우리 몸 안에 있으면, 그의 영으로 말미암아 우리들의 죽을 몸도 살리신다고 다음과 같이 기록하고 있다. <그리스도께서 너의 안에 계시면 몸은 죄로 말미암아 죽은 것이로되 영은 의로 말미암아 살아 있는 것이니라. 예수를 죽은 자 가운데서 살리신 이의 영이 너의 안에 거하시면 그리스도 예수를 죽은자 가운데서 살리신이가 너희 안에 거하시는 그의 영으로 말미암아 너희 죽을 몸도 살리시리라.>

롬:1;3-4는, <그의 아들에 관하여 말하면, 육신으로는 다윗의 혈통으로 나셨고, 죽은자들 가운데서 부활하사 능력으로 하나님의 아들로 선포되셨으니 곧 우리 주 예수 그리스도시니라.>

성경은, 로마서에서, 육신의 죽음을 넘어, 죽은 후 살아날 성결의 영을 말하고 있다.

고후:5;17은, <그런즉 누구던지 그리스도 안에 있으면 새로운 피조물이라, 이전 것은 지나 갔으며 새 것이 되었도다. (Therefore, if any one is in Christ, he is a new creature, the old has gone, the new has come !>라고 했다.

요:6;39-40은 <마지막 날에 다시 살리는 것이라>라고 했고, 그 세상은 병이 없고, 눈먼 사람이나 귀먹어리가 없는 세상이라고 기록하고 있다. (사:33;24, 35;5-7)

고전:4;16은 <너희는 너희가 하나님의 성전인것과 같이, 하나님의 성령이 너희안에 있는 것을 알지 못하느냐>라고 기록해, 인간의 몸이 하나님의 성령이 거하는 그리스도의 몸이고 지체임을 (고전:6;15, 12;27) 말씀하고 있어, 의학적으로 회복이 불가능한 중병에 신음하는 인간의 몸일지라도, 현대의학의 연명치료로 인공적으로 조작하여 인간 육체의 생명을 인위적으로 조작연장하고 있는 것이, 과연 하나님의 뜻인가에 대한 깊은 성찰이 필요하다.

이러한 인위적인 생명연장의 연명치료는, 환자의 생명존중보다는 죽음의 임종과정의 연장일 뿐이며, 오히려 생명의 존엄성을 회손 하고 있다고도 생각할 수 있으며, 또한 이런 인위적인 조작행위가 성령이 거하는, 그리스도의 몸과 지체인 육신을 대상으로 옳은 행위이고 성경적일 수 없다는 판단이 된다.

Chapter 4

생명의 존엄성(尊嚴性)과 삶의 질(質)

(The Sanctity of Life / The Quality of Life)

욥:12;10은, < 모든 생물의 생명과 모든 사람의 육신의 목숨이 다 그의 손에 있느니라. > 라고 했고, 창:1;27은, < 하나님이 자기 형상 곧 하나님의 형상대로 사람을 창조하시되 남자와 여자를 창조 하시고 > 라고 했고, 창:2;7은, < 여호와 하나님이 땅의 흙으로 사람을 지으시고 생기를 코에 불어 넣으시니 사람(man)이 생령 (living being)이 되니라. > 요:5;26은, < 아버지께서 자기 속에 생명이 있음 같이 아들에게도 생명을 주어 그 속에 있게 하셨고 > 라고 했고, 시:36;9는 < 진실로 생명의 원천이 주께 있사오니 주의 빛 안에서 우리가 빛을 보리이다 > 라고 했다.

히:9;27은 < 한번 죽는 것은 사람에게 정해진 것이요, 그 후에는 심판이 있으리라 > 라고 했다.

하나님의 생명주권(生命主權)을 믿는, '크리스천'으로서는, < 주신이도 여호와시오, 거두신 이도 여호와시오니.... > (욥:1;21)라는 말씀과 믿음에, 생명의 신성(神性)과 존엄성(尊嚴性)을 누구나 믿고 있다.

이렇듯 생명은 하나님의 선물이요, 존엄스럽게 지켜야 하는 단 하나의 생명이다.

삶과 죽음에 대한 성경의 가르침은, 이 세상에 인간으로 태어난 이상 인간으로서 자신이 저지른 죄의 대가로서 고통을 감수해 내야 한다는 것이고, 우리가 누리고 있는 생명은 모든 것을 관장하시는 하나님께서 내려주신 선물이고, 자살이나 자살을 돕는 행위와 같이 생명을 끝내려는 행동은, 하나님께서 지혜로운 판단 하에 우리에게 내리시는 고통을 피해가려는 수치스러운 행위라고 지적하고 있다.

기독교는, 고통의 극복과 종식, 생명의 연장을 위해 기도한다. 그러나 최종적인 결정은 하나님의 신비한 주관아래 놓여져 있는 것이다. 최선을 다 하되 그 결과는 하나님께 맡겨져야 한다.

롬:14;8은, <우리는 살아도 주를 위하여 살고, 죽어도 주를 위하여 죽나니 그럼으로 사나 죽으나 우리가 주의 것이로다.>라고 했다.

한편, 이렇게 귀하고 신성하게 받은 생명을, 인간은 귀하게 지켜야 할 의무가 있음에, 언제나 "생명(삶)의 질(質)(The Quality of Life)" 문제가, 함께 추구(追求)되는 문제로 중요하게 대두(擡頭) 된다. 즉: " '안락사'와 '종교'에 관한 토론"에서는, 두 가지 주제가 계속 대두 되며, 이는 곧 '생명의 신성함'과 '삶의 질'의 문제가 된다.

"생명의 신성"은, 생명의 귀중함과 신성함을 설명하고 있으며, 인간생명의 절대 신성불가침(神聖不可侵)을 의미하고 있다. 구미(歐美)의 종교에서는, '생명 신성'의 개념을 하나님께로 돌리고 있다. "하나님이 생명을 주셨고, 하나님만이 생명을 취할 수 있다", 혹은, "생명은 하나님께로 부터 빌린 것, 대부(貸付) 받은 것이요, 하나님의 시간이 되면 하나님의 뜻에 따라 부름을 받으면 돌려드려야 하는 것"이라고 믿고 있다. 하나님께 속한 생명을, 인위적으로 단축시키거나 의료기계적(醫療機械的)으로 연명시키는 것은, 이는 하나님 시간에 대한, 하나님께만 속한 권한에 대한 간섭(干涉)이요, 그러한 행위는 "죄"라고 할 수 있다.

생명(삶)의 질(質) 문제에서, 회복이 불가능한 중병으로 죽음을 앞둔 임종기(臨終期)에 들어선 환자가, 심한 통증 등 말기 증세와, 온갖 연명기계장치(延命機械裝置)에 연결 되어 고통 속에 타의적(他意的)인 연명치료를 강요받고 있을 때, 과연 이 환자(인간) 경우의 "생명의 질"은 어떤 것이라고 할 수 있을까 ?

이런 상황의 지속적인 생존은, 인간 생명의 가치를 거부하는 것이며, 인간 생명이, 그런 품위 없고 헛된 존재로부터 죽음을 선택함으로서, 생명을 보다 섬기는 것이 된다고 주장하는 사람이 많다.

이런 호소(呼訴)는, "생명의 질" 에 관한 논쟁(論爭)의 일종이며, 모든 경우에 있어서 중심이 되는 논점은, '생명의 질의 상실(喪失)'이 죽음 선택을 정당화 할 수 있느냐는 질문이 된다.

"삶의 질(質)이 없는 생명 존재 자체의 가치가 있는 것이냐 ?......"

죽음과 삶의 질(質)의 선택과 관련하여, 두 종류의 경합(競合)하는 전통적 가치관(傳統的價値觀)이 영향을 미친다고 할 수 있다. 구미(歐美)적 문화에서 가장 높은 위치를 차지하는 전통적 가치는, "자율성(自律性)(autonomy)"과 "개인의 자유(自由)(freedom of individual)"이다. 누구에게서 자신을 관리하는 이런 개인의 권리를 빼앗는 것은, 각 개인이 가진 가장 귀중한 인간의 소유(所有)를 빼앗는 것이 된다. 이런 자유의 마지막 표현이, 자기 생명이 더 이상 견디기 어렵고 의미가 없어질 때 죽음을 선택하는 권리가 된다는 것이다. 환자의 자기결정권은, 법적 규범에서 어떤 권리 보다 우선할 수 있는 국가 헌법이 정한 개인의 권리에 기초 하고 있다.

또 다른 전통적 가치관은, "자유의 가치(the value of freedom)"가 아닌, "생명의 가치(the value of life)(바로 그 존재하고 있는 상황)"에 초점을 두고 있다. 때로, 이런 입장은, 아무도 생명을 소유하지 못한다는 신학적 견지에서 지지를 받고 있다. 하나님이 인간의 생명을 소유하고 있고 하나님 만이 인간의 죽음을 결정 할 수 있다는 것이고, 강조하는 것은, '인간의 자유'가 아니고, 인간 이상의 권력으로 생명을 주장하시는 하나님의 '생명의 가치'에 있다는 것이고, 어떤 질의 생명이건, 개인이 어떤 죽음을 원하던 간에, 이 생명은 유지되어야 하며 아무도 생명을 거역 하는 선택을 할 수 없다는 것이다.

그러나 실지로 현실에서, 모든 신학(神學)이 '인간 생명의 존엄성'에 대해서 말하고 있는데 반해, 현대의학이, '생명의 질(質)'의 향상시킴이 없는 "생명연장 의료기술" [연명의술(延命醫術)]을 시술 하고 있어, 종래의 전통적인 신학적 '생명존엄'에 대한 해석에 의문이 제기 될 수 있게 되었다.

종교가, 죽음에 임박해 있는 환자가, 그의 마지막 숨결의 순간까지, 치명적일 수 있지만 주사(注射)로 통증으로부터 편해지기 보다는, 인간의 존엄성을 지키기 위해 고통에 찬 삶을 계속 살아야 한다고 주장하는 믿음을, 진정으로 증언 할 수 있는지 여부에 대해서 의문이 제기 되고 있다.

참고: 부록 II: '카톨릭'교회의 " '안락사'에 대한 선언문 " 중에서, '크리스천'에게 고통의 의미와 진통제 사용.

"의사 '도움' 안락사 (Physician-Assisted-Euthanasia, PAE)"가, '하나님 역할(Playing God)을 한다는 의미와 같다'는, 정평 있는 비난에 대해서도, 의문이 제기 되고 있다. 교회 목사님들의 질문에 의하면, 교회나 유대교가, 죽음에 임박한 임종환자를 계속 연명 시킬 수 있는 연명의료기술의 발달에 대한 반응에서, 교회가 진정으로 '하나님 역할' 을 하고 있다고 생각하고 있을지도 모른다.

종교계가, "소위 '연명의술(heroic medicine)' 시술"이나, "자의적 소극적안락사(Voluntary Passive Euthanasia)" 시인(是認)등의 지지(支持)를 거부하는 것이, '하나님 역할'을 그만두는 첫 번째 단계가 될 수 있다. 질병은, 의료적 간섭 없이 진행하게 하며, 환자를 죽을 수 있게 허용 한다는 것이다.

두 번째 단계는, 죽음에 임박한 중병환자의 '개인적 자율성 (individual autonomy)' 아래, 자비롭고 사랑이 많으신 하나님의 이름과 하나님이 주신 권리로서, 신속하고 고통이 없는 존엄한 죽음을 선택할 수 있는 개인의 권리를 지지해 주는 목회(牧會)를 제공해야 한다. 이런 경우, '안락사'는, 하나님의 뜻에 저촉(抵觸)됨이 없이 자비롭고 사랑이 많으신 하나님의 이름으로 수행된 행위가 될 것이다.

일부에서는 '적극적안락사'와 '소극적안락사' 사이에, 차이가 없다고 하기도 한다.

그것은 양자 사이에는, 의도(意圖)와 결과(結果)가 같기 때문이다.

그럼에도 미국의 법정 판례는 '적극적안락사'와 '소극적안락사'를 구분하고 있고, 전자의 경우는 정당화 될 수 없으나 후자의 경우는, 경우에 따라 정당화 될 수 있음을 판시(判示)하고 있다. 위의 두가지 경우 몇 가지 점에서 차이가 있다.

(1) '적극적안락사'는, 의사(醫師) 진단의 착오(錯誤)/오진(誤診)이 있는 경우, 예방이 될 수 없다. 만일 환자가 '죽음에 임박해 있다는 진단'이 오진(誤診)이였을 경우, '소극적안락사'의 수순(手順)은 환자를 생존 시킬 수 있지만, '적극적안락사'의 경우는 그런 기회가 없어 필요 없이 비극적으로 환자의 생명을 끊게 된다.

(2) '적극적안락사'를 규제하는 법체계는, 광범위하고 엄격한 관리 절차를 요구하고 있기 때문에, 시행이 어렵고, '소극적안락사'의 경우는 규제하기는 용이하다.

(3) 기본적으로 윤리적 측면에서 구별되는 것은, "일어난 결과를 '허용'하는 것"과 "결과의 '원인'이 되는 것" 의 차이가 된다. 충분한 그럴만한 이유아래 사람을 죽게 허용하는 것은, 하나님과 자연의 섭리에 협동하는 것이 된다.

때로, 경관영양(經管營養)을 통한 인공영양이나 정맥 영양공급을 포함한 연명치료술(延命治療術)을, 영구적인 혼수상태 환자에서 중지하는 경우가 있다. 이 경우 환자는 곧 사망하지 않으면 몇 일 또는 몇 주간에 걸쳐 기아(飢餓)와 탈수로 천천히 죽어가게 될 것이다. 경관영양을 제거함으로서, 의사는 환자를 죽이지는 않았지만 죽게 허용한 것이 된다. 환자가 '자연적 경과'에 의해서, 또는 '하나님의 부르심'으로 죽음을 맞은 것이다.

의사(醫師)의 행위는, 신(神)의 목적과 의도에 간섭하는 것이 아니고, 또 유일한 생명에 대한 경멸(輕蔑)의 표시도 아닌 것이다. 때로 의사는 환자의 통증 관리를 위해, 생명을 단축 시킬 수도 있는 진통제 '몰핀'을, 그런 부작용을 알고도 환자의 통증을 덜어주기 위해 대량 주사하는 경우도 있으며, 이는 정당화 되고 있다.

참고: '카톨릭'교의 " '안락사'에 대한 선언문 III '크리스천' 에게 주어지는 '고통' 의 의미와 '진통제'사용 문제"

여기에서, 의사(醫師)로서는, 다시, '삶의 질'과 '생명의 신성함'을 거론하게 되고, 그것은, 죽음은 단지 이런 관련과의 부차적 결과이기 때문이다.

‘모든 환자가 같은 치료를 받는 것이 아니고’, 또, ‘모든 환자가 죽음을 마지 할 수 있게 용인되는 것이 아니며’, 어떤 환자는 소생술(蘇生術)의 대상이 되며, 또 어떤 환자는 소생술 대상이 못 되어 “‘소생술을 시행하지 말 것’ (DNR, Do Not Resuscitate)” 라는 처지에 놓이게 된다. 환자와 환자 가족은 이 DNR 결정에 관여 해야 하고 결정해야 할 때가 있다.

다시 말해서, 의학적(의료적) 시술은, ‘생명 신성함’의 선택적 해석을 뒷받침 해주고 있어, 어떤 생명은 다른 생명에 비해 더 신성 하다고 판단하는 것 같이 생각 할 수도 있다. “누가, 어떤 근거 하에, 이런 결정을 할 수 있는가?”

의료적(의학적) 판단은, 임상의학(臨床醫學) 자체가 그렇듯이, 통계(統計)에, 즉 통계적 예후 판단에 근거해 있고, 이런 결정은 법적 절차와 연계 되어 혼란스러워 질 수 있다.

▶**참고**: 제1부, VIII

임종을 앞둔 환자가 죽음에 임박해, 회복 가능성이 전혀 없다는 진단(판단)이 있을 때는, 어떻게 하는 것이 정당 한가?

▶**참고**: 제1부 IX

이런 최대의 어려운 질문에 대해, Helgfa Kuhse는 그의 유명한 저서 “The Sanctity of Life Doctrine in Medicine(Oxford 1987) (의료에서의 ‘생명 신성함’의 원칙)” 에서, 다음과 같이 밝히고 있다.

〈인용 시작〉

[우리가, ‘핸디켑’이 있는 유아(幼兒), 혼수상태의 환자, 죽음을 앞두고 임종에 임박해 있는 환자들의 연명을 위하여, 그들의 생존을 위해 필요한 치료를 계속하는 것을, ‘비정상적인 치료(extra-ordinary)’라던가, ‘의학적으로 적용 안되는 치료(not medically indicated)’, 또는 ‘불균형적으로 부담되는 치료(disproportionately burdensome)’ 등등 용어(定義)로 분류해, 그런 치료를 그만두게 하는 것은, 우리들이 “생명 신성”원리의 상처 없는 윤리를 지키기 위해서, 또 다른 비논리적인 도구(표준)에 의존하는 것이 된다. 만일, 우리들이, 용어정의(用語定義)상의 책략(策略)을 넘어가려면, “생명 신성”원칙을 버리고, 대신 생명의 질(質)”에 대한 윤리문제를 더 노력하여 풀어야 할 것이다.] 〈인용 끝〉

어떤 주어진 특수한 질병 조건하에서 선택적인 치료중지를 결정하기 위한 궁극의 기준은, 환자의 "영적복지(spiritual welfare)"에 의해서 결정되어야 하며, 이는 생명의 신성함과 삶의 질에 관한 원칙이, 서로 배타적(별개의 것)이 아님을 의미해 주고 있다.

인간 존재의 신성함은, 생물학적(육체적) 생명의 유지에만 있다고 할 수 없으며, 또, 생명의 질(質)이, plug을 뺀다는 것이거나 치사량의 주사를 투여함도 아니라는 것이다. 실로 무엇이 혼수상태 환자의 '생명의 질'이 될 수 있는가?

인간 실존의 탁월한 특성을 생각하고, 생명의 신성함을 존경한다는 것은, 영(靈)적 삶의 질을 포함해야 한다는 것이고, 그것이 의미하는 것은, 우리는 교회의 전통적인 기도 속에, 육체와 영혼의 평화로운 이탈(離脫)을 기원하는 것을 가장 중요하게 받아 들여야 한다는 것이다.

만일 환자가 비가역성의 혼수상태에 빠져있거나, 투약에도 불구하고 견디기 어려운 통증으로 고통을 받고 있으면, 윤리적으로 책임 있는 의료는, 그 일차 치료 목적에 그 고통의 상태를 그대로 계속 유지 시키는데 두지는 않을 것이다.

의료적인 치료는 언제나 환자가 필요로 하는데에 우선해야 할 것이며, 말기환자에서의 첫 번째의 우선은 환자의 육체적 및 정신적 고통을 완화해 주는데 두어야 할 것이다.

'좋은 죽음(good death)'은, '평안한 죽음의 과정(good dying)'으로만 이룩할 수 있다. 그럼으로, 의료진의 우선되는 진료 목표는, 말기환자의 죽는 과정을 지연 시키지 말아야 할일 일 것이다.

환자의 통증을 완화시켜주어, 환자 스스로가 그의 영적 자원을 최대한도 의지할 수 있게 해 주어야 한다. 육체로 부터의 영혼의 이탈(離脫)은, 통증이나 다른 종류의 고통으로부터 자유로워야 할 필요가 있으며, 이런 목적의 고통 완화를 위하여 투여한 부작용으로 죽음을 앞당기는 일이 있다고 해도 생명의 신성함에 어김이 되는 것이 아니다. 죽음을 당하는 환자 자신 이외에는, 아무도 그가 받는 고통이 속죄의 성격을 가지고 있는지를 알 수가 없다.

만일, 환자가, 혼수상태에 있거나, 완화되지 않는 극심한 통증으로 시달리고 있을 때는, 생명유지 장치를 제거하고, 경구 또는 주사를 통한 진통제를 사용하는 것이 전적으로 타당한 행위가 될 것이다.

그런데, 최근의 경향으로서, 법정은 임종을 앞둔 말기 환자에게서, 식음(食飮)을 중지/제거 하는 문제에 대해서 아주 중대한 윤리적 토의를 제기하고 있다.

'인공기계호흡기'를 제거하는 것과, '인공경관영양'을 제거하는 의료 행위 간에 어떤 차이가 있는 것일까 ? 많은 사람들이 마음속에는, 차이가 없다고 생각 할 것이고, 미국의 법정도 이런 신념을 굳혀 가고 있다.

그러면, 말기환자가 임종을 맞고 있을 때, 도움을 주어야 할 교회의 책임은 무엇인가? "영혼의 복지(Spiritual Welfare)" / "평안한 영(靈)"이 문제가 된다.

하나님은, 삶과 죽음의 지배자(주인)이시며, 하나님 만이 말기환자의 희망일 뿐이다. 우리가 그런 믿음과 확신을 가질 때, 우리는 하나님께 진정한 '크리스천'의 죽음의 길을 간청할 수 있고, 그리고 그것을 은사 받게 될 것이요, 그것은 고통이 없고 결백하고 평화스러운 하늘나라로 향한 죽음이 될 것이다.

Chapter 5

죽음의 정의

(인간 육신의 죽음을 의학적으로 어떻게 정의 하나?)

"'죽음'은 '출생'이 그렇듯이 '삶'의 일부분을 이룬다"라고 인도의 시인 "타골"은 말한 바 있고, 인간의 '삶과 죽음'은, 동전의 앞 뒷면과 같이 함께 존재한다고 표현되고 있다. 또 모든 죽음의 과정에는, 주관적인 의식(意識)의 죽음과 객관적인 육체의 죽음이라는 두 과정이 있다. 대개의 경우 의식의 죽음이 앞서 오고 육체의 죽음이 뒤따른다. 따라서 자기의 죽음이 먼저 오고 다른 사람이 인정하는 죽음이 뒤따르게 된다.

"생명(삶)의 질"을 논의할 때, 간과(看過)할 수 없는 것이, 오래 된 질문인 "죽음의 정의(The definition of Death)", 즉 '인간의 죽음'의 기준을, 육신적인 심장/폐장의 기능정지에 둘 것이냐, 아니면 의식세계(意識世界)의 뇌기능의 정지 까지 포함할 것이냐는데 까지 숙고(熟考)하게 된다. 특히 종교와 성경에서 말하는 인간의 죽음은, "영혼이 육체를 떠나는 시점이 죽음(마:27;50)" 이라고 가르치고 있어, 인간의 육체적인 죽음을 맞이 할 때 어느 순간이 '영혼이 육체를 떠나는 시점'이냐에 대한 논란이 있을 수 있다.

1986년에 발의된 미국 '하바드'의과대학의 <뇌사(腦死)의 정의)(the definition

of Brain death) >는, 오늘날 까지도 널리 인용되고 있는, '인간 죽음'의 판정 기준이 되고 있고, 다음과 같이 규정하고 있다.

- 무반응 상태 : 외부 자극이나, 심한 통증 유발 자극에도, 소리 반응(신음 소리, 낑낑거림, 흐느낌 등)이나 신체반응(얼굴 찡그림, 다리 움직임, 호흡의 변화 등)을 나타내지 않음.
- 호흡움직임과, 인공호흡기를 정지시키고 3 분이 경과해도, 자발 호흡이 없음.
- 동공의 대광반사(對光反射)가 없어지고, 침을 삼킨다거나 하품 또는 소리 냄 등의 반사반응의 소실.
- 뇌전도(腦電圖)검사상 등전파(等電波)(평평한 뇌파)를 나타냄.
- 이상의 임상 및 검사 소견이 의사에 의해서 검사되고, 24시간 후 반복 실시되고 기록되어, 모든 기준에 합당할 때, 의학적으로 사망을 결정할 수 있다.

이 표준은, Uniform Determination of Death Act (UDDA)에서도, 미국 '의사협회'와 미국 '변호사협회'등과의 협동하에 적용되고 있고, 이 법령은, 다음 사항을 확인한다.

즉: (1) 심장박동과 호흡기능의 비가역성 정지가 있거나 (2) 뇌간을 포함한 전체 뇌기능의 비가역성 정지가 있을 때, 죽음이라고 판단한다.

의료현장에서는, (1) 심장 박동(心臟搏動) 정지 (2) 호흡정지(呼吸停止) (3) 동공 확산(瞳孔擴散)과 대광반사(對光反射)의 소실 등, 세 가지를 "사망의 세 징후(徵候)" 라고 하고, 이상 세 가지 징후가 있고, 30분후의 반복 검사에서 확인되면 그것을 사망이라고 진단 한다.

심장박동은 생명유지에 필요한 혈액 순환을 시작하는 발동기와 같은 생명의 시작이고, 호흡은 혈액순환이 됨으로서 폐장을 통한 산소 섭취가 가능케 하여 뇌순환을 포함한 모든 장기에 산소공급을 하며, 동공확산과 대광반응의 소실은 뇌속에서 생명유지의 기능을 담당하는 뇌간(腦幹)의 기능을 검사 하는 것이다.

그러나, 이상의 정의(定義)가 문제를 해결한 것은 아니며, 현대의학의 장기이식술(臟器移植術)과 연명치료(延命治療)가 발달함에 따라, 뇌사(腦死)를 죽음으로 인정 해야 한다는 주장이 나오기 시작 했다. "뇌사"는 '뇌기능의 영구적 소실'을 의미하는데, 뇌사에 빠지면 심장 및 호흡기능이 곧 이어 정지하게 됨으로서 죽음을 맞게 되는데, 심폐정지와 뇌사 사이의 시간차가 짧기 때문에 과거에는 '뇌사상태'라는 것이 '죽음의 정의'에서 크게 문제가 되지 않았으나, 연명의술이 발달된 오늘날에는, 인공적으로 심폐기능을 유지하며 몇 시간 몇 일 또는 그 이상의 긴 시간, 세월 동안 연명시킬 수 있게 됨으로서, '죽음의 정의'를 논할 때, 뇌사환자의 연명 치료 문제와 관련해 복잡한 과제로 제시되고 있고, 뇌사 문제는 현대의료가 만들어 낸 인공적인 부산물이라고 말하는 의학자도 있다. 또 한편으로는 뇌사와 심장사(心臟死)간의 시간차를 이용하여 아직 죽지 않은 장기를 적출하여 이식하려는 노력이 장기이식술의 발전과 더불어 노골화 되었다. 뇌사상태에 빠진 환자에게 무익한 연명치료를 중단해야 한다는 의견이 높아짐에 따라, 뇌사를 개체사(個體死)로 인정할 필요가 있다는 주장이 나오기 시작했다. 그러나 실제적이고 생물학적인 견지에서, 심폐(心肺)등 장기사망(臟器死亡) → 세포사망(細胞死亡) → 개체사망(個體死亡)이라는 순서로 육체사망(肉體死亡)의 과정이 진행되지만, 세포사망을 확인 하려면 부패할 때까지 기다려야 하기 때문에, '인간 육체의 죽음시간'을 최후의 인체 세포가 사망했을 때라고 주장하게 되면 결과적으로 육체인간의 특정한 사망 시간의 결정은 불가능하게 된다.[10]

'뇌사'를 죽음으로 인정하는데 있어서도, 뇌의 기능장애, 즉 혼수상태가 비가역성(非可逆性)인 시점을 결정하는데 어려움이 따른다. 즉 이론적으로는 대뇌가 파괴되어도 심장과 폐장의 기능은 계속 유지될 수가 있으며, 그 이유는 호흡운동을 관장하는 호흡중추(呼吸中樞)가 대뇌(大腦) 하부인 뇌간(腦幹)에 위치하고 있고, 심장박동의 중추는 일차적으로 심장 자체에 있기 때문에, 뇌사상태에 있더라도 심폐기능의 유지가 가능한 상태로 남아 있을 수 있기 때문이다. 이런 상태가, 지속적식물인간상태(持續的植物人間狀態)(Persistent Vegetative State, PVS)이다.

혼수상태(昏睡狀態)(coma)에 있는 환자도 뇌사(腦死)환자와 구별해야 할 것이며, 지속적식물인간상태(持續的植物人間常態)(PVS, Persistent Vegetative State)와도 구별해야 할 문제를 안고 있다. '지속적식물인간상태'는, 의식(意識) 인식(認識) 기능을 상징하고 '인간됨'을 나타내는, 뇌간 상부 뇌피질의 기능은 상실 되었더라도, 뇌간 하부의 기능인 자발호흡(自發呼吸)/심장박동(心臟搏動)은 잔존한 상태에서, 인공영양만 공급하면 수 개월 또는 수년 간이나 생존할 수 있는 상태를 의미한다. '혼수상태(coma)'의 환자는, 외부 자극에 반응이 없는 의식 상태이지만, 영속(永續) 하는 것이 아니며, 회복 가능성을 내포하고 있어, 몇 일 또는 몇 달 후에, 깊은 잠에서 깨어나듯 의식을 회복할 수 있는 상태이다. 혼수상태가 더 깊어져도, 뇌간 하부(腦幹下部)는 기능하고 있어, 호흡, 기침 하품 눈 깜박임 눈움직임 등 등의 자동 반응을 나타낸다. 때로, 혼수상태는 깊은 상황으로 진입해, 뇌간상부(腦幹上部)인 대뇌(大腦) (cerebrum), 특히 대뇌 외층인 뇌피질(腦皮質) (brain cortex)의 파손으로 인한 기능상실로, 의식(意識, consciousness)과 자기 인식(自己認識, self-awareness)등 인간성의 소실이 초래된 상태가 되며(지속적 식물인간상태 PVS), 그렇다면, 이 시기가 영혼이 육체를 떠난 순간(마:27;50)이라고 할 수 있는 것일까? 또는, 성경에서 말 하듯, 영혼은 숨 쉼(breath)과 관계가 있음에, 뇌간 하부 손상시 호흡이 정지되는 순간이(시:146;4) 죽음의 순간일까? 호흡이 정지하거나 자발호흡이 없을 때, 의료적으로 적용되는 인공기계호흡치료로 호흡이 회복하면, 죽은 사람의 영혼도 되돌아오는 것일까?

미국 '조지타운'대학 '케네디 윤리 연구소'의 '로버트 비치(Robert Veatch)'는, 뇌사(腦死)를 죽음의 개념으로 받아들여야 한다고 주장한다.

1999년 우리나라 국회를 통과한 "뇌사판정기준(腦死判定基準)"은 다음과 같다.

(1) 외부 자극에 전혀 반응이 없는 깊은 혼수상태일것.
(2) 자발호흡이 되살아날 수 없는 상태로 소실되었을 것.
(3) 두 눈의 동공이 확대. 고정되어 있을 것.
(4) 뇌간반사(腦幹反射)가 완전히 소실되어 있을 것. 다음에 해당하는 반사가 모두 소실된 것을 말한다.
   (가) 광반사(光反射 : light reflex)
   (나) 각막반사(角膜反射 : corneal refelx)
   (다) 안구두부반사(眼球頭部反射 : oculo-cephalic reflex)

㈑ 전정안구반사(前庭眼球反射 : vesicular-ocular reflex)
㈒ 모양체척수반사(毛樣體脊髓反射 : cilio-spinal reflex)
㈓ 구역반사(嘔逆反射 : gag reflex)
㈔ 기침반사 (cough reflex)

⑸ 자발운동, 제뇌강직(除腦强直), 제피질강직(除皮質强直) 및 경련 등이 나타나지 아니할것.

⑹ 무호흡검사 결과 자발호흡이 유발되지 아니하여 자발호흡이 되살아날 수 없다고 판정될 것.

등등 복잡한 검사 과정이 포함되어 있다.

이렇게 동일 표준의 '죽음의 정의'가 없는 상황에서, 죽음의 판단은 의료기관의 의사(醫師)에 의해서 이뤄지고 있고, 가장 많이 받아들여지고 있는 일반적인 과학적인 죽음의 판정은, 심폐기능의 불가역성 정지와, 의식(意識)의 완전 소실 및 서로간의 상호 소통함이 완전히 불가능해 졌을 때 죽었다고 판정하고 있다.

그러나, '크리스천'의 견해로서는, '죽음의 정의'에 대한 과학적인 견해에 국한하지 않고, 성서적인 계시(聖書的인 啓示)를 고려한 윤리적인 판단을 이뤄야 하며, 인간 육신의 심폐기능의 정지단계를 넘어 의식(意識)세계가 없어지는 뇌사(腦死)단계가 신학적 견지에서의 '인간죽음'으로 판단하고 있는 것으로 보인다.

'크리스천'은 '인간의 죽음'을, 단순한 생물학적인 또는 뇌사(腦死)에 국한된 죽음의 개념에서 보다 더 넓은 정황(情況)에서 보아야 할 것이다. 인간 생명은 육신적인 심폐기능이나 뇌혈관의 기능 이상의 인간 기능이 있으며, 하나님과의 관계, 인간과 창조주와의 관계가 있음이 간과 되지 말아야 할 것이다.

사도 바울은 빌:1;23에서, <차라리 이 세상을 떠나서 그리스도와 함께 있는 것이 훨씬 더 좋은 일이라...>라고 기록했듯이, 믿는 신자에게는 죽음은 끝이 아니요, 영생으로가는 입구(권리)인 것이다.

Chapter 6

자연사(自然死)와 연명치료(延命治療)

(자연사 과정의 인공적인 연명치료 개입)

의과학(醫科學)은, 하루가 다르게 발달하고 있으며, 과거였으면 사망했을 환자도 현대의학의 연명의술(延命醫術)은, 임종(臨終)에 임한 말기환자(末期患者)를 인공적으로 연명시키는 의료기술을 시술하고 있고, 이를 오늘날에는 " 비정상적인 치료 방법(Extra-Ordinary Means)" / 혹은 과감한 치료(Heroic Treatment)라고 호칭하고 있고, 이 비정상적인 치료방법에 포함하는 대표적인 치료가 인공기계호흡기(Respirator) 치료이다. 그리고 임종의학(臨終醫學) 시술에 있어서, 죽음에 임박해 있는 환자에게 생명을 끝 까지 유지 시켜야 한다는, 법적인 의사의 "생명 유지의무 부과"와, 의료윤리 차원에서, 말기환자에게 인공기계호흡기 치료를, 환자 자신의 뜻과 소망에 관계 없이 시술하고 있는 것이, 오늘날의 종합병원 중환자실의 임종의료 현장 상황이라고 할 수 있다.

오늘날에 비정상적인 치료(extra-ordinary measures), 또는 과감한 치료 (heroic treatment)라고 분류되는 인공기계호흡기에 의한 연명치료는, 오랜 시일이 지나기 전에 의학의 발달에 힘입어 더 새롭고 효과적인 연명치료술이 개발되면 (예 체외생명유지장치體外生命維持裝置, Extra-Corporeal Life Support System),

보통의(평상의) 표준 치료로 분류될 것이며, 그렇게 되면, 임종을 맞는 모든 환자가 인공기계호흡기를 착용하여 연명치료를 시행하지 않고 사망하는 경우, 현행법은 또 다시 "의사의 생명유지 의무" 태만으로 새로운 법의 잣대를 제시할 수 있게 될 것이다.

현행법에서 정의하는 생명유지장치(生命維持藏置)는 무엇을 의미하며, 종교계에서 말하는 인간생명유지를 위한 "비정상적인 방법(extra-ordinary measure)" 이라고 지칭되는 '생명유지장치'는, 어떤 의료행위를 포함하는 것인지 ? 등의 더 엄격한 정의가 우리 앞에 계속 설명되어야 하게 되어 있다.

우리나라 법체계에서 정의하는 "소극적안락사(消極的安樂死)"는, < 죽음에 직면한 환자에 대한 치료를 중지하거나 "생명유지장치"를 제거함으로서 환자가 죽게 내버려 두는 것 > 이라고 정의하고 있는데, 과연 '생명유지장치'에 포함되는 치료가 어떤 종류인가 즉; 인공호흡기 치료를 연명치료에 포함한다고 할 때, 경관영양공급(經管營養供給治療)(tube feeding)은 연명치료에 포함 시킬 것이냐? 그 외의 치료 등등? 의 정의가 선결되어야 할 문제라고 할 수 있다.

과거 30~40년 전만해도, 중병에 이환되거나 노쇠해서 사망하는 경우, 오늘날과 같이 환자를 병원에 입원시켜, 비정상적인 연명치료를 시행하고, 임종을 보고, 병원에서 장례를 치르는, 소위 '의료시설 사망(medicalized dying)'의 경우가 그리 흔하지 않던 시절이 있었고, 이때에는, 환자는 자연사(自然死)의 개념으로 가족의 위로와 애도(哀悼)속에 이 세상을 평화스럽게 마감하는 죽음의 과정을 밟았었다.

누구나가 추구하는, 인간이 추구 할 수 있는, 고통이 없는 평화스러운, 사랑하는 사람들 속에 위로 받으며, 이승을 떠나고 싶은 존엄스러운 자연사(自然死)의, 인공적인 기계적(효과 없는 연명의술) 간섭 없는, 육체와 정신(精神)/혼(魂)의 자연스러운 이탈(離脫)(종교에서 말하는 죽음)을 기원하고 있다. 심지어는 병원에 입원 했다가도, 회복가능성이 없다는 의료진의 진단이 있으면, 보호자의 요청으로 환자를 가정으로 모셔 집에서 장례를 치르는 것이 일상적인 미덕으로 우리나라의 거의 모든 가정이 과거에 경험 했던 우리 조상의 상사(喪事)였다. 이를 병원에서는 '의사 충고에 반하는 퇴원'(AMA discharge, discharge Against Medical Advice) 이라고 해서, 대부분의 수련의 (修鍊醫)들은, 젊은 '수련의' 시절 죽음을 앞둔 환자를 병원에서 퇴원시킬 때 가정까지 '앰브란스'로 환자를 동반해 가정에서 사망하게 도움을 준 수련의 시절 경험을 가지고 있다. 이런 의료행태가 절대로 "위법적 의료 행위(違法的醫療行爲)"라고 판단된 일이 없이 관행적으로 수 십 년 간에 걸쳐 일 년에도 10만 여건이 전국 규모에서 이뤄지고 있고 (의협신보 3595 호. 2002.2.1), 이는 오늘날에도 중증 암환자가 회복불가능한 경지에 도달 했을 때 보호자의 요청에 의해 가정으로 옮겨져 사망하게 하는 경우를 포함 할 수 있다.

의하적인 전문소견에서, 회복가능성이 없는 환자에서, 가족의 요청으로 가족과의 합의하에, AMA 퇴원을 시켜, 가정에서 사랑하는 가족과 함께 한 자리에서 임종할 수 있게 도움 준 의료진이, 의료형법의 '치료중단과 이익형량' 항목의 '치료중단행위의 규범적 판단'에 의거해 불법행위로 단죄된 판례가 "보라매병원" 사건이며, 현행법은, 환자의 생존확률이 전혀 없는 0 % 생존률인 경우 "소극적안락사"로 인정해 합법으로 규정하며, 생존률이 단 1 % 라도 되는 1-5 % 또는 5% 이상의 생존확률을 가진 환자의 치료중단은 불법으로 규정하고 있으며, 여기에는 "가망 없는 퇴원 (AMA discharge)"도 포함시키고 있다. 만일 년 간 10만 이상이나 되는 AMA 퇴원을 "의사의 치료중단행위" 라는 위법성으로 단죄한다면, 그리고 엄격한 법적 결단/단죄를 행하려고 나선다면, 현재의 법체계 / 실정법의 판단으로 얼마나 많은, 죄 없는 선량한 범법자(살인 및 살인방조죄)가 매일 같이 병원 주변에서 양산(量産)되고 있다고 판단 될 수 있다. 더욱이 중환자실의 인공호흡기에 의존해 연명하고 있는 환자에 대한 예후 판정이 의학적으로 얼마나 불확실의 의료통계상의 확률문제라는 것을 이해한다면 (참고: 제 1부 IX, APACHE II 지수), 이 0-5% 맞추기 확률의 회복가능성 확률(確率)이, 담당의사의 치료중단행위의 위법성 여부의 판결에 중요 인용수치가 되는 '연명치료' 현장이라는 사실을 알게 될 때, 우리는 연명치료가 불치병으로 죽음에 임박해 있을 때의 의료적 효율성에 앞서, 법 앞에 그 환자의 생명의 가치와 존엄성을 생각해 보며, 그 환자의 삶의 가치와 존엄성을 오히려 손상시키고 있다고 말할 수 도 있다.

언제부터, 우리 사회는, 이런 의료사망(醫療死亡)의 형태와 굴레에서 고심하게 되었으며, 그 많은 사람 / 환자들이 중병의 말기를 당해 선택없이 연명치료에 의존해 생명을 유지하다가 생을 마감해야만 하는, 내 생명의 가치와 존엄성에 상처 받는 임종을 맞게 되었을까?

오늘날 '비정상적인 치료(extra-ordinary measures)', '극단적인 치료(heroic measure)'로 분류하고 있는 인공기계호흡기 치료가, 빠른 의학발전에 힘입어, 곧 이어, 정상적인 치료(ordinary treatment)로 분류되어 누구나가 임종을 맞기 전에는 인공기계호흡기치료를 받다가 사망하는, 필수적인 죽음의 과정을(법적으로는) 밟아야 하는 시기가 올 수도 있다고 믿고 있다. 그때가 되면, 모든 임종환자가 사망전에 인공호흡기치료 시술을 받아야 하며 그렇지 않은 경우 그 담당의사는 환자의 "생명유지의무 태만"으로 단죄될 수 있는 시기가 올 수 있다고 전망 된다.

연명치료에는 어떤 치료가 포함되며, 왜 환자는 연명치료 대상이 되어야 하는가?

인간생명의 존엄성과 신성함을 지키기 위해서 연명치료를 반드시 시행해야 하나?

연명치료를 하는 것이 그 환자 삶의 질을 향상시키는 것이고 환자의 복지에 도움이 되는 것인가? 아니면 죽음을 앞둔 환자는 인간성의 상실속에 의학발달과 의료 제도의 굴레속에 희생물이 되고 있는가?

성경은, 구약성경속의 여호와의 종들의 죽음을, <나이가 많아져 늙고 노쇠하여, 죽어 자기 열조에게로 돌아가매>(아브라함과 이삭의 죽음), <조상들과 함께 잔다> (다윗과 솔로몬의 죽음) 등으로 기술 되어 있어, [창:50;23, 창:50;22, 신:34;5-7, 수:24;29, 삿:2;8, 왕상:2;10, 왕상:12;42-43, 대하:9;30-31], 육신의 죽음을 슬퍼함이 없는 자연스러운 죽음(自然死)으로 기록하고 있다.

고금(古今)을 통해 없었던, 이 연명의술(延命醫術)이 지나간 30~40년 사이 폭발적으로 발달하고, 상업화하는 의료-기업 복합(medico-industrial complex) 및 기업 편의 의료 제도의 바탕아래, 많은 생명을 회생시킨 측면도 있지만,

인간성을 상실한 침습적인 의료시술로, 인간 정신 인간의 혼이 없어진 육체의 사망과정을 불필요 하게 연장시키며, 죽음의 과정을 지연시켜 환자를 포함한 주변의 모든 사람을 힘들게 한 측면도 있어왔음을 부인할 수 없다.

임종을 맞은 말기환자에게 인공기계호흡기등 연명치료를 시작 할 때의 의료적 적응증(Medical indication)은, 환자의 임상상태, 동맥혈 가스분석을 포함한 각종 검사소견, 흉부 X-선 검사소견, 심장검사 소견 등 많은 검사소견과 전문 의학지식에 근거해 담당의료진이 결정할 문제이며, 연명치료 시작 전 본인(의식이 있으면)과 환자가족(의식이 없으면)과 상의 후에 시작해야 할 것이며, 또한 환자가 온갖 치료에도 불구하고 회복가능성이 없다는 의료진의 전문적인 판단이 있을 때는, 법이 규정해 놓은, 의료행위의 절차적정당화 수순(참고: 제4부 VI)을 밟아서, 연명치료를 중지 할 수 있게 되어 있다.

우리는 법치사회의 신앙인으로서, 하나님의 뜻을 거역하거나 법을 어기는 죽음의 과정을 선택 할 수 없는 것이며, 법 테두리 안에서 하나님의 뜻에 맞는 평화스러운 죽음을 선택할 권리가 있음을 함께 공감해야 할 것으로 믿고 있다.

Chapter 7

육신의 죽음의 마지막 24 시간

(The Final 24 hours)

"육신의 죽음"의 마지막 24시간의 기간은, 여러 가지로 불리는데, 임종(臨終), 임사(臨死), 임종시기, 임종진행과정(Active dying), 임종증후군(Terminal syndrome) 등으로 불릴 수 있고, 이 시기에 주어지는 치료를 "임종치료 (End-of-Life Care) (ELC)" 라고 하고 있다. 이 시기에는, 죽어가는 환자나 가족 및 치료하는 의료진 모두에게 큰 변화가 주어지는 시기이며 환자는 대부분 점강적(漸降的)(anticlimactic)으로 약해지는 시기이며, 꿈속 같은 어렴풋한 상태로 죽음의 과정을 밟는다.

혹은, 어려운 시기를 맞는 가족도 있어, 치료진은 이 시기에 어떻게 가족을 도울 수 있는가에 대한 지식을 필요로 할 때도 있다. 그러나 치료하는 의료진 자신들도, 이런 분야의 특별한 교육을 경험한 일이 없어 어려움을 당하는 때가 적지 않다.

의학(醫學) 학문분야에서도, 임종환자의 임상소견에 대한 연구가 많지 않아, 수련의(修鍊醫)시절의 어려움이 토로되고 있기도 하다.

1) 임종진행과정(Active Dying)의 징후(徵候)

암성질환(癌性疾患)으로 사망하는 100명 환자의 조사 연구에 의하면 (Morita T. 2001), 죽음 전에 네 가지 징후(徵候)가 있음을 관찰 보고 했다[45].
즉:

㈎ 죽어가는 사람의 목구멍에서 가르랑거린다 (Death rattle)
㈏ 턱을 움직이는 호흡 (Respiration with mandibular movement)
㈐ 사지(四肢)의 청색증(青色症) (Cyanosis of the extremities)
㈑ 요골동맥(撓骨動脈) 맥박의 소실 (The lack of radial pulse)

이어서 이들 네 가지 징후는 비교적 차례로 나타나는 경향을 나타냈으며, ㈎가 74% 이상의 경우 ㈏에 앞서 나타났고, ㈏는 63%에서 ㈐㈑보다 앞서 나타났다.

또한 네 가지 징후가 나타난 후, 환자 사망까지의 각각의 평균 시간은,
㈎의 경우, 57 (+ or - 23 SD) 시간,
㈏의 경우, 7.6 (SD 2.5) 시간,
㈐의 경우, 5.1 (SD 1.0) 시간,
㈑의 경우, 2.6 (SD 1.0) 시간

이상의 Morita 의 연구결과는, ㈏항의 현상이 많이 관찰되지 않는다는 이견(異見)등은 있으나, 매우 유용한 연구결과라고 할 수 있으며, 임종시간을 예측 진단하는데 도움이 될 수 있는 소견이라고 할 수 있다.

그러나 암성질환이 아닌 다른 질병 원인 (심장부전증, 만성폐질환, 신경근육질환 등 등)으로 사망하는 경우도 많아서, 대부분의 경우 유사한 임종징후를 나타내는 것으로 알려져 있지만, 앞으로 이런 질환에서의 연구 조사도 필요하다.

2) '임종진행과정(Active Dying Process)'의 증상들:

Lichter I. 와 Hunt E.의 연구(1990 J Palliat Care)에 의하면, 200명의 암환자의 사망시의 증상과 그 발현 빈도(%)는 다음과 같다.

증상별 발현 빈도	(%)
소음(騷音) 및 습성(濕性) 호흡	56
통증	42
불안감과 초조감(焦燥感)	42
소변 실금증(失禁症)	32
숨찬 증상	22
뇨정체(尿停滯)	21
구역 및 구토	14
발한(發汗)(땀)	14
단수축(單收縮), 연축(攣縮), 잡아뜨듬	12
혼돈(混沌)	8

** 임종진행과정(active dying)에 있는 환자는, 흔히 불규칙하거나 '체인-스토크스' 호흡(Cheyne-Stokes Breathing)을 한다.

* '체인-스토크스' 호흡은, 호흡이 주기적 변화를 나타내고 있음을 말하며, 호흡이 늦어지고 얕아지는 것이 점점 심해져 드디어 호흡이 정지하여 7-8 초 내지 1 분 이상 까지 정지 되었다가, 점차적으로 깊고 강한 호흡으로 이어지는 불규칙한 호흡을 지칭한다. 이 패턴의 호흡은 혈중 CO_2 (PCO_2) 수치에 대한 뇌간(腦幹)의 비정상적인 반응의 결과로 유발 되어, 처음에는 저보정(低補正)(undercompensate) 되었다가 후에는 過補正(overcompensate) 됨으로서 나타나는 현상이다.

  '체인-스토크스' 호흡은, 말기질환이 아닌 다른 종류의 심장부전증이나 뇌졸중(腦卒中) 때도 일어날 수 있으며, 이런 호흡을 하면서 말 할 수 있는 환자에 의하면, 이런 호흡을 하지만 자각적으로 그렇게 숨차지는 않다고 표현하고 있다.

* 환자 주변 환경을 평온스럽게 유지하여야 한다.
* 환자가 죽음에 임박했음을 통고하며 필요한 교육을 준비한다.
* 환자 상태의 변화에 마쳐 처방약과 치료 방법에 대해 재점검하고, 일반적으로, 통증관리를 위한 아편유사약물(Opioid)이나 진경제(鎭痙劑)등은 가능하면 유지해야 한다.
* 환자가 삼키지 못하는 경우에 대비해, 투약 방법을 조정해야 한다.

* 호흡곤란이 있을 때는 소량의 아편유사약품의 사용을 고려해야 한다.
* 만일 환자가 불안해 하면, 안정제를 투약할 것이며, 정신착란 증상이 있으면, 그에 합당한 치료를 할 것이다.
* 산소공급을 비강(鼻腔)을 통해 nasal prong을 이용하여 시행할 것이며,

** 만일 기도 분비물이 문제가 되면, anticholinergic을 사용하며, Scopolamine 0.4mg S.C. q 4-6 시간간격 투여하면 아주 효과적 치료가 된다. Scopolamine은 진정작용도 있어 도움이 된다.

* Atropin 안약 1% (1-2 drops q 1-2 hours 필요시) 는 호스피스 환경에서 때로 사용되며, atropin은 scopolamine보다 진정작용이 적은 편이다.
* 만일 혈관주사를 통해 수액요법을 하고 있는 경우에는, 수액 공급을 계속 하는 경우, 기도 분비물 증가문제가 있으므로, 수액요법을 중지하는 것을 검토할 필요가 있다.
* 때로 구강을 통한 흡인(吸引)이 도움이 되며, 너무 깊게 흡인 할 필요는 없다.
* 환자에게 일어나고 있는 상태 변화에 대해서 가족과 계속 상의 / 지도 할 필요가 있다.

인간육신의 사망과정은, 임종의료(臨終醫學)(Thanatology)라는 새로운 의학 분야로 앞으로의 더 구체적인 연구가 필요한 전문 분야이며, 지금까지의 의학교육이 소원(疎遠)시 했던 분야이다.

현대 사회에 들어와서 "생명의 신성함과 삶의 질(質)"이 중요하게 거론되는 시대에, 법이 요구하는 의료판단(醫療判斷)의 기준에 대한 보다 넓은 개념 정립이 필요한 시기를 맞고 있다 (참고: 제1부 V, IX)

Chapter 8

중환자(重患者) 회복률(回復率) 판정의 "법(法)-의(医)" 間의 괴리(乖離):

[1] 실정법의 유죄판결의 분계수치로 인용하고 있는 "중환자의 회복률 %":

'보라매병원' 판결의 살인죄(살인방조죄) 판결문을 정독(精讀)하면, 가장 중요한 핵심 용어로서, 환자의 "생존률(生存率)" 혹은 "회복률(回復率)"이라는 단어가 사용 되고 있고, 이 단어가 중환자 회복의 "생존확률(生存確率)" 또는 "회복확률(回復確率)"이라는 뜻으로 사용되고 있으며, 유죄판결의 중요한 근거로 인용되고 있음을 알 수 있다. 즉, 환자의 생존확률이 몇 %(?)가 될 때에, 환자의 명시적인 의사(意思) 표시가 없는 상황에서 가족의 청원으로 환자를 퇴원을 시켜 그 환자가 자택에서 사망 한 경우, 몇%의 생존확률일 때 그 퇴원 시킨 의사가 '의무위반행위(치료중단)'로 유죄 판결을 받고, 몇 %(?)일 때 '의무위반행위(치료중단)'를 면할 수 있는 것일까? 하는 질문에 봉착하게 된다.

"의학적으로 무용한(의미 없는) 치료(futile treatment)를 중단하는 것은, 의사의 직업윤리에 반하지 않는다" 라고 공포한 "의사윤리지침(2001.11.15. 공포)": 제 30 조에는 "의학적으로 회생가능성이 없는 환자의 자율적 결정이나 그것에 준하는 가족 등 환자 대리인의 판단에 의하여 환자나 그 대리인이 생명유지 치료를 비롯한 진료의 중단이나 퇴원을 문서로 요구하는 경우, 의사가 그러한 요구를 받아들이는 것은 허용 된다" 라고 규정하고 있다.

그러나 의사의 직업윤리지침은 아직까지는 법조계나 지역사회에서 수용되고 있지 못하며, 현행법의 전통적인 해석에서 보면, "생존가능성"이 남아있는 한, "치료중단행위"는 "살인죄"나 "살인방조죄"에 해당하는 불법이 되고 있다.

보라매병원 사건에 대한 법원 제 1 심과 항소법원의 판결은, "생존가능성"이 있는데도 의학적으로 유용한 치료를 중단한 것을 [의사의 "생존유지 의무"를 다 하지 못한 행위]의 불법으로 규정했고, [의사의 환자에 대한 생명유지 의무는 "생존확률"에 따라 그 유무의 높낮이가 결정된다.] 라고 했다.

이렇게 환자의 "생존확률"을 법정 판결에서는 중요하게 인용하고 있고, 법적 단죄(斷罪)의 근거로 사용하고 있는 한편, 그러면 과연 어떤 수준(수치)의 "생존 확률" 이 "합법(合法)"과 "불법(不法)", 나아가 "유죄(有罪)"와 "무죄(無罪)"를 분명하게 구분하는 분계수치(分界數値)인가를 살펴 볼 필요가 있다.

의학적, 통계학상의 이 확률개념(確率概念)의 이 단순한 가변성(可變性)의 인위적인 예상수치가, "살인죄"와 "살인방조죄"를 결정하는 법 판정에서는 얼마나 결정적인 위력을 발휘하고 있는지를 놀라움 속에 알게 된다.

그러나 문제는, 이 "생존 가능성" 또는 "생존 확률", 혹은 "회복가능성" 또는 "회복확률"이라고 하는, 환자를 대상으로 사용되는 의료 현장이나 의학에서의 용어의 의미가 과연 법정에서 인용하듯이 그렇게 명확한 단일 분계수자적인 의미가 있는지에 대한, 또는 그 분야 전문 의료인들을 단죄하는 법원 판결의 단일 기준 수치로 인용이 가능한지의 분석과 성찰, 공통의 언어인지 여부의 검토 및 서로의 합의가 있어야 할 것으로 생각 한다.

의료계의 의견을 대변하는 다른 표현을 인용하면, [의료상황이란, "흑백논리"처럼 "이원화(Binary)"되어 있지 않고 예측이 어려울 뿐만 아니라, 생존의 의미에 대한 관점 역시 "주관적"인 면이 있어서, 의학적 개념으로서 "생존가능성"이나 "생존확률"은, "합법"과 "불법"이라는 이원적 코드에 담겨질 수 없는 성격을 가지고 있다.]라고 강변하고 있다.

법학자의 한 의견도, “생존가능성”의 유무나 “생존가능성의 확률”은 법논리적인 개념이 아니며, [의학적 개념으로서의 “생존가능성”은 매우 불확실한 확률의 문제 일 뿐이며 “생존가능성”은 “있으면 있고, 없으면 없는 것”이 아니라, “있다가도 없고, 없다가도 있어지는” 그런 유동적인 개념]이라고 의견을 제시하고 있다.

형법학자 이상돈 교수는, 이 문제에 대해서 다음과 같이 밝히고 있다.

[그러므로 법적으로 소극적 안락사의 대상이 되는 식물인간이나 뇌사자의 경우에는 생존가능성이 없기 때문에 치료중단이 허용되고, 보라매병원사건의 경우 처럼, 응급수술 후 회복과정에 있는 환자의 경우에는 생존가능성이 있기 때문에 치료중단이 허용되지 않는다고 말하는 것은, 의학적 판단으로부터 떨어져 나온, “법논리의 세계”에서나 가능한 일임을 알 수 있다. 더욱이 어떤 수치의 “생존확률”을 기준으로, 그 이상의 환자에 대해서는 치료중단을 해서는 않되고, 그 미만의 환자에 대해서는 치료 중단을 해도 좋다는 식의 “법정판단”을 가능케 하는 개념이 아님을 알 수 있다.]

현행법이, 법정의 피고를 단죄하는 근거로 인용하고 있는, 환자의 “생존확률”과 “의사의 생명유지의무”간의 상관관계를 보면 다음과 같고 (1)-(5), “‘생존가능성’이 있는 환자에 대한 치료중단” 이라고 규정하고 있으나 몇(?)% 라는 분기 수치가 나타나 있지 않다. 즉:

(1) 환자의 생존(생존 확률 100%)이 확실한 조건에서, 환자 본인이 치료를 요구한 상황에서의, 의사의 치료중단은 : 살인 (제 250조 제 1항)
(2) 환자의 생존이 가능하나 (생존 확률 높음), 본인 또는 보호자의 치료요구가 없는 의식불명의 환자에 대한 치료중단 : 살인 (제 250조 1항)
(3) 자살하는 사람 : 무죄.
(4) 생존이 확실히 가능하며, 보호자가 치료를 요구한 의식불명의 환자에 대한 치료중단 : 살인 (제 250조 1항)
(5) 생존가능성이 있는 의식불명의 환자에 대한 치료중단 : 살인(방조)여부 논란 ?

치료중단과 형사책임을 논한 법률서적의 “치료중단과 이익형량” 항목의 설명을 살펴 보면, “치료중단행위의 규범적 판단”에서, 생존확률이 전혀 없는 0% 생존률의 “소극적안락사”를 합법으로 규정하며, 생존확률이 단 1%라도 되는 1-5% 이상의 생존확률을 가진 환자의 치료중단은 불법으로 규정했으며, 여기에는 “가망 없는 퇴원”(AMA 퇴원)도 포함시키고 있다.

환자의 “생존가능성(회복가능성)”이 남아있는 환자에 대한 치료중단(부작위 행위)이 중단 후 발생한 사태인 환자의 사망이라는 결과에 대해 “인과관계(因果關係)”가 인정 되어 유죄 판결의 근거가 되었다면, 그 다음의 문제는, “그러면 환자에 대한 치료를 계속 하였다면 환자가 생존했을 확률이 어느 정도 되어야 치료중단으로 인한 환자의 사망을 그 중단 행위의 탓으로 귀속시킬 수 있는지 [객관적 귀속가능성(客觀的歸屬可能性)]”에 관한 논란이 여전히 남는다.

즉, 치료중단에 대한 유죄판결의 근거로서 몇%의 생존률이 유죄/무죄 판결의 분계 수치가 되느냐에 대한 의료계의 큰 질문이 남아 있다.

여기에 대해 형법학자 “이상돈” 교수의 의견은, [형법학계에서도, 생존확률이 어느 정도 일 때 치료중단으로 인한 환자의 사망을 그 중단행위의 탓으로 귀속시킬 수 있는지에 관하여 논란이 남아 있고 견해가 심하게 대립되어 있다.]라는 논평과 함께 다음과 같이 논하고 있다. [생존가능성이 존재한 환자에 대한 치료중단(부작위 행위)은 그 중단 직후에 발생한 사태인 환자의 사망이라는 결과에 대해 인과적이라고 말할 수 있다. 그렇지만 환자에 대한 치료를 계속 하였다면 환자가 생존했을 확률이 어느 정도 되어야 치료중단으로 인한 환자의 사망을 그 중단행위의 탓으로 귀속 시킬 수 있는지(객관적 귀속가능성)에 관하여는 여전히 논란이 남아 있다.]

형법학계의 논란을 소개하면, 다음과 같은, “사망확률 Z”의 개념으로 논란을 하고 있다.

여기에서, 의사(갑)(을)가 치료를 계속하였다면 환자(병)의 사망이라는 결과가 발생하였을 가능성(백분률%)을 Z 라고 하고, 이 Z 는 의무합치적행위 또는 합법적대체 행위가 있어도 결과가 발생하였을 가능성을 나타낸다. 즉

"의무합치적행위의 결과 발생률", 다시 표현해서 "법에서 요구하는 치료행위를 계속했더라도 사망할 수 있는 확률%"을 의미한다.

그런데, 형법학계에서는 이 Z 확률이 어느 정도일 때 그 결과(환자사망)를 의무위반행위(치료중단)의 탓으로 귀속시킬 수 있는지에 관하여, 견해가 심하게 대립되고 있다.

이에 대해 독일 형법학계의 입장과 여러 학자들(Roxin, Jescheck, Kaufmann, Puppe, Ulsenheimer)들의 주장(%)과 학설의 년대를 정리해 보면 다음과 같다.

즉 Z (치료를 계속해도 사망할 수 있는 확률)가;

* Z = 95-100% 일때, 의무위반행위이다 (Roxin, 1962, 1966)
* Z > 90% 이상일 때, 의무위반행위이다 (Jescheck, Otto, 1980)
* Z > 60% 이상일 때, 의무위반행위이다 (Kaufmann, 1985)
* Z > 50% 이상일 때, 의무위반행위이다 (Puppe, 1982)
* Z = 10-20% 일때, 의무위반행위이다 (Ulsenheimer, 1969)

예를 들어, Z 가 10% 라고 함은, 의무에 합치되는 치료행위를 했을 때에도 환자가 사망했을 가능성이 10%를 넘는다면, 그 결과(환자 사망)는 의무위반행위에 귀속시 킬 수 없다는 것을 말한다.

여기에서, 독일에서는, [Z > 50%] 인 경우만, 즉 치료를 계속해도 환자가 사망할 수 있는 확률이 50% 이상일 경우만 (위에서는 Ulsenheimer 를 제외한 Roxin, Jescheck, Kaufmann, Puppe 전부의 견해), 결과귀속을 배제하는 견해를 나타내고 있다. 즉: [의사가 치료를 계속해도 환자가 사망할 수 있는 확률이 50% 이상일때, 치료중단한 의사의 치료중단 행위를 의무수행 위반행위로 보지 않는다.]는 뜻이고, 이런 견해를 넓은 의미에서 "위험증대이론"이라고 부른다고 형법학자(이상돈)는 인용하고 있다.

"위험증대이론"에서 50%를 "개연성" 이라고 하고, 90%를 "확실성", 80% 내외를 "고도개연성"이라고 표현한다면, 위험증대이론은 다음과 같이 표현할 수 있다.

[적법한 대체행위(또는 의무합치적 행위)에 의하여 결과발생의 방지(환자의 사망)가 확실하지는 않아도, "개연적인 경우" {즉: Z (치료를 해도 환자가 사망할 수 있는 확률)가 50% 인 경우} 에는 그 결과가 의무위반행위에 귀속시킬 수 있다.]

우리나라에서도 “위험증대론”은 점차 넓게 수용되어가는 추세에 있다고 하며, 중립적인 소개에 머무르는 학자(이형국, 형법총론, 개정판. 1996, 129쪽)가 있는가 하면 적극적으로 수용하면서도, “위험”의 ‘현저한’ 증가를 요구하는 학설 (김일수. 한국 형법 I, 1996, 360쪽), 또는 “위험”의 ‘상당한 증가’를 요구하는 학설 (신동운 판례 백선, 형법총론(상) 1995, 100쪽) 등이 있고, “위험”의 ‘현저한’ 또는 ‘상당한’ 증가는, Z 의 50% 이상(Z> 50%)을 요구하는 견해(Puppe)에 상응 한다.

이와 같이, 형법학자들 사이에도 생존확률이 몇% 일 때 ‘치료중단행위’를 유죄판결의 분계수치로 정할 것이냐에 대해 논란이 있고, 의료 현장에서도 전술한 바와 같이 그렇게 유동적인 예측치에 불과한 ‘생존확률’임을 상기 한다면, 현행 형법/실정법에서 인용하고 있는 ‘생존확률’의 유죄판결의 분계수치의 근거가 취약함을 생각해 볼 수 있다. 따라서 ‘보라매병원사건’이나 ‘세브란스병원사건’의 환자 사망 예후에 대한 법원의 판단이 담당의료진의 전문적 판단(의료적 전문진단)과 일치하지 않는 판단에 근거한 법원 판결이었다면, 이는 법원 판결의 권위와 신뢰성에 의문을 제기할 수 있는 큰 문제가 될 수 있다.

[2] 우리나라 법원에서의 판례

1. 2005년 ‘보라매병원사건’의 경우

보라매병원사건에서, 담당의사와 환자 부인에게 살인죄(살인방조죄)가 판결 되었던 근본 배경에는, “회복이 가능한 환자”를 퇴원시켜 사망하게 했다는 것이었고, 검찰과 법원이 판단한 환자의 회복률은 70-80%로 높게 판정되어 있었다. 이렇게 높게 책정된 배경에는, 1997.12.30의 담당의사에 대한 최초 검찰 심문과 1998.1.7.의 2차 검찰 진술에서, 신경외과 담당의사(전공의)가 답변한, 뇌경막외출혈(腦硬膜外出血) 환자의 표준 외과적 수술치료후 환자회복률은 70-80% 내외의 예후를 예상 하고 수술에 임한다는 원론적(신경외과학 교과서적) 답변을, (즉; 의식 없는 응급환자를 환자 보호자 동의 없이 수술에 임했느냐는 질문에 대한 신경외과의사 입장에서의 방어적 답변을 한 것을), 문제가 된 환자의 “내과적 합병증 없는 뇌수술 환자 회복률”로 계속 검찰/법원이 인용함으로서, 회복가능성이 70-80% 이상 되는 환자를 퇴원 시켰다는 살인죄(살인방조죄)로 판결 유도 되었다고 저자는 평석하고 있다.

그러나 문제의 환자는, 수술당시 수술 소견에서부터 수술 중 1 시간이상 계속된 '쇽'(shock)상태, 그 대처 치료로서의 68 단위의 엄청난 양의 수혈, 수술 후에도 인공호흡기에 의존해야 하는 '호흡부전증(呼吸不全症)'상태, 그리고 중환자실에서의 급성신부전(急性腎不全), 급성간손상(急性肝損傷), 파종성혈관내응고증(播種性血管內 凝固症) 등등을 합병한, 아주 중증(重症)의 '다장기부전증(多臟器不全症)' 환자로서, 이 환자의 중증도는, 중환자실(ICU) 환자의 사망확률을 예측하는 의학적인 전문 용어를 인용해, APACHE II 점수로 34-39 점으로, 사망률 83-89%에 해당하는 중증 환자 였음이, 국내 의사회(醫師會)에 제출된 담당의료진의 임상기록에 의해 밝혀진바 있다. 만일에, '보라매병원사건'의 담당의료진에 대한 첫 검찰심문에서, '뇌경막외출혈'의 수술치료요법 '회복률'(70-80%)과, 문제가 된 환자와 같이 많은 종류의 내과적합병증과 '다장기부전증'을 가진 환자의 '수술후 회복률'(10% 이내)이 구분해서 정확하게 판단/판별 되었었더라면, 담당의료진에 대한 살인죄(살인방조죄)는 선고 되지 않았을 것이라고 저자는 판단(확신)하고 있다.

2. 2009년 '세브란스병원사건'의 경우

2009년 5월 21일 대법원, 존엄사 확정 판결(재판장 대법원장 이용훈)에서, 문제가 된 '김 00' 환자의 중환자실 회복률 판단에 있어서, 담당 의료진의 진단 (의식회복 가능성이 1-5% 남아 있고, 기대여명이 적어도 4개월 이상이라고 판단)과 법원의 판단 (회복불가능한 사망의 단계에 진입하였다고 판단)이 차이를 보이고 있었고, 법원의 판단에 오류가 있었음이 후에 밝혀진바 있다. ('연명치료'라고 구분해 제거한 인공기계호흡기를 제거하고도 200 여일 이상 생존 하였음).

물론 법원으로서도, 진료기록 감정의(鑑定醫) / 신체감정의(身體鑑定醫) 등의 자문을 받아 최선의 회복률 판단을 했지만, 국내 일급 대학병원 의료진에 의한 (전문의사 뿐만 아니라 관련 타과 전문의사와의) 전문적인 '팀진단'에 의한, 그리고 종적(縱的)인 관찰과 진료를 계속했던 담당의료진의 전문판단이 법원의 판단보다 전문적이고 보다 환자 상태와 예후 판정에 파악/근접 할 수 있음을 확인 할 수 있다.

'김 할머니'환자의 '사망 예후'에 관한 이견(異見)은, 대법원 판결에서도 표출된바 있으며, '김할머니' 존엄사 판정에 참여했던 일부 대법관(김○○, 차○○)은 다음과 같은 이론으로 '김할머니'의 '돌이킬 수 없는 사망과정 진입'이라는 판단에 반대 의견을 제출한 것으로 기록 되어 있다.

〈인용 시작〉

[다만, 환자가 '돌이킬 수 없는 사망의 과정에 진입한 경우'에는 생명유지장치의 제거를 요구하는 것도 허용된다고 하면서, 여기서 '돌이킬 수 없는 사망의 과정에 진입한 경우'라 함은 생명유지장치가 삽입, 장착되어 있는 상태에서도 비교적 짧은 기간 내에 사망할 것으로 예측, 판단되는 경우를 말하는데, 이 사건 원고의 경우에는 여기서 말하는 돌이킬 수 없는 사망 과정에 진입하지 않았음으로 더 나아가 살필 필요 없이 원고의 청구를 인용할 수 없다는 취지이다.]

〈인용 끝〉

Chapter 9

중환자실(ICU) 말기환자의 사망예후 지수(指數)

(APACHE II 지수 등)

〈 인간 육신의 '죽음시기 결정'의 불확실성(통계학상의 확률) 문제 〉

의학(醫學) / 의료(醫療)에서, 질병의 중증도(重症度)를, 특히 중환자실(ICU) 환자의 사망예측지수(死亡豫測指數)로서 통일된 체계로 가장 많이 이용되고 있는 것이, 1985년 이후 W.A. Kanus 등에 의해 개발된 "아파치 평가 시스템" (APACHE Scoring System)이라는 것이 있고[48], 이 "평가지수(評價指數)" (APACHE II 지수)가 세계적으로 가장 많이 이용 되고 있는 "중환자실환자의 '사망예측 평가지수' "이다.

APACHE 는 Acute Physiology And Chronic Health Evaluation II (급성 생리기능 및 만성 건강평가 II)의 다섯 단어 머리글자만 취한 APACHE로서, 현제는 "APACHE II" 이상의 "APACHE III"(2007년) 또는 "APACHE IV"(2009년) 등등의 새로운 평가 방법이 계속 개발되고 있으나 , 아직은 APACHE II 가 가장 널리 많이 광범위하게 이용되고 있고, 많은 의학문헌이 APACHE II 에 관련 되어 연구 보고 되어 있어, APACHE II 지수가 계속 세계적으로 이용, 인용되고 있다.

(APACHE 지수 이외에도 유사한 평가지수로서, SAPS (Simplified Acute Physiology Score), MPM(Mortality Prediction Model), TISS(Therapeutic Intervention

Scoring System) 등 유사한 평가 시스템이 계속 개발되고 있음.)

이에, APACHE II의 평가 방법에 대해서 약술하면 다음과 같다.

■ APACHE Ⅱ 평가 항목: (13 개 평가항목)

13개 항목의 평가 지수에 포함되는 것은:
〈1〉 환자의 년령 증가에 대한 평점 항목 (1),
〈2〉 장기부전(臟器不全) / 면역기능 손상 등, 만성질환에 관한 평점 항목 (2),
〈3〉 급성 생리 기능에 관한 평점 항목 (3)~(12),
〈4〉 Glasgow Coma Scale 평점 항목 (13) 등, 네 가지 부류의 13개 항목의 평점 등을 합해서 다음과 같이, 사망률(확률)을 산정(算定) 예측한다.

즉: APACHE Ⅱ 점수가 :

점수		사망률
0 – 4	인 경우는 사망률이 :	~ 4 %
5 – 9	인 경우는 사망률이 :	~ 8 %
10 – 14	〃 :	~ 15 %
15 – 19	〃 :	~ 25 %
20 – 24	〃 :	~ 40 %
25 – 28	〃 :	~ 55 %
30 – 34	〃 :	~ 75 %
30 이상	〃 :	~ 85 %

이하 각 평가항목의 점수 분포는 다음과 같다.

1) 년령

• 44 세 이하 ; 0점 • 45 - 54 세 ; 2점 • 55 - 64 세 ; 3점
• 65 - 74 세 ; 5점 • 75 세 이상 ; 6점

2) 만성질환으로 심한 장기부전(臟器不全) 또는 면역기능 손상 환자 여부

• 심한 장기부전 또는 면역기능 손상이 있거나, 응급수술 후 환자 ; 5 점,
• 심한 장기부전 또는 면역기능손상이 있거나, 선택적(대기)수술 후 환자; 2 점,
• 심한 장기부전 또는 면역기능손상이 없음 ; 0 점.

3) 체온 (항문) : (섭씨, C)

- 40.9 도 이상 ; 4점
- 39 - 40.8 ; 3점
- 38.5 - 38.9 ; 1점
- 36 - 38.4 ; 0점
- 34 - 35.9 ; 1점
- 32 - 33.9 ; 2점
- 30 - 31.9 ; 3점
- 30 도 이하 ; 3점

4) 평균 혈압 (mmHg)

- 160 이상 ; 4점
- 130 - 159 ; 3점
- 110 - 129 ; 2점
- 70 - 109 ; 0점
- 50 - 69 ; 2점
- 50 이하 ; 4점

5) 심장 박동수 (심실박동수)

- 180 이상 ; 4 점
- 140 - 179 ; 3 점
- 110 - 139 ; 2 점
- 70 - 109 ; 0 점
- 55 - 69 ; 2 점
- 40 - 54 ; 3 점
- 40 이하 ; 4 점

6) 호흡수 (呼吸數): (자발호흡 또는 인공호흡)(1 분간 호흡수)

- 50회 이상 ; 4점
- 35 - 49 ; 3점
- 25 - 34 ; 1점
- 12 - 24 ; 0점
- 10 - 11 ; 1점
- 6 - 9 ; 2점
- 6 이하 ; 4점

7) 산소포화도(酸素飽和度):

㈎ 흡입산소농도(吸入酸素濃度)가 50% 이하일 때는; 동맥혈산소분압 (動脈血酸素分壓, PaO_2) 측정치를 '산소포화도'로 사용하며, 이 수치는 동맥천자(動脈穿刺)를 통해 채혈된 혈액으로부터 측정한다.

㈏ 흡입산소농도가 50% 이상 일 때는 " 'A-a Gradient' '폐포-동맥분압변화도' (肺胞-動脈分壓變化度)"를, 산소포화도로 사용한다.

A-a Gradient (폐포-동맥분압변화도)가:

- 500 이상일때 ; 4점
- 350 - 499 ; 3점
- 200 - 349 ; 2점
- 200 이하 {만일 흡입산소농도(FiO2 가 49% 이상)이거나,
  PO2 > 79 {만일 흡입산소농도(FiO2 가 50 미만)일때 ; 0점,
- PO2 > 61-70 이면; 1점
- PO2 = 55-63 이면 ; 3 점
- PO2; 55 이면; 4점

동맥혈 pH (Arterial pH)

- 7.69 이상이면 ; 4점
- 7.60 - 7.69 ; 3점
- 7.50 - 7.59 ; 1점
- 7.33 - 7.49 ; 0점
- 7.25 - 7.32 ; 2점
- 7.15 - 7.24 ; 3점
- 7.15 이하 ; 4점

8) Serum Sodium (mMol / L)

- 179 이상 ; 4점
- 160 - 178 ; 3점
- 155 - 159 ; 2점
- 155 - 154 ; 1점
- 130 - 149 ; 0점
- 120 - 129 ; 2점
- 111 - 119 ; 3점
- 111 이하 ; 4점

9) Serum Potassium (mMol / L) :

- 6.9 이상 ; 4섬
- 6 - 6.8 ; 3점
- 5.5 - 5.9 ; 1점
- 3.5 - 5.4 ; 0점
- 3 - 3.4 ; 1점
- 2.5 - 2.9 ; 2점
- 2.5 이하 ; 4점

10) Serum Creatinine (mg/100 mL)

- 3.4 이상이고, 급성신장부전(急性腎臟不全)이 있을때 ; 8점
- 2.3 - 3.4 이고, 급성신장부전이 있을 때 ; 6점
- 3.4 이상이고, 만성신장부전이 있을 때 ; 4점
- 1.5 - 1.9 이고, 급성신장부전이 있을 때 ; 4점
- 2.3 - 3.4 이고, 만성신장부전이 있을 때 ; 3점
- 1.5 - 1.9 이고, 만성신장부전이 있을 때 ; 2점
- 0.6 - 1.4 일때 ; 0점
- 0.6 이하 일때 ; 2점

11) Hematocrit (%)

- 59.9 이상일 때 ; 4점
- 50 - 59.8 ; 2점
- 46 - 49.9 ; 1점
- 30 - 45.9 ; 0점
- 20 - 29.9 ; 2 점
- 20 이하일때 ; 4점

12) **백혈구**(White blood count) ; (total/cubic mm in 1000's)

- 39.9 이상일 때 ; 4점
- 20 - 39.8 ; 2점
- 15 - 19.9 ; 1점
- 30 - 14.9 ; 0점
- 1.0 - 2.9 ; 2점
- 1.0 이하 ; 4점

13) Glasgow Coma Score (GCS) :

"15" 라는 주어진 수치에서, Glasgow Coma Scale에서 계산된 Glasgow Coma Score (GCS)를 뺀 수자를, 13항목 평가수치로서 합산한다.

GCS 는 영국 Glasgow 대학 신경과학연구소의 G.Teasdale/ B.J.Jennett 교수 등에 의해서, 1974년에 뇌손상시 의식상태를 평가하기 위해 개발된 혼수상태 평가지수로서, ICU(중환자실) 평가에 자주 인용 사용되고 있다.

또한, 현재 많이 사용되고 있는 APACHE II와 새로운 유사 평가 방법인 SAPS II, SOFA 등에 GCS가 포함 되어 있어, GCS 는 ICU 환자평가에 아직도 중요부분을 차지하고 있다. APACHE II 에서는 13항목 마지막에 GCS 수치를 합산하게 되어 있으며, GCS 계산은 주어진 수치 15에서 다음과 같은 Glasgow Coma Scale에서 얻은 점수를 빼서 GCS 수치를 계산한다.

GCS 이, 8 이하이면, 중증의 뇌손상을 의미하고, 9 - 12 면, 중등도의 뇌손상을, 13 이상이면 경증의 뇌손상을 의미하고, 이 수치를 주어진 수치 15에서 제하고, 그 나머지 수치를 APACHE II의 13항목GCS (Glasgow Coma Scale)의 점수로 합산에 첨가하게 된다.

Glasgow Coma Scale은 다음과 같다.

점 수	1	2	3	4	5	6
눈 (eyes)	눈을 뜨지 않는다	아픈자극에 눈 뜨는 반응 나타냄	목소리 반응으로 눈을 뜸.	자동적으로 눈을 뜸	해당 없음	해당 없음
말 (verbal)	소리내지 못함	이해 할수 없는 소리 냄	온당치 못한 말을 발음함	혼란하고 어리둥절함	방향감각있고 정상적 대화가 능함	해당없음
움직임 (motor)	움직임 없음	아픈 자극에 다리를 뻐침 (decerebrate response)	아픈 자극에 끌어 당김.	아픈 자극에 끌어 당김	아픈 자극 부위를 지적함	하라는 지시를 따름.

이렇게 계산된 "APACHE II 지수" 는, 의학적으로는 가장 유용한 "사망예측지수" 로 인용되고 있지만, 역시 통계학적 계산수치의 확률로서, 법원 판결의 분계수치로 인용하기에 충족 되기에 미급한 한계점을 가지고 있다고 할 수 있다. 즉 상기 13개 평가 항목중 (1)(2)항목을 제외한 전 11개 항목이

시시 각각으로 변하는 가변성의 생체측정치임에, 측정시간마다 다른 수치를 나타낼 수 있고, 또 계산된 APACHE II 수치의 "Positive / Negative Predictive Value" 가 "85% 전후 / 83% 전후"를 나타내고 있어, 중환자의 사망예측의 불확실성의 가능성을 언제나 내포하고 있다고 할 수 있다.

따라서, 어느 나라를 막론하고, 법원이 의료계를 향해 요구하는 단일 수치의 "사망예측치"는 정확하게 거론하기가 현실적으로 어렵다는 것이, 국내외적으로 증례로서 예시되고 있다고 할 수 있다.

Chapter 10

인간수명 단축 요인

지구상 인간의 천수(天壽: 유전자에 주어진 생명한계)는, 115-120 세 내외로 알려져 있고, 100세를 넘으면 '센테나리안(Centenarian)'이라고 불러 별도의 인구 통계로 집계해, 장수인(長壽人)으로 가늠하고 있다. 일본국민이 세계에서 가장 장수하는 국민이며, 일본인의 평균수명이 80세를 넘은 지구상 단 하나의 나라로 되어 있다.

이렇게 지구상의 인간은, 하늘이 준 천수를 다 살지 못하고, 30-40년 이상이나 되는 긴 세월을 미리 앞서 사망하고 있다. 무엇이 인간을 이렇게 천수에 앞서 사망 하게 하고 있을까?

이 인간여명(人間餘命) 30-40년을 되찾을 길은, "인간수명 단축 요인"을 찾어서, 그 요인(要因)들을 제거하고 사전에 예방하는 것 만이 첩경이라고 할 수 있으며, 유전자(遺傳子)의 DNA수준의 노화과정(老化過程)으로부터 시작해서 사람이 태어나 80세 까지 생활하는 동안의 모든 환경인자 생활습관 등을 모두 포함해서 거론해야 하게 되어 있다.

과거에는, 인간의 수명은 부모(祖上)로부터 내려 받는 유전자속 DNA (Deoxyribonucleic Acid)(핵산)에 의해서 결정된다고 믿었지만, 최근의 연구결과는 유전자 못지 않게, 인간모체의 태내환경(胎內環境)과 그 후 출생 후 환경의 영향이 크다는 연구 결과가 속 속 발표되고 있어, 부모로부터 내려 받는 유전자(Gene) 못지 않게 환경의 영향을 받는 Epigene(에피진)의 영향이 지금까지 알려져 오는 것보다 훨씬 더 크다는 사실이 밝혀지고 있다[78]. 인간의 과학은 유전자지도(遺傳子地圖Gene Map)를 완성했던 21세기 초반을 과학혁명의 시대라고 불렀지만, Genome보다 100배 이상의 규모로 크다는 'Epigene'의 "Human Epigene Project (인간 '에피진' 지도)"가 완성되는 날에는 유전자 보다도 환경인자가 더 중요한 역할을 한다고 믿는 시대가 올 것으로 전망 된다.

결국 인간의 장수 수명요건은, 훌륭한 유전자(50%)와 건강한 환경(50%)이 합쳐서 인간생명을 천수로 인도할 수 있을 것이며, 인간수명 단축인자에도 가족력과 생활습관 및 주거환경 등의 영향이 크다는 사실을, 다음에 기술하는 "수명 증감요인 체크표" 에서 확인 할 수 있다[79].

▶**참고**: 다음에 소개할 '인간수명단축요인'의 내용은, 미국의 유명한 노년학자 Diana S. Woodruff 교수(여자)의 저서 'Can you live to be 100 ? (당신은 100살 이상 살 수 있습니까 ?)'에서 인용한 내용이며, 이 Woodruff 박사의 남편은 '백형웅'씨라는 한국 남성으로 그 책머리에 소개 되어 있어, 같은 한국남자로서, 세계적인 노년학자의 판단에 비친 한국인 혈통의 유전자(Gene)가 우수함을 공감하고 있다)

〈표: 1〉 인간 수명 증(增)감(減)요인 체크 표

요인	항목 번호	항목	내용	증(+)감(–) 점수(년)
가족력	1	조부모 장수	한쪽이 80세 이상 장수 양쪽 모두 80세 이상 장수 두 분 모두 70세 이상 장수 한 분이 70세 이상 장수	+1년 +2년 +1년 +0.5년
	2	부모 장수	모친이 80세 이상 장수 부친이 80세 이상 장수	+4년 +2년
	3	4촌이내친척 중 심장혈관 질환의 유무	50세 전 사망자 1 명당 60세 전 사망자 1 명당	–4년 –2년
	4	친척중 당뇨병,	60세 전 관련 질환으로 사망자 1 명당	–3년

		고혈압, 위궤양 등 유전성질환의 유무	60세 전, 위암 사망자 1 명당	−2년
			60세 전, 유방암 사망자 1 명당	−2년
			60세전, 기타요인사망자 1 명당	−1년
	5	임신경력 (여자)	40세 이상으로 자식이 없음.	−0.5년
			7 명 이상 출산	−1년
	6	출생시 모친 년령	18세 이하 또는 35세 이상	−1년
	7	출생순서	장남 또는 장녀	+1년
	8	지성	타인보다 스마트하다고 생각	+2년
건강	9	체중	비만(과체중)	−2년
	10	식생활습관	체식 좋아하고, 과식 안함.	+1년
	11	흡연량	2갑 이상	−12년
			1~2갑	−7년
			1갑 이내	−2년
			흡연 안함	−0년
	12	음주	많이 마시는 편	−8년
			보통(중등도) 및 경도 음주	+1.5년
			금주	0년
	13	운동량	일주일 3회 주 1회	+3년 0년
	14	수면시간	6~8시간	0
			10시간 이상, 5시간 이내	−2년
	15	성생활	주1~2회 이상 만족한 성생활	+2년
	16	정기건강검진	유방검사, 질세포검사, 항문검사 등	+2년
	17	건강상태	건강불량, 만성질환, 자주 앓는다.	−5년
교육정도와 직업	18	교육수준	대 졸	+3년
			고 졸	+1년
			고중퇴 또는 중졸	0년
			대학 중퇴	+2년
			국교 중퇴 및 무학	−2년
	19	직업	전문직	+1.5년
			행정직, 기술직, 관리직, 농사	+1년
			반 기술직	−0.5년
			육체 노동	−4년

생활법	20	가계수입	평균 이상	+1년
			평균 이하	−1년
	21	근무활동	신체활동이 비교적 많다.	+2년
			거의 하루 종일 앉아서 근무	−2년
	22	년령과 일	60세 이상, 직업 있음.	+2년
			65세 이상, 직업 있음.	+3년
	23	거주지	도시	−1년
			시골(농촌)	+1년
	24	결혼, 이혼 상태	기혼남자로 부부 동거	+1년
			기혼남으로 별거, 이혼	−9년
			사별(死別)한 홀아비	−7년
			혼자된 남자가 가족과 동거	−4년
			여자가 이혼 또는 별거	−4년
			남편잃은 여자가 혼자 살 때	−3.5년
			혼자 된 여자가 가족과 동거	−2년
	25	독신의 경우 생활상태	여자가 결혼한 경험이 없다	−1년
			남자독신으로 친구, 가족과 동거	−1년
			남자 독신으로 혼자 산다	−1년
	26	생의 변화	직업, 주거환경, 친구, 애인, 모습 변화	−2년
	27	친구관계	모든 것 의논할 친구가 2 명 이상 있음	+1년
	28	호전적 성격	시간에 쫓기는 느낌, 공격적 성격	− 2년 내지 −5년
	29	융통성	조용, 이성적, 여유 있음, 적응력 있음.	+ 1년 내지 + 3년
	30	모험적성격	안전벨트 없이 속도 초과, 범죄율 높은 지역에 거주	−2년
	31	행복한 성격	생활에 즐거움이 많음	+2년

** 이상의 31가지 '수명증감인자' 변수를, 다음의 우리나라 통계청 발표의 "평균여명표" 로부터 계산해, 각 개인의 평균여명 수치가 얻어진다.

우리나라 국민의 '평균여명표' (단위, 년(年), 1995년 기준)

나이	남자	여자
15	53.94	61.91
20	49.21	57.06
25	44.54	52.25
30	39.93	47.45

35	35.40	42.67
40	30.94	39.93
45	26.71	33.27
50	22.76	28.77
55	19.04	24.38
60	15.48	20.12
65	12.99	16.12
70	9.48	12.46
75	7.11	9.29
80	5.19	6.70

(표 보는 법: 60세 남자가 앞으로 살수 있는 남은 여명은 15.48년 이라는 뜻임)

* 그럼으로, 예를 들어, 75세의 남자의 남은 여명(餘命)을 알아보기 위해서는, 위의 표에서 7 년의 여명이 통계상 나와 있어, 7 수자로부터 시작해서, 표의 31가지 증감 인자를 더(+)하고 제(-)하면서 계산해 내려가면, 남은 여명의 수치가 계산 되어 나온다.
* 예를 들어, 나의 여명을 계산해 보면 다음과 같은 수치의 가감이 계속 되어, 나의 남은 여생(餘生)의 년수가 계산된다.
* 예시: [7] +2, +2, -2, +2, +1, +1.5, +3, +1, -1, +1, +2, +2. = 21.5년.
  즉, 앞으로 내게 남은 여명은 21년 이상 남았다고 가늠 된다. 그렇게 되면, 96세를 넘는 여명을 갖게 된다는 계산이 된다.
  (저자의 엄친은 98세까지 장수하시고 주무시다가 돌아가셨음)

인간수명 증감 요인에는, 장수집안(특히 母系)에서 태어나서, 고등교육을 받은 후, 건전한 결혼생활과 규칙적인 성생활 속에 좋고 믿을 만한 교우관계를 유지하며, 규칙적인 운동과 절제 있는 식사습관을 가지고 융통성 있는 성격으로 행복한 생각을 하면서 생활하는 경우, 오래 사는 것으로 되어 있다.

그러나 통계청이 발표하는 통계수치나 학자들이 발표하는 예상치 또는 확률(確率) 등 통계수치 표시는, 어디 까지나 대량 인구집단을 대상으로 평균치를 산출한 계산수치로서, 집단의 평균수치로서 15년이라는 여명이 있다고 할 때 어떤 개인은 10년이 될 수 있고, 어떤 개인은 20년이 되는 사람이 있을 수 있는, 집단의 평균수치를 개인에게 적용하기에는 무리가 있는 통계수치라는 것을 이해할 필요가 있다.

또한, 우리나라의 경우와, 미국의 경우와 똑 같지 않을 수 있으며, 모집단(母集團)이 다른, 이런 수치의 계산은 여러 경우를 합쳐 추출된 통계수치에 근거한 예측 수치라는 것을 인식할 필요가 있다.

우리나라는 현재, 고도의 산업사회로 빠른 속도로 진입하면서 세계 10대 교역국으로 발돋움하고 있는데 반해, 사회개발, 사회안정도, 환경오염, 직업병 발생 등에 대한 대비가 산업개발정도에 못 미치고 있어, 국민의 주거 환경과 안전망의 보다 철저한 보완으로 국민의 사망률을 줄여야 하는 시기에 와 있다.

우리나라 국민의 3대 사망원인은 (90년도 경제기획원 조사통계국), 제일의 사망 원인(30.4%)은 고혈압 심장병 뇌졸중 등을 포함한 순환기질환이고, 두 번째 원인 (16.7%)은 위암 간암 폐암 등 각종 암성질환, 그리고 세 번째로 많은 사망원인이 (13.2%), 추락사고 교통사고 치사 등 각종 사고사망이라고 발표 되어 있다.

따라서 우리나라 국민의 사망 확률은, 위에 표시된 31 가지 변수와 더 이상의 영향을 미칠 수 있는 환경 요인이, 우리 국민 각자의 수명 감수 요인으로 작용하고 있으며, 환경 요인으로는, 주거환경 오염과 음식물 오염 등이 관계하며, 환경오염물질이 우리 인체에 발생하는 암성질환 원인의 큰 부분을 차지한다는 것은 알려져 있는 사실이기도 하다.

이렇듯, 인간의 사망 예측은 어려운 많은 변수(variables)들의 종합 결과로서, 특정 개인의 사망 예측이란 실질적으로 불가능한 것이 사실이며, 중병으로 병원에 입원하여 중환자실에서 연명치료를 하고 있을 때도 사망예후 진단이 쉽지 않음을 감안할 때(참고: 제 1 부, IX), 인간 육신의 목숨은 하나님 손에 의해서 거두어진다는 성경구절에 의존하게 된다. (신명기 32:39)

제 2 부

안락사와 존엄사

Chapter 1
안락사의 간추린 역사

역사속의 안락사와 존엄사의 유래를 살펴보면[23], 안락사(安樂死)(Euthanasia)라는 단어는 "훌륭한 죽음(good death)"을 의미하는 그리스어(Greece)에서 유래했고, 17세기 초 영국의 철학자인 "프랜시스 베이컨"에 의해서 처음 사용되었다. 그러나 '훌륭한 죽음'을 어떻게 정의하느냐 하는 문제는 그리 간단한 문제가 아니며 또한 그 사회 구성원 모두에게 큰 영향을 미칠 수 있고, 또 시대의 변화에 따라 다양한 변화를 겪어 왔으며, 그 시대의 법원의 견해(판단)와 판례가 주축을 이루어 왔다.

사람의 생명과 죽음을 다루는 의사(醫師) 면허를 얻기 전 선서하는 "히포크라테스" 선서(기원전 3-5세기에 쓰여짐)에는, 안락사와 조력자살을 금지하는 조항이 있고 이는 서양의학 기록상 최초의 기록으로 알려져 있다.

"히포크라테스"선서는, 본문 곳곳에 "죽어가는 환자의 생명을 연장시키는 의료행위를 삼가토록" 권하고 있을 뿐만 아니라, "나는 누구에게도 죽음으로 이어질수 있는 약품을 제공하지 않을 것이고, 이런 행위를 제안하지도 않을 것이다" 라고 명시하고 있다. 수세기가 흐르는 오늘까지도 이 "히포크라테스 선서"는 최고의 의학윤리 문서로서 그 권위를 유지하고 있고, 지금도

의사들은 최선의 능력과 판단력을 동원하여 이 선서문을 지킬 것을 의사면허 취득 전에 선서하고 있다.

즉, 의사(醫師)는 고금(古今)을 통해 안락사(安樂死)를 못하게 되어 있다.

가장 유명한 안락사 사건은, "죽음의 의사"로 악명이 높은 '잭 케볼키안'이 그의 환자('근육위축성측색경화증' 즉 '루 게릭병'을 앓고 있는 '토마스 유크')에게, 고통 받고 있는 환자를 위한다는 생각으로 독약을 주사해 그를 안락사 즉 평안한 죽음에 이르게 한 사건으로서, '케볼키안'은 '토마스 유크' 환자 이외에도 1990년 부터 1998년까지 9년 사이 유사한 방식으로 93명의 환자에게 안락사를 시킨 바 있었다. 후에 법정은 그의 살인 행위를 인정하고 그에게 징역 10년형을 선고 했다.

참고: 부록 V: '세계 조력사망 연대기(助力死亡 年代記)'

'케볼키안'의 행위는 '유크'의 죽음을 재촉하는 "적극적안락사"에 해당하는 것이고, 이러한 행위는 미국의 모든 州 뿐만 아니라 '네덜란드'를 제외한 모든 나라에서 범죄로 간주되고 있다.

대부분의 종교단체들과 기독교 종파는, "적극적안락사"에 대해서는 반대의견을 나타내고 있으며, 의사도움자살(醫師도움自殺)(Physician-Assisted Suicide, PAS)를 합법화하기 위한 노력이 미국의 7-8개 州에서 진행되고 있다.

근래에 와서, 스스로의 의사표시가 어려운 의식불명상태나 임종시기를 맞기 전에, 자기의사표시를 해놓는 "사전의료지시서" 나 항구성(恒久性)대리인 위임장등 두 가지 종류의 문서에 대해서 존엄사 문제와 관련하여 많이 논의되고 있다.

'안락사'의 또 다른 형태는, 미국의 '테리 샤이보'(2005년)의 경우처럼, 회복이 불가능한 불치의 만성병을 앓고 있는 환자로부터 생명유지를 위한 의료행위(연명치료)(이 환자의 겨우는 인공영양 공급관)를 중단하는 경우였다. 8년간의 법정 공방 끝에, 환자 남편의 청원대로 (환자 대리인 자격 인정) 연명치료(인공영양공급)를 중지하고 '테리 샤이보'는 숨을 거둘 수 있었던 사건이었다. 불치병으로 신음하고 있는 환자의 경우도 기아와 탈수로 죽음을 맞이한다는 것은 분명 길고 고통스러운 과정이지만, 다만 죽음의 과정의 연장인 연명치료에 의존해 무의미한 생존을 계속한다는 것도 환자 본인은 물론 모든 관련인들의 어려움의 대상이 되고 있으며, 전세계의 병원과 호스피스 및 요양원에서 이와 유사한 일이 일상적으로 일어나고 있다.

인공경관영양(人工經管營養)(Artificial feeding Tube)과 관련된 또 다른 유명한 미국의 연명치료 관련 법정 송사 사건은, 1990년에 판결된 'Nancy Cruzan' 사건으로, 미국 '미조리'주 대법원과 미국 연방대법원의 판결로서, 의식 없는 불치병 환자의 대리인의 권한을 인정하지 않을 뿐만 아니라 의료현장의 전문의료의 자율성도 인정 하지 않은 판례로서, 2005년 판결의 '테리 샤이보'판례와 상반되는 판례를 15년전에 기록하고 있어, 역시 시대의 변화에 따라 법정 판결의 차이를 엿볼 수 있기도 하다.

또 다른 연명치료 관련 송사로서 유명한 미국의 사건은, 1997년의 Karen Ann Quinlan 사건으로, 인공기계호흡기에 의존하고 있는 회복이 불가능한 중환자를 대상으로, 미국 '뉴저지' 주 대법원이 판결한 판례로서, 의식이 없는 환자의 대리인의 법적권한을 인정해, 환자대리인이 청원한 인공호흡기의 제거 요청을 법원이 받아들여, 호흡기의 제거가 가능했던 판례이다.

이 Quinlan 판례의 특이한 점의 하나는, 법정판결에 의해 인공호흡기를 제거하고 난 후, 환자 스스로의 호흡(자발호흡, 自發呼吸)으로 8년 이상 식물인간으로 생존하다가 사망했다는 기록이고, 이 긴 세월 동안 (불치병을 앓고 있는 환자로서는) 인공호흡기는 제거하고 스스로의 자발호흡으로 생존했지만 생존의 계속을 위한 인공 영양공급은 계속되었고, 따라서 인공영양공급관에 의한 영양공급으로 생존을 유지해, 이 인공영양공급관에 의한 처치가 연명치료에 속하느냐 ? 혹은 연명치료의 중단에 인공영양공급관 시술도 포함 되는냐 ? 아니냐 ? 하는 의료 전문적, 혹은, 환자의 "삶의 질(the quality of life)" 및 "생명의 존엄성(the santitiy of life)" 문제와 관련하여, 의료계 종교계 및 시민사회 등 각층에서의 이론이 제기된 바 있다.

안락사의 역사는 또한 의료 행위의 기술적 발전과 의료인들의 행동양식 변화와 함께 변화해 왔고, 현대 의학이 죽어가는 환자의 생명을 연장시킬수 있는 연명의술이 발전한 것에 발맞춰, 환자 자신이 "죽을 수 있는 권리"를 주장하는 움직임이 전 세계적으로 힘을 얻고 있는 것은 결코 우연이 아니다.

안락사의 역사는 아직도 끝나지 않고 진행 중이며, 의사조력안락사 및 존엄사에 대한 사회적 공론 및 법적 뒷받침이 구체적으로 거론되고 있는 단계에 와 있다.

우리나라의 경우 2005년 판결의 보라매병원사건을 시작으로, 2009년의 연세의료원 김할머니의 "존엄사" 송사 사건은, 가히 우리나라 전국을 '안락사 - 존엄사' 논쟁의 중요 분수령의 시대로 만들었으며, 21세기 시작의 첫 10년의 기간이 우리나라의 안락사-존엄사 문제의 실마리를 푸는 원년의 10년간이 될 것으로 전망된다.

성경적으로 자살이나 안락사에 대해서는, 성경에 구체적으로 비난된 곳은 없는 것으로 알려져 있으나, "생명의 존엄성"을 강조하는 하나님이 주신 생명을 존중하는 것과 마찬가지로, 죽음을 마감하는 임종도 하나님의 결정사항으로 해석함이 마땅 하다. (God gave life and only God should take life).

그러나 문제는 회복이 불가능한 불치의 병으로 신음하고 있는 환자의 경우, 이런 생명의 존엄성도 모든 경우와 같이 존엄스럽게 지켜져야 하는지에 대하여는 좀더 복잡하고 힘든 결정이 필요하며, "생명의 존엄성"에 앞서, 환자의 회복 가능성과 "삶, 생명의 질"(the quality of life)에 대한 고려가 수반되어야 함이 문제가 되고 있다.

"생명의 존엄성" 개념은, 신학 밖의 분야에서도 논의가 될 수 있으며, 생명의 존엄성 원칙을 앞세우는 의료 전문직에서 이따금 달리 시술 되기도 한다.

때때로, 경비위(經鼻胃)튜부(naso-gastric tube), 정맥 영양공급(I.V. feeding) 또는 수액(水液)공급 주사 등등 생명유지 치료가, 혼수상태의 환자에서 철회(회수) 되는 경우가 있다. 이런 경우 환자가 곧 사망하지 않는 경우, 환자는 기아(饑餓)(굶주림)와 탈수로 천천히 사멸하게 되고, 그 기간이 수일 또는 수주일이 될 수도 있다.

과연 이런 상황이 "생명의 존엄성"을 이야기 하는 행위로 설명 될 수는 없다.

의사는 영양공급'튜부'를 철회함으로서, 환자를 죽게 하는 것이 아니고, 죽게 내버려 두는 행위라고 지적하는 전문가도 있다.

교황 요한 바오로 2세는 2004년의 발표문을 통해, 환자 스스로의 의사표시가 불가능한 의식불명의 환자에게 영양소와 수분공급을 중단해서는 안 된다는 점을 지적한 바 있었다. (참고: 부록II)

2009년에 우리나라에서 경험했던, 연세의료원 김 할머니 환자의 연명치료 중단을 요청하는 존엄사 송사에서, 연명치료에 인공기계호흡장치의 제거만을 포함해서 승소하고 인공기계호흡기는 제거했으나, 인공영양공급관은 계속 유지해, 인공기계 호흡기를 제거하고도 자발호흡으로 몇 달을 더 생존하다가 사망한 진기한 기록을 남긴 예라고 할 수 있다.

이하, '안락사'에 관한 중요 세계 사건을 요약하면 다음과 같다. (참고: 부록; V)

* 1906년 미국 '오하이오'주에서, 세계 첫 번째 ['안락사'법안(Euthanasia Bill)]이 상정되어 부결됨.
* 1935년 영국 '런던'에서, 세계 첫 번째, '안락사협회(Euthanasia Society)'가 창설됨.
* 1938년 미국 '뉴욕'에서, '미국안락사협회(The Euthanasia Society of America)'가 창설됨.
* 1957년 Pope Pius XII 교황이, 의료 현장의 생명유지 치료에서, '통상치료(Ordinary means)'와 '특별한 치료(Extra-ordinary means)'를 구별하는 '카톨릭'교리 원칙을 발표함.
* 1969년 미국 Idaho주에서, '자의적안락사(Voluntary Euthanasia)법안'이 상정되었으나, 법안 통과에 실패함.
* 1969년 '죽음학(Thanatology)' 연구로 세계적 명성을 가진, Elisabeth Kubler-Ross 박사의 저술 "On Death and Dying"이 출간됨.
* 1974년 미국 Conneticut주 New Haven에 첫 '호스피스'시설이 생김.
* 1976년 유명한 미국의 Karen Ann Quinlan 환자의 인공기계호흡기 제거 소송 사건에서, '뉴저지'州 대법원은, 환자 아버지의 요청을 받아들여, 환자의 연명치료인 인공기계호흡기의 제거를 허용하는 획기적인 판례를 남김.
* 1976년 미국 '켈리포니아'주의 '자연사법(自然死法)'이 통과 됨.
* 1980년 Pope John Paul II 교황이, 안락사(安樂死)/자비사(慈悲死)는 반대하고 통증의 완화를 위한 진통제 사용의 허용과, 회복이 불가능한 말기환자에 '비정상적인 치료방법(extra-ordinary treatment)'을 거부할 수 있는 환자의 권리를 허용하는 내용이 담긴, "'안락사에 대한 선언문'(The Declaration on Euthanasia)"을 발표 함.
* 1981년 Hemlock Society는, '자살 방법 안내서'를 처음으로 발간해서, 공개적으로 발매를 시작함.
* 1984년 '사전의료지시서'가 미국 22개주와 District of Columbia (미국 연방정부가 속해 있는 특별자치구),에서 인정 됨.
* 1984년 '네덜란드' 대법원이, 특수 환경하에서의 '자의적안락사(Voluntary Euthanasia)'를 법적으로 인정함.

* 1984년 미국의 Karen Ann Quinlan이 사망함. (법정판결에 의한 인공기계 호흡기를 제거하고도 8 년 이상 생존하는 기록을 세움).
* 1988년 미국 Unitarian Universalist Association (미국유일신교 연합회)는, 말기환자의 죽음 과정을 돕는 결의문 "존엄스럽게 죽을 수 있는 권리 1988"을, 전국 총회에서 채택함으로서, '죽음의 권리'를 최초로 공식 인정한 종교단체가 되었다.
* 1990년 미국 '워싱턴'주의 " '존엄사법안'(Washington Initiative 119) (Death with Dignity Initiative of Washington)"이 제출 됨.
* 1990년 미국의학협회(American Medical Association)는, 고지(告知)에 입각한 동의(同意)에 의하여, 의사(醫師)는, 죽음에 임박해 있는 환자에서 치료를 보류 또는 중단 할 수 있다는 공식적인 입장을 채택했고, 또한 '영구혼수상태' 환자에서 '생명유지장치'를 중지할 수 있음을 밝혔다.
* 1990년 Dr. Jack Kevorkian은, 노인성치매(Alzheimer's disease) 환자에게 '안락사'를 시행했다는 죄로 단죄 됨.
* 1990년 미국 연방대법원은, Nancy Cruzan 판결을 하여, 의식이 명료한 성인환자는 치료를 거부할 수 있는 헌법에 보장된 권리가 있음을 인정했으며 또한 법정은 이런 권리를 보호하기 위한 절차적 정당화 조치를 요구 함.
* 1991년 미국 '워싱턴'주의 '의사조력자살(醫師助力自殺)'을 합법화 하려는 법안 'Initiative 119' 이, 54대 46 표수로 州의회에서 부결 됨.
* 1992년 미국 '켈리포니아'州의, " '존엄사 법' (Proposition 161 (California Death with Dignity Act)'"이, 54대 46 표로 부결됨.
* 1993년 미국 48개 州에서, '사전의료지시서 법(Advance Directive Law)'이 확보 되었으며, 나머지 두 州에서도, 곧 통과가 임박해 있음.
* 1994년 미국 Oregon 州는, '존엄사 법, 법안 16 (Death with Dignity Act, Measure 16)'을, 56:49 표로 인준 통과 시켰으며, 이 법에 따라 말기환자가 적법한 안전 조치 후, 삶을 인도적이고 존엄스럽게 마감할 수 있게 의사의 처방을 받을 수 있게 법적으로 허용 됨.
* 1996년 호주의 Northern Territory에서, '자의적안락사법(Voluntary Euthanasia Law)'이 통과 됨. 그리고 그 9 개월 후, 연방 국회는 그것을 파기(破棄)함.
* 1998년 미국 Oregon州의 '존엄사법(Death with Dignity Act)'에 의거해서, 그 시행 첫 해에, 16명의 환자가 '의사도움자살(Physician-Assisted Suicide)'로 사망함.
* 2000년 '세계안락사회의(World Euthanasia Conference)'가 미국 Boston에서 개최 됨.
* 2002년 '네덜란드'법은, '자의적안락사'와 '의사도움자살'을 합법적으로 허용함.
* 2002년 Belgium 국은, '자의적안락사'와 '의사도움자살'을 합법적으로 허용함.
* 2004년 '세계안락사대회(World Euthanasia Conference)'가 일본 Tokyo에서 개최 되었고, 사전의료지시서(Living Will)에 대한 심층 토의와 평가가 수행 됨.
* 2005년 미국의 '지속적식물인간상태(持續的植物人間狀態, PVS, Persistent Vegetative State)' 환자인, Terry Shiavo (41세 여자)는, 10년 동안 식물인간상태로 인공경

관영양(人工經管營養)에 의해서 연명하고 있던 중, 8 년간의 긴 법정 투쟁 끝에 연명치료인 경관영양의 제거를 법적으로 허용 받았고, 경관영양을 중지한 몇 일 후 사망함.

* 2005년 우리나라의 '보라매병원사건'의 대법원 판결이 있었음.

* 2006년 제20 회 '세계안락사대회(World Euthanasia Conference)'가 '카나다'국의 Toronto에서 개최됨.

* 2006년 '미국 대법원 (US Supreme Court)'은, Oregon州의, '의사조력사망법(Physician Assisted Dying Law)'을, 6:3의 표결로 지지(支持) 함.

* 2008년 미국 '워싱턴'州는, 주민 투표에서, '워싱턴州 존엄사法(Washington Death with Dignity Act)'을, 51:49 표로 통과 시킴.

* 2009년 대한민국 대법원은, 대한민국 최초의 '회복가능성이 없는 환자의 인공기계호흡기 제거(존엄사)'를 대법원 판결로 허용함.

* 2010년 우리나라는, '회복가능성이 없는 환자에 대한 연명치료중지'를 골자로 하는, "'존엄사법(尊嚴死法)' / '자연사법(自然死法)'"을 대한민국 국회에 상정했음.

Chapter 2

안락사의 종류

출애굽기 20:13, 신명기 5:17은, 십계명의 하나로 '살인하지 말라' 라고 했다.

안락사(安樂死)(Euthanasia)는, "좋은 죽음(Good death)"을 의미하는 '그리스' 어에서 유래 (Eu 는 good, thanasia는 죽음을 의미) 되었고, 의학적으로 치료가 불가능한 환자의 감내(堪耐)(참고 견딤) 할 수 없는 고통을 덜어주기 위한 목적으로, 환자 본인 이외의 사람이, 환자에게 죽음을 초래할 수 있는 물질(약)을 투여하는 등의, 인위적 적극적 방법으로, 자연적인 사망과정(자연사과정, 自然死過程) 시기보다 앞서서 환자를 사망에 이르게 하는 행위를 말한다.

안락사는 현행의 실정법(實定法)하에서는, 세계 모든 나라에서 불법행위로 인정되고 있으며, 극히 일부 국가나 미국의 "오래곤(Oregon)" 주(州)에서 소극적안락사(消極的安樂死) 형태를 엄격한 절차적 정당화 수순 하에, "존엄사" 법으로 인정하고 있으나, 아주 엄격한 해당 법리(法理)에 맞는 절차적정당화(節次的正當化)를 요구 하고 있어 남 오용의 여지를 제거하고 있으며, 큰 무리 없이 "안락사" 가 아닌 "존엄사 법" 으로서, 잘 운영되고 있으며, 연간 존엄사 실행건 수의 통계를 정규적으로 발표 하고 있다.

"안락사"는 시술방식에 따라 다음과 같이 분류하고 있다.

1) 적극적안락사 (積極的安樂死) (Active Euthanasia)

환자가 불치병으로 고통을 받고 있는 환자에게 고통을 제거하기 위하여, 환자가 원하던 원하지 않던 간에, 환자의 사망과정에 의사가 직접적으로 관여 하여, 의도적으로 환자가 사망에 이르게 하는 행위를 말하며, "행위적안락사(行爲的安樂死)"라고도 하며, 이는 위법행위(違法行爲)에 속하며, 대부분의 종교단체는 적극적 안락사를 반대하고 있다.

(1) 적극적 자의적 안락사 (Voluntary Active Euthanasia): 적극적안락사가 환자의 자의적인 의도(意圖), 소망에 의해서 이루어진 경우를 말하고 위법행위에 속한다.

(2) 적극석 반(反)자의적 안락사 (Involuntary Active Euthanasia): 적극적안락사가 환자의 허락(동의)없이 이루어진 경우를 말하고, 이 경우도 위법행위에 속한다. 그러나 어떤 특수한 경우에, 환자가 의식이 없어 스스로의 의사표시를 할 수 없는 환자인 경우, 법정은 환자의 가족에게서 제시된 연명치료 중지에 대한 환자의 소망 표시 자료 등에 근거해 연명치료의 중지를 허락 하는 경우가 있다.

2) 간접적안락사 (間接的安樂死) (Indirective Euthanasia)

환자의 생명이 단축될 위험이 있음에도 불구하고, 환자의 고통을 완화 시킬 목적으로 적극적 처리를 한 결과, 그 (의도하지는 않았으나) 예상된 부작용으로 인해 환자가 사망에 이르게 하는 행위를 말하며, 결과적안락사(結果的安樂死)라고 하기도 한다.

3) 소극적안락사(消極的安樂死) (Passive Euthanasia)

죽음의 진행을 일시적으로나마 저지하거나 지연시킬 수 있는데도 불구하고, 죽음에 직면한 환자에 대한 치료를 중지하거나 생명유지장치를 제거 함으로서, 환자가 죽음에 이르도록 하는 행위를 말하고, 소위 "죽게 내버려 둔다(letting the patient die)" 라던가, "전기 '플러그'를 뺀다 (pulling the plug)" 등으로 표현되며, 일명 부작위적안락사(不作爲的安樂死)라고 한다.

여기에는 두 가지가 있다.

㈎ 자의적 소극적안락사 (Voluntary Passive Euthanasia)

중병으로 죽음에 직면한 환자의 연명을 위한 생명유지장치가, 환자의 요구에 의해서, 제거 됨으로서, 환자가 죽음에 이르는 죽음을 의미한다. 환자는 사전에 "사전의료지시서"나 "대리인 임명"등의 절차를 통해 자기 의사를 표시해 놓을 수가 있고, 이는 법적으로 '자기결정권'에 의한 의료 행위로 보호 된다. <존엄사(尊嚴死)로 표현되고 있다.>

㈏ 반(反)자의적 소극적안락사 (Involuntary Passive Euthanasia)

중병으로 죽음에 직면한 환자의 연명을 위한 생명유지장치가, 환자의 승낙(동의) 없이 제거 됨으로서, 환자가 죽음에 이르는 죽음을 의미 하고, 불법행위에 속한다.

* 의미 없는 연명치료를 원하지 않는다는 의사표시를 사전에 분명히 한 환자에 대해서는 연명치료를 중지해도 좋다는 것을 입법화 함으로서, 몇몇 나라에서는 '소극적안락사'가 완전히 정착하게 되었고, 대부분의 종교단체들도, 죽음에 직면한 회복 불가능한 환자의 연명치료를 중지하는 "소극적안락사"에 대해서 '존엄사' 또는 '무의미한 연명치료 중단'이라는 명분으로 지지(支持)를 표명하고 있으며, 근래에 와서는, 회복불가능한 질병에 이환되거나 의식불명이 되어 스스로의 의사표시를 할 수 없는 경우에 대비해, 자연사법(自然死法)에 근거한 두 가지 문서, 즉 (a) "사전의료지시서"와 (b) "항구성 대리인 위임장(Durable Power of Attorney)" 등, 두 종류의 문서가 인정 되고 있으며, 대부분의 미국州에서 두 문서 중 한 가지만 구비해도 법적인 지지를 받고 있다.
  이 문서들에 의해서, 임종을 맞는 죽음에 직면한 환자들이 모든 선택가능한 자율성을 갖게 하기 위한 것이다.
* 적극적 자의적 안락사 (Active Voluntary Euthanasia)인 경우에는, "사전의료지시서"나 "항구성 대리인 위임장" 등 문서가 해당되지 않는다.

4) “의사도움안락사 (PAE, Physician Assisted Euthanasia)(醫師도움安樂死)” 또는 “의사도움자살 (PAS, Physician Assisted suicide)(醫師도움自殺)”

환자가 자신의 생명을 끊는데 필요한 수단이나 그것에 관한 정보를 의사가 환자에게 제공함으로서, 환자 스스로의 행위로 죽음을 앞당기게 하는 행위이다. 대부분의 형법학자들은 ‘의사도움안락사’의 합법화를 반대하고 있는데, 미국의 여러 州에서 PAS를 합법화(적법화) 하려는 운동이 진행되고 있으며, ‘위싱턴’주에서 1991년에 “Proposition 119”(제안 119호)으로 입안된 법률안이 46:54로 부결된바 있다. 1991년 11월에는 미국 ‘켈리포니아 (California)’州에서, “Initiative 161 (제안 161호)의 존엄사 법 (the Humane and Dignified Death Act)”이 부결 되었고, 1994년 11월 8일에 미국 ‘오래곤 (Oregon)’州에서, PAS 법이 근소한 차이로 합법화 되었다.

우리나라 의료형법(이상돈)이나 법원의 판례가 “소극적안락사” 라는 용어를 사용 하고 있어, 특히 “존엄사”와의 구분을 위해, 위 1),2),3),4)의 분류를 소개 했다.

2005년 8월에 실시한 우리나라의 전국 규모 여론조사에서, 한국인의 79%가, 불치병에 걸려 있을 때, 의사가 환자의 연명치료를 중지할 수 있어야 한다고 답변했으며, 71%가 불치의 말기질환 환자의 가족이 연명치료 중지를 요구할 때, 의사가 시행할 수 있어야 한다고 대답했다.

안락사 종류 중, ‘적극적 안락사’와 ‘소극적안락사’의 구별은, “죽이는 것”과 “죽게내버려 두는 것”으로 구별되기도 하는데, 의료인의 입장에서 보면, “죽이는 것”과 “죽게 내버려 두는 것”의 구별이, 특히 치명적인 질병에 이환되어 죽음에 임박한 환자의 경우에 잘 적용된다고 할 수 있다. 의사가 치료할 수 없을 만큼 암이 광범위하게 퍼져 있는 환자에게는, 임종시에 인공심폐술을 시해하지 말라는 의료 지시서를 첨부하는 경우의 예에서, 의사는 심폐소생술이 환자를 이롭게 하는 것이 아니고 오히려 해롭게 한다는 전문적인 지식과 판단 하에 시행하지 않을 수 있다.

“죽임”과 “죽게 둠”의 이론은 종종 “클라우 독트린 (Clough Doctrine)" 이라고 하는데, “너는 죽이지 말라, 하지만 쓸데없이 생명을 연장하려고 할 필요는 없다” 라고 한 “아서클라우(Arthur Clough)”의 원칙이 인용된 말이기도 하다.

“존엄사”와 “소극적안락사”가 그 적용과 응용에 있어서, 많은 혼선을 야기하며, 확실한 구별 없이 혼용 되고 있는 것도, 존엄사 개념 정립에 장애요소가 되고 있으며, 20세기 현대의학의 발달과 인공기계호흡기(人工器械呼吸器) 사용을 포함한 연명의료기술(延命醫療技術)의 발달에 힘 입어, 죽음에 임박한 환자를 인위적으로 연명시키는 경우가 많아져, 인간 생명의 존엄성(the sanctity of life)과 삶의 질(the quality of life)의 올바른 판단을 위해, “클라우 독트린” (너는 죽이지 말라, 하지만 쓸데 없이 생명을 연장하려고 할 필요는 없다)을 다시 음미해 볼 필요가 있다.

현재, 우리 사회에서 통용되고 있는 ‘소극적안락사’의 정의는, 불법행위인 “죽임” 이 아닌 “죽게 둠”에 가까운 정의인바, 죽음에 임박한 환자를 대상으로, 의료진이 생각하는 “죽게 둠” 판단과, 실정법이 생각하는 “죽게 둠”은 엄연히 차이가 있어, 의료진은 의료윤리적으로 문제가 없다고 생각할수 있는 “죽게 둠”이, 실정법으로서는 범법행위에 속하는 판단이 내려질 수 있어 (예 2005년 판결의 보라매병원사건) “소극적안락사”와 “존엄사”의 정의와 그 둘의 구별과 차이점은, 대단히 중요한 의미를 갖는다고 할 수 있다.

특히, “죽게 둠”의 개념은 의료기술이 발달하기 전 수 세기 전에 통용되던 용어와 개념으로서, 21세기 의료 현장에서 환자의 권리에 기초한 자기결정권(自己決定權) (사전의료지시서 등등)과 완화의료(緩和醫療)(palliative care)와 호스피스(hospice) 의 시술로서 환자를 “죽게 둠”의 개념이 아닌, 전인적(全人的)인 치료와 통증 및 생리기능 관리 등 포괄적인 현대의학의 시술이 계속됨을 간과한 용어의 정의라고 할 수 있다.

Chapter 3

존엄사(尊嚴死)(Dying in Dignity)

"존엄사"는 말기(末期)의 불치병 환자에게 인공적(人工的)인 "연명치료(延命治療)"를 유보(留保) 또는 중단(中斷) 함으로서, 환자가 자연사(自然死)의 임종과정(臨終過程)을 밟게 하는 임종의료(臨終醫療)를 의미하고, 안락사 (특히 소극적안락사)와 구별되기 위해서 다음의 세 가지 조건이 구비되어야 한다.

1) 의료행위(醫療行爲)의 절차적정당화(節次的正當化)

환자가 의학적으로 회복이 불가능한 중증환자(重症患者)의 말기(末期)라는 담당의료진의 진단 (팀 진단)과, 그 최종결정을 위한 "병원윤리위원회" 결정(인정),

2) 사전에 작성된 환자 본인의 의사(意思) 확인

연명치료를 원하지 않는다는 환자 본인의 의사(意思) 표시가 '사전의료지시서(事前醫療指示書)'나 '법적대리인의 위임장' 형식으로 표출 되어 있어야 하며, 이는 환자의 '자기결정권(自己決定權)(Self-Dtermination Act)에 근거하고 있다.

3) 완화의료(緩和醫療)(palliative care) 시술의 계속

연명치료는 중단하더라도, 환자의 통증관리 및 생리기능 유지 등을 포함한 '완화의료' 시술은 계속된다.

[註: '존엄사'의 정의는 아직 우리 사회에서 합의 되어 있지 않다는 의견도 있으나, 그 동안에 국내에서 있었던 대법원을 포함한 법정판결문 (2005년 보라매 병원사건/2009년 세브란스 병원사건의 법정판결문)을 종합해 저자가 구성한 정의임]

여기에서 중요하게 강조 되어야 하는 점이, 중환자 진료의 의료현장 의료행위에 있어서, '연명치료' 중지가 "치료중단"이나 "죽게 둠(letting the patient die)" 등 개념과 절대로 같지 않다는 점이고, '연명치료' 중단 과 '치료중단'을 혼동하지 말아야 하는 점이 된다.

'존엄사'에 대해서 논의를 할 때 마다, 먼저 강조 강조 되어야 할 점이, '존엄사'에 대한 올바른 정의(定義)가 필수이며, 그것은 오랜 세월 동안 국내외를 막론하고, 존엄사를 논의할 때 마다 서로 다른 의미로 해석하고, '존엄사'와 '안락사'를, 특히 '존엄사'와 '소극적안락사'를 혼용해서 거론 해 옴으로서, 비 의료인들을 포함한 많은 사람들의 혼선을 일으켜 왔다고 볼 수 있다.

"존엄사"라는 용어가 옳은가 ? "말기환자의 연명치료중단"이란 용어가 옳은가 ?

또는 "존엄사"라는 말을 "소극적안락사" 혹은 "치료 중단"에 적용하는 것은 옳지 아니하다는 의견도 국내 여러 매체를 통해 제출되고 있음에, 말기환자진료 의료행위에서 "절차적 정당화"수순을 갖춘 "말기환자의 무의미한 연명치료 중단"이 "존엄사"이고, "존엄사"가 치료중단 하는 것이 아니고, 침습적인 무의미한(해당 환자에게) 연명치료는 중단하지만, 죽음에 임박한 환자를 위한 전인적인 "완화의료" 시술은 계속 하며, 환자가 자연사(自然死)과정을 존엄스럽게 맞을 수 있게 도움 준다는 것이다.

"존엄사(尊嚴死)"라는 용어에 대한 사회 각층의 많은 의견이 종합 되어, '존엄사' 대신, '연명치료 중단'으로 바꿔야 된다는 합의안이, 한국인구보건

연구원 주도의 회의에서 합의 되었다는 국내 보도가 있었고, 그리고 그 합의안 속에 "무의미한 연명 중단 기본 원칙 9개항"이 다음과 같은 내용으로 발표 되었었다.

** 무의미한 연명 중단 기본 원칙 9개항

(1) 말기 환자 무의미한 연명치료 중단 가능

(2) 안락사와 의사조력자살은 불허

(3) 사회보장제도, 호스피스 지원 제도 강화

(4) 말기상태 판정은 담당의사 등 2인 이상이 수행

(5) 의사가 말기환자에게 완화의료 선택과 사전의료지시서 작성 설명

(6) 영양공급과 통증조절 등 기본적 의료행위 유지

(7) 의사가 사전의료지시서를 통해 연명치료 거부한 환자의 치료 중단 가능

(8) 말기환자는 사전의료지시서를 통해 연명치료에 대한 의사 피력 가능

(9) 병원윤리위원회의 감독 및 제도적 지위 부여

그리고 이 합의안에 대해 45개 기관에 의견을 요청한 결과 대한변호사협회, 대한의학회, 한국기독교생명윤리협회 등 12개 단체만 찬성 의견을 밝혔다고 보도하며, 사회적 최종 합의에 이르기는 갈 길이 멀다는 말을 보도 매체는 부언하고 있다.

'존엄사(尊嚴死)'라는 용어가, 긴 문장을 사용해, "회복가능성이 없는 환자에 대한 무의미한 연명치료 중단" 이라는 긴 어구보다는, 누구나가 쉽게 알아들을 수 있고 생각을 정리할 수 있는 표현의 "존엄사"를, 더 이상의 좋은 어구가 개발될 때 까지, 사용한다는 졸견(拙見)하에, 저자는 '존엄사'라는 단어를 계속 사용하고 있으며, 이 책 "존엄사(II)" 에서도 2005년 발간의 첫 번째 책 "존엄사 (회복가능성이 없는 환자에 대한 연명치료 중단)"에 이어 계속 사용하고 있음을 고백하고 있다.

서두에 나열한 존엄사의 세 가지 요건을 갖춘, 즉 (1) 의료행위의 절차적 정당화 수순을 밟은, (2) 환자 자신의 자기결정권에 의한 환자 의사(意思)를 존중한, (3) 완화의료 시술의 계속 하에 맞는 죽음을, '존엄사'라고 수용하지 못할 이유가 없으며, '소극적안락사'와 구별이 안된다고 생각할 이유도 없다고 확신하고 있다.

실지로, 미국 '오래곤'주의 "존엄사에 관한 법률 (The Oregon Death with Dignity Act)"의 내용을 자세히 살펴보면, '안락사'의 개념을 떠난 '존엄사'의 법적 절차가 남용의 여지 없이 구비 되어 있음을 편견 없이 받아 들일수 있다. 미국 오래곤 주 Human Service Dept. 의 보고에 의하면, 1997년 이후 200명 이상의 불치병환자가 환자 자신의 결정과 두 사람의 증인 서명하에 '주치의', '카운셀링', '전문의'등의 진단을 거쳐, 이 법의 테두리 안에서 '존엄사'(Dying in Dignity)의 임종을 맞았다고 발표하고 있다.

일본은 일찍부터 "존엄사협회(尊嚴死協會)"를 창립해, 국민을 대상으로 활발한 움직임을 하고 있으며, 오래전부터 '존엄사'라는 용어를 사용하고 있다.

일반 언론이나 국가 방송매체가 사용하는 '존엄사'라는 용어에 대해, '안락사'에 집착해 지나친 거부감을 가질 필요는 없다고 저자는 믿고 있으며, 표현하기 쉽고 쉽게 통용할 수 있는 단어를 선택해 되도록 많은 사람들과 국민이, "존엄사"이던 "회복할수 없는 환자에 대한 연명치료 중지" 이던 공통의 뜻과 언어로 상통하는 단어를 찾아야 할 것으로 믿고 있다.

미국의 2002년도 조사에 의하면, 65세 이상 인구의 50% 이상이 병원 중환자실 치료(ICU, Intensive Care Unit)를 받으며, 그 중 12% 이상이 사망하고, 매년 400만명 이상의 중환자가 '중환자집중치료실(ICU, Intensive Care Unit)' 에 입원 하고 있고, 그 중 50만 명이 사망하고, 사망 하기 몇 일 동안은, 집중치료실에서 선택 없이 원하지도 않는 기계(인공기계흡기등)에 매달려, 고통(동통)과 심신의 불편함에 시달리고 있다가 사망하고 있다고 조사 발표 되어 있다.

세계 시사 주간지 '타임'지에 의한 조사도, 오늘날의 미국인 10명중 7명이, 의료기관에서 사망하고 있고, 병원사망자의 1/3은 사망하기 전에 적어도 10일간은 '집중치료실(ICU)'에서 치료를 받으며, 그 중 절반은 인공기계호흡기(Mechanical Ventilator)에 매달려 임종하고 있고, 심신의 고통 속에서 막대한 의료비를 가족에게 짊어지게 하고 사망한다고 조사 발표하고 있다.

이런 '의료사망(醫療死亡)(Medicalized Dying)현상'은, 우리나라의 임종의료(臨終醫療) 현장에서도 환자의 권리와 의사의 진료권(診療權)이 무시된 체, 의료-법리의 괴리(乖離)속에 매일 같이 재연되고 있는 전국의 의료 현장이며, 2005년 보라매 병원 사건이나 2009년 연세의료원 사건이 예시하듯, 법적 무방비와 '의료행위의 절차적 정당화(節次的正當化)' 수순의 결함 속에, 잠재적 범법자를 양산하고 있는 우리나라 종합병원 / 대학병원의 실상이라고 할 수 있다.

2010년 9월에 발표된, 우리나라 보건당국이 조사 발표한 전국 308개 종합병원의 "연명치료" 환자 1341명의 조사 자료에 의하면, * 전체 입원환자의 1.45%가 연명 치료를 받고 있고, * 원인질환별로는 말기암환자가 가장 많은 38.1 %, 지속적 식물 인간 상태 환자가 15.6%, 뇌질환 환자가 12.3% 순으로 나타났고, * 환자의 사전 의사 확인(사전의료지시서 등) 방법으로는, 말(19.4%), 글(18.6%), 몸 짓(18.6%), 사전의료의향서(사전의료지시서)(16.4%) 등 순으로 나타나, 사전의료지시서 작성 문화가 몹시 미약한 것으로 나타나 있다. * '병원윤리위원회' 운영에 대해서는, 응답병원(193개소)의 71.5%인 138개소에만 설치되어 있는 등 설치가 크게 미흡한 것으로 나타나 있고, 병원내 병원윤리위원회 회의 개최 건수는 3년간 평균 1.7회에 불과하고 윤리위원도 대부분 기관 내부인력(의료인과 관리직원 등) 중심(95%)으로 구성되고, 68.8%의 병원에서는 외부위원을 전혀 포함하지 않고 있어, 향후 개선이 필요한 것으로 나타나 있다.

연명치료중단에 관한 법정논쟁이 대법원에 의해서 최초로 판결이 났던 우리나라 최장의 의료송사, '보라매병원'사건의 법원 판결문 중, 제2심의 서울고등법원 판결 문을 인용하면, 다음과 같이 환자의 '권리'와 '환자의 자기결정권'을 확실하게 인정하고 있음을 확인할 수 있다.

〈인용 시작〉

[따라서 소위 죽음에 직면한 환자에 대한 치료를 중지하거나 생명유지장치를 제거함으로서 환자가 자연적인 경과를 거쳐 죽게 내버려두는 소위 소극적 안락사에 있어서 뿐만 아니라, 인간의 생명과 직결되는 치료행위의 중지는, 환자가 불치의 병에 걸려 있고 환자의 자기결정권에 기한 진지한 치료중지 요구에 응하여 의사의 양심적 결단에 따라 이루어진 경우에만 제한적으로 허용 될 수 있을 뿐이고, 이러한 치료행위의 중지의 허용 여부 및 그 범위, 절차와 방법에 대해서 사회적으로 진지한 논의와 협의가 있어야 할 것이다.] 〈인용 끝〉

'보라매병원사건'의 서울지방법원 제 1 심 판결에서도, 다음과 같은 판결문이 명시되어 있어, 환자의 자기결정권(환자의 권리)을 최대한 인정하고 있음을 알 수 있다.

〈인용 시작〉

[무릇 의사의 의료행위는 원칙적으로 환자의 자기결정권에 따른 승낙이 있어야만 정당성을 갖는 합법행위가 되는 것이므로, 의사로서는 의료행위의 시작에 있어서는 물론이고, 그 종료에 있어서도 환자의 자기결정권을 최대한 존중 하여야 한다.]

[피고인들의 치료 중지 행위는 환자의 자기결정권에 기인한 것에 해당하지 아니한 것으로 의료행위 중지에 있어서 요구되는 법적 허용여건을 충족하지 못한 것이라 할 것이다.]

〈인용 끝〉

우리나라의 현행 의료형법의 '안락사의 절차적 정당화(節次的正當化)' 항을 참고하면[21, 22], 우리나라의 실정법의 환자의 권리, 존엄사, 안락사에 대한 법리가 어디 까지 와 있는가에 대해서 인지하게 되며, 의료현장에서의 '절차적 정당화'수순의 준수와 관련 법리를 숙지하는 것이 얼마나 중요한가를 다시 한번 일깨워 준다.

존엄사(尊嚴死)(Dying in Dignity)는, 불치병환자에게 인공적인(침습적인) 무의미한 연명치료가 시술되고 있을 때, (1) 치료를 담당하고 있는 의료팀(주치의 및 선임의)의, 환자가 "회복이 불가능한 질환"이고, 시술되고 있는 연명치료가 무의미하다는 진단과 (2) '연명치료 중지'에 대한, 환자 자신의 의사표시의 확인을 하는 절차가 필수 ('사전의료지시서'나 '대리인 위임장' 등)이며, (3) 그에 따른 연명치료의 계속/ 중지의 필요성과 실행에 대한 결정을 해당 '윤리위원회'에 상정하여 승인을 받는 절차적 정당화 수순을 밟고 (4) 침습적인 연명치료는 중지하더라도, 환자의 통증 및 생리기능 관리를 위한 완화의료(緩和醫療) 및 호스피스 관리는 계속하는 가운데에, 환자가 "고통 없는", 자연사(自然死) 과정을 밟게 해주는 것이 "존엄사" 이다.

또한, 연명치료의 하나인 '인공기계호흡기'를 제거하는 과정에서의 완화의료행위의 표준으로 'Ventilator Withdrawal Guidelines' 가 제시 되어 있어, 존엄사 과정의 시술행위가 치료를 중단하고 환자를 방치하는 것이 아니고, 표준 완화의료의 시술이 계속되고 있음을 인지해야 하며, 또 인공기계호흡기를 제거하더라도, 환자에게 주어지는 남은 시간 개념의 장(長) 단(短)을 떠나 환자 스스로의 자발호흡이 유지 되는 가운데에 자연사(自然死)의 경과를 밟게 해주는 것이 '존엄사' 임을 재 인식할 필요가 있다. 즉, 인공기계호흡기 제거가 곧 환자의 사망이라는 고정관념은 존엄사 인식에 잘못이며, 국내의 2009년도 연세의료원 김 할머니 환자의 경우가 바로 법원 판결에 따라 '인공기계호흡기'를 제거하고도 몇 달 동안이나 생존했던 실 예 이며, 미국의 Karen Ann Quinlan 은 법정판결에 따라 인공기계호흡기를 제거하고도 7년 이상을 더 생존한 기록을 남기고 있기도 하다.

완화의료시술의 일환으로 이뤄지는 ["인공기계호흡기의 제거" 지침 (Ventilator Withdrawal Guidelines)]으로, 미국 Austin Texas Selton Healthcare Network의 시술 지침을 소개하면 다음과 같다.

1) 준비 : 제거(除去) 전(前);

* 완화의료에 속하는 치료 이외의 모든 투약, 검사, 치료를 중지 한다.
* 불필요한, 정맥주사혈관의 연결이나 인공관(人工管)등을 제거한다.
* 진통제나 안정제 주사를 위한 한 곳의 정맥혈관은 유지한다.
* 침습적이 아닌 감시장치(모니터링)는 유지한다.
* 심박조율기(心搏調律機)나 세동제거기(細動除去機, defibrillator)등을 포함한, 불필요한 경보체계의 연결을 단절 한다.
* 환자의 평온과 통증 관리를 위해 필요한 기구와 약품을 정비 한다.
* 주변 환경을 조용한 분위기로 정비하고 방문객의 제한은 하지 않는다.
* 연명기계 중지 처치에 불편(불안)함을 느끼는 돌봄이(caregivers)는 참여하지 않을 수 있게 해 준단.
* 목사 / 신부 께 신고 한다.

2) 제거

* 담당의사와 목사 / 신부의 참여가 필요하다.
* 가능하면 병상침대의 머리쪽을 올린다.
* 환자를 편하게 해 주기 위해 기도분비물이 있으면 흡인(吸引) 제거 한다.

* 숨찬 증상과 고통을 완화시키기 위해 적정량의 안정제 / 진통제를 사용한다.
* 인공기계호흡기를 최소한의 기능으로 조절해 보고, 또는 인공기계호흡기를 환자로 부터 제거 한다.
* 기도삽관'튜브'를 제거하고 필요하면 환자의 편안함을 위해 산소를 투여한다.

'인공기계호흡기'를 제거하며 '자연사(自然死)'과정을 밟게 한다고 해서, 그 과정이 환자에게 고통 없이 자연스럽다는 의미는 아니며, '인공기계호흡기'를 제거한 후 임종환자에게 나타나는 증상 중, 숨이 가빠지는 호흡곤란(dyspnea)과 불안정 상태는 환자를 더욱 힘들게 하는 경우가 적지 않아, 이에 대한 의료적 대처가 필요하다.

미국 National Hospice Study (Greer et al., 1984)에 의하면, 암성질환으로 사망하는 환자의 70% 이상이 마지막 6주일동안 호흡곤란을 나타냈고, 다른 연구에서도 임종환자의 29-74 %에서 호흡곤란 증상을 나타냈다. 그리고 이 호흡곤란 증상은 임종시간이 가까워 올수록 더 심해져, 한 조사(Lynn et al., 1997)에서는 마지막 3일간동안 50% 이상의 임종환자의 호흡곤란이 아주 심하게 나타났다고 보고 했다.

이런 '임종환자에서의 호흡곤란'은 많은 경우, 적절하게 처치(치료) 되지 않고 그냥 지나치는 경우가 적지 않았으며, 그 이유로서, 그에 대한 적절한 치료제가 없어서가 아니고, 임종환자 호흡곤란 치료제인 아편양제제(阿偏樣製劑)(opioid drugs)나 진정제 최면제(催眠劑)의 사용이, 호흡중추 기능을 억제해 사망시간을 앞당길지도 모른다는 우려(憂慮) 때문에, 담당의사들의 처방기피(忌避)현상이 있어왔다.

그러나 실지로는, 임종환자에서 opioid 처치가 죽음을 앞당긴다는 증거가 없으며, 영국이나 기타 국가에서는, 호흡곤란이 있는 임종환자에게 숨찬 증상을 완화시켜 주기 위해 opinoid 를 상용(常用)으로 사용하고 있고, 이런 처치가 환자의 죽음의 과정을 앞 당긴다는 의료적 판단을 하고 있지 않다. 또 실지에서 이런 처치로 임종 환자는 안정을 되찾아 좀 더 생존 시간이 연장되는 경향을 나타낸다고 관찰 되고 있다.

임종환자의 호흡곤란을 위한 처치로서, opioid / 진정 최면제가 처방되는 것에 대한 법률적 종교적 관점에서의 판단은, 많은 논란이 있었지만, 현재는 수용되는 의료 행위이며, 법률적 용어로 "정당한 '이중효과' ('justifiable double effect')"라는 표현으로 수용되고 있고, 종교적으로도, 카톨릭교의 "안락사에 대한 선언" "Declaration on Euthanasia"에서 수용되고 있다.
(참고: 부록 II)

인간의 생명에 관한 것은, 하나님께 속한 것이요, 하나님의 결정이 어떤 방향이던 우리는 그 결정을 존중하고 수용해야 할 책임과 의무가 있다.
교회는 생명존중을 위한 대안을 찾아야 하고, 회복가능성이 없는 죽음에 임한 사람을 위해, 연명치료를 계속하는 것이 하나님(성경)의 뜻인가, 혹은 그 대안으로 제시되는, 완화의료, 호스피스, 자연사 개념, 사전의료지시서와 관련된 사회적 논의에 적극 참여해, 존엄사 개념을 수용할 것인가의 결정의 기회가 놓여 있을 뿐이며, 이미 많은 기독교 종파가, 존엄사와 안락사에 대해서 입장을 표명하고 있고, 개신교의 "호스피스 프로그램(hospice program)"이 광범위하게 활성화 되어가고 있는 현실이다.
안락사의 개념도 시대와 의료기술의 발달을 겪으면서, 변해 왔으며, 기독교를 위시한 종교계의 의견도 변천해 오고 있다. 세기전(世紀前) 개념의 오랜 '안락사' 개념하에 21세기 의료발달의 연명의료 현장의 어려움을 극복할 수는 없다.

'존엄사' 를 수용하는 과정에서, 하나님의 생명주권(生命主權)을 믿는 크리스천 (기독교인)이라고 해서 신앙고백은 변경될 수 없고, 생명의 존엄성을 지키고 생명을 살리는 노력은 포기될 수 없다. 다만 의학적으로 회복이 불가능한 임종에 임한 환자에 대한 생명을 인공적으로 연명시키는 것이 (죽음의 과정을 기계적으로 연장시키고 있는 것이), 생명의 존엄성을 지키는 행위이냐, 아니면, 오히려 하나님이 주신 생명을 훼손하는 행위이냐에 대한 새로운 판단이 있어야 하며, 신음하며 임종하는 '환자의 생명권' 및 '삶의 질 (the quality of life)' 측면에서 깊은 생각의 정리가 필요하다.

Chapter 4

"존엄사(尊嚴死)"와 "소극적안락사(消極的安樂死)" 의 차이

'존엄사'가 '안락사'의 일종인가? '존엄사'와 '소극적안락사'가 어떻게 다른가 ? 등의 질문이 일반인들이나 비의료인들에게 많이 제기되고 있으며, 우리나라 법원 판결문에도 유사하게 표현이 되고 있다.

"존엄사"라는 의미를 어떻게 정의하느냐에 따라, 허용되는 것이 당연시 받아들여 지기도 하고, 무리하게 받아들여지기도 하는데, "존엄사"라는 용어 대신 "무의미한 연명치료 중단"이라는 동의어(同義語)를 사용할 때 좀 더 수용하기가 편해지기도 하며, 심지어는 국내 일부 언론도 "존엄사"라는 용어대신 "무의미한 연명치료중지"라는 용어를 사용해야 된다고 주장하는 '튜이터'도 있다.

"무의미한 연명치료 중단"에 대해서는, 대한의사협회 2001년 "의사윤리지침"에도 천명되어 있는 의료행위로서, 이것이 "소극적안락사"의 허용이라고 해석 해서, "존엄사"와 "소극적안락사"의 개념상 논란거리가 되기도 했다.

"소극적안락사"를 정의할 때, <죽음에 직면한 환자에 대한 "치료 중지" 하거나 생명유지장치를 제거함으로서, 환자가 죽게 내버려두는 행위 (죽음

에 이르게 하는 행위)>라고 정의 함에, 존엄사의 세 가지 구비 조건이 없다는 점에서 확연히 '존엄사'와 차이가 있음에, 절대로 "죽게 내버려 두는 것이 아님" 이라는 점에서, '소극적 안락사'와 '존엄사'는 확연한 차이를 가지고 있다.

우리나라 대법원의 2009년 <첫 '존엄사' 인정 판결> ('세브란스' 병원 '김' 할머니 환자) 에서의 대법관들의 의견 내용을 살펴보더라도, '소극적안락사' 개념과 확연히 다른, '존엄사'의 세 가지 구비조건이 나타나 있어, 지금까지 일반적으로 생각해 오던 '소극적안락사'와 같지 않음을 잘 나타내 주고 있다.

존엄사 최종 판결에 참여 했던 13명의 대법관 중, 9명의 '존엄사 찬성' 의견은 다음과 같이 기술 되어 있다.

〈인용 시작〉

["생명과 직결되는 진료 중단은, '생명존중'의 헌법이념에 비쳐 신중히 판단 해야 한다. 짧은 시간 내에 사망에 이를 수 있음이 명백할 때는 회복불가능한 사망상태에 진입한 것으로 평가 할 수 있다. 이 경우, 연명치료를 강요하는 것은 오히려 인간존엄을 해치게 되므로 환자의 결정을 존중하는 것이 인간 존엄과 행복추구권을 보호하는 것이다."

"환자는 '사전의료지시서' 등의 방법으로 미리 의사를 밝힐 수도 있지만, 그렇지 않은 경우라도 평소 가치관, 신념 등에 비춰 객관적으로 환자의 이익에 부합 된다고 인정되면 연명치료를 중단할 수 있다.

다만 이경우도 전문의 등으로 구성된 '위원회' 등의 판단을 거치는 것이 바람직 하다."]

〈인용 끝〉

즉: 임종에 임한 환자가, '회복가능성이 없을 때', 환자 자신의 자기결정권(사전 의료지시서 등)에 의해 결정할 수 있고, 이 현장의 의료 행위(연명치료중단)의 최종결정이 해당 의료기관의 전문 위원회(윤리위원회 등)의 인준을 받는 것이 옳다는, '존엄사'의 기본 요건을 기술하고 있으며, 대법원 판결이후 연명치료로 지목된 '인공기계호흡기'를 제거하고도, '인공경관영양'에 의한 영양공급과 비강(鼻腔)을 통한 산소 공급 등 '완화의료(緩和醫療)'의 계속으로 3개월 여 생존하다가 '자연사(自然死)'의 임종을 맞은, 우리나라 첫 '존엄사'의 판례(判例)를 보였었다.

추기: '인공영양튜부'를 통한 경관영양 공급의 계속이 연명치료에 속하느

냐 아니냐에 대한 논란은 많으며, 이에 대한 추가 논의는, (제 4 부, 1-(2) 참고).

13명의 대법관 중, 2 분은, <김 할머니의 상태가 회복불가능한 사망단계라고 단정하기 어렵고, 김 씨가 현 시점에서 연명치료 중단을 바라고 있는지 추정하기 어렵다.>라는 이유 하에, 존엄사 인정판결에 반대의사를 표시 했으며, 또, 두 분의 대법관은, <환자가 돌이킬 수 없는 사망 상태에 이르렀다는 판단을 할 수 없다.>는 이유로, 존엄사 인정 반대 의사를 표시 했다.
(추가: '김' 할머니의 '담당 주치의사'들의 의견은, 김 할머니 환자의 당시의 생존가능성이 3-5 % 내외의 가능성으로 남아 있다고 진단한 상태였음)

다시 한번, 확인 되는 것은, '소극적안락사'를 정의 할때 <"죽음에 직면한 환자에 대한 '치료 중지' 하거나 '생명유지장치'를 제거함으로서, 환사가 죽게 내버려 두는 행위(죽음에 이르게 하는 행위)>라는 정의가, '존엄사'의 정의와 다르며, 우리나라 첫 판례인 '세브란스' 병원 '김' 할머니 경우도, 존엄사의 세 가지 조건을 포함하고 있다. 즉: (1) 환자의 병이 회복가능성이 없다는 법원의 판단. (2) 환자의 자기결정권에 의한 연명치료 중단. (3) '연명치료'라고 지목된 '인공기계호흡기' 제거 후에도, '경관영양' 및 비강을 통한 산소공급 등 완화의료의 시술은 계속 되었음. 등 등의 "'존엄사' (연명치료중단)" 요건을 구비 하고 있다.

2009년의 대법원 '김' 할머니 '존엄사' 판결이, 우리나라 최초의 판례임에, (1) '김' 할머니환자의 '회복가능성'에 대한 법원 판단에 착오가 있었고 ? (해당병원 주치의와 병원윤리위원회의 3-5% 회복률 진단과 차이를 보임) (2) '김'할머니 자신의, '사전의료지시서'나 '대리인위임장'에 의한 '연명치료중단' 의사표시의 표증(表證) 없이, 환자 보호자의 증언으로 환자의 명시적 의사로 인정한 앞서 가는 판결?. (3) '연명치료'에 포함되는 의료행위 중, '인공기계호흡기치료'는 포함 시켰으나, '인공경관영양'에 의한 영양공급치료는 명시하지 못한 착오 ? 오류 ? 등의 허점이 앞으로 보완되어야 할 분야라고 지적될 수 있다. (참고: 부록Ⅲ)

대법원 '존엄사' 판결의 13명 전원합의체(주심 김능환 대법관) 심의 하에, 9 분 대법관의 '다수의견'과 3 분 대법관의 '소수의견' 내용을 정리하면 다음 표와 같다.

	다수 의견 (9 명)	소수 의견 (4 명)
연명치료 중단허용 기준	환자가 회복불가능한 사망의 단계에 들어섰을 때, 환자의 명시적 의사에 따라 연명치료 중단 가능. 환자의 명시적 의사 없을 경우, 평소 언행, 가치관 등으로 추정가능.	생명유지장치의 제거는 돌이킬 수 없는 사망의 경지에 진입했을 때, 예외적으로 허용되어야 함.
'김' 할머니의 회복불가능한 사망단계 진입 여부	회복가능성 5% 미만이라는 주치의사의 판단. 진료기록 감정의와 신체감정의 역시 회생가능성 희박하다고 판단.	기대여명이 4 개월 이상이라는 것이 '세브란스병원' 측의 판단. 회복불가능한 사망단계에 와 있다고 보기 어렵다.

임종에 임한 환자를, '죽게 내버려 둔다'는 개념은, 완화의료(緩和醫療)의 개념이 없던 시절의 묵은 개념이며, 21세기 현대의료 / 연명의료의 비약적인 발전과 그리고 앞으로도 계속 발전을 거듭할 의학 발전을 염두에 두고, 임종환자에 대한 의료기술 시술의 적용(indication) 여부 및 적용 한계를 거론할 때, 과거의 단순한 이론으로는 가늠할 수 없는 단계에 와 있다.

"클라우 독트린(Clough Doctrine)(너는 죽이지 말라, 하지만 쓸데 없이 생명을 연장하려고 할 필요는 없다)은, 임종의료 현장에서, "죽게 내버려 두는 것"의 의미를 다시 한번 생각하게 하며, 그 많은 종류의 의료기술 / 연명의료기술 중 어느 수준까지의 의료기술을 사용하는 것이, 치료를 중지하거나 "죽게 내버려 두는 것"이냐에 대한 새로운 정의가 필요하게 된다. 침습적인 연명의료기술을 사용하지 않는다고 해서 그것이 치료중지가 될 수 없고, 그 많은 종류의 생명연장의료기술은 치료를 담당한 의사의 전문지식에 기초한 의료적 적응(medical indication) 여부에 따라 취사 선택해서 환자의 상태에 따라 환자에게 도움이 되게끔 적용하게 된다. 특히 완화의료(緩和醫療)의 개념이 도입된 이후, "임종환자에게 치료를 중지한다"는 표현은 적절하지 못한 표현이며, 완화의료시술도 엄연히 표준 의료행위이며, 연명 치료등의 침습적인 치료 방법이 개발되기 전에는 의료시술의 표준행위로 받아들여졌던 시절이 있었음에, 절대로 "치료를 중지" 한다던가, "죽게 내버려 둔다"의 개념 일 수 없다.

미국장노교총회(1983년)에서 발표된 "생명과 죽음의 윤리" 제목하의 성명 중, <우리는 죽음을 앞둔 환자를 위해, 연명치료(집중치료) 하는 것에 대한 목적과 그 의미에 대해서, 그리고 발달된 특수 의료기술이 있다고 해서, 모든 가능한 의료기술이 이런 경우 사용되어야 한다는 정당성(justification) - 실지로는 책무(obligation) - 에 대해서, 다시 그 의미를 찾을 필요가 있다.> 라고 성명하고 있다.

연명치료의료기술이 있다고 해서, 모든 임종환자에게 사용하는 것은, 옳지 않음을 지적하고 있어, "치료를 중지한다" 던가 "치료를 중단하고 죽게 내버려 둔다"는 표현을 사용할 때의, 그 옳고 그름을 판단하고 사용해야 할 용어라고 생각된다.

"존엄사" 와 "소극적안락사" 간 차이의 key word 는, 전술된 세 가지 '존엄사의 전제조건'이며, 최근의 경향은 '존엄사'와 '소극적안락사'를 구분해서 말하고 있으며 "무의미한 연명치료 중단"이라는 개념하에 허용되는 의료시술로 기독교계를 포함해서 많은 분야에서 수용되고 있다.

Chapter 5
미국의 "안락사/존엄사" 사건의 법정판례

1. '무익한 치료'(futile treatment)를 둘러싼 법정판례

1) 1976년의 Quinlan 판례 :

회복 불가능한 환자에 대한, 효과 없는 연명치료를 거부할 수 있는, 환자 및 보호자의 권리를 법적으로 정의한 첫 번째 판례이며, 당사자들 자율성(自律性)의 원칙하에, 연명치료 여부를 결정할 수 있는 법률적 입장을 정의한 획기적 판례이며, 의식이 없는 환자에 대한 치료결정에 대한 전국적 법리논의(法理論議)의 도화선이 된 법정투쟁이였다.

22세의 여자환자 Karen Ann Quinlan 은, 미국 '뉴저지'병원에서 계속적인 식물인간 상태로서 오랜 동안, 담당의사의 판단과 치료방침에 따라 '인공기계호흡기'에 의존해 생존하고 있던 중, 환자 부모는 회복 가능성도 없이 도움이 안되는 인공호흡기에 매달려 고통받고 있는 딸의 처지가 안타까운 나머지, 인공호흡기를 제거해 줄 것을 담당의사에게 요구하게 되었다. 그러나 담당의사와 병원은 이 환자 보호자의 진정한 요구를 거절하게 되고, 거절당한 환자의 아버지는 담당의사와 병원을 상대로 해서, '뉴저지' 지방법원에 인공호흡기를 제거할 수 있는 권한을 가지는 환자의 '법적 후견인'을 법원에서 임명해줄 것을 청원 한다. 이런 법적 청원에 대해서 지방법원은 환자 보호자의 청원을 기각했고, 이에 불복한 환자 보호자는, 상위법원에 상고(上告)하고, 상위 법원인 '뉴저지 주 대법원'은 하위법원의 결정을 파기하고, 환자 아버지의 청원을 인정하여, 그의 딸을 위한 대리인의 판단을 행사할 것을 승인 한다.

그 후, Quinlan 환자는, 그 아버지의, 딸의 고통을 위한 역사적인 법정투쟁에 이긴 후, 인공기계호흡기를 1976년에 제거할 수 있음으로서 인공기계호흡기에 매달리는 고통 없는 삶을 살수 있게 되었다. 그 후 Quinlan 은 인공기계호흡기를 제거하고도 7년을 '식물인간'으로, 스스로의 자가호흡을 유지해기며 생존을 계속하여, 또 다른 기록을 남겼으며 최소한 인공기계호흡기에 매달려 고통 받는 심신(心身)의 형벌은 면할 수 있는 가운데에 '자연사(自然死)'의 임종을 맞을 수 있었던, 회복할 수 없는 불치병 환자였다.

2) 1983년 Barber 판례

의식이 없는 환자에서, 환자의 배우자와 자녀가 환자 대리인의 자격이 있음을 인정하고, 담당의사와 결정할 수 있음을 확인한 판례이다.

회복이 불가능한 질병상태의 의식이 없는 남자환자의 진료에서, 보호자(환자의 부인과 자녀)의 '고지(告知)에 의한 동의(승락)(informed consent)'에 의거해서 생명유지 치료였던 영양공급과 수액요법을 위한 혈관주사를 제거한, 두 명의 담당의사가 살인죄로 고발되었다가, 법원에서 각하(却下) 되었던 판례이다.

3) 1985년 Claire Conroy 판례

하위(下位)법원과 상위(上位)법원의 판결이 차이를 보인 예로서, 환자의 자율권(自律權) / 자기결정권(自己決定權)을 강력하게 인정한 판례이다.

83세의 양로원 거주의 심한 치매와 여러 가지 병을 가진 환자(여자)가, '비강영양관(鼻腔營養官) '튜부(tube)'에 의존해서 생활하고 있던중, 환자의 손자와 보호자가 할머니의 뜻이고 평소의 소망이라는 근거로 경관영양관을 제거하는 것을 허락해 달라는 청원을 법원에 제출했다.

이에 사실심법정(事實審法廷)(The trial Court)은 그 소청(訴請)을 인정하면서 그 이유를 다음과 같이 설정했다. <'콘로이' 환자의 생명은, 인공영양'튜부'의 제거로서, 탈수와 아사(餓死)로 고통스러운 임종을 맞을 수도 있지만, 그의 병은 영구적으로 견딜 수 없을 정도의 부담이 되고 있음에, 그런 결정에 임했다.>

그러나, 제 1 항소법정(抗訴法廷)은 이 사실심법정의 결정을 정정(訂正)해, 비강영양 '튜부'를 '콘로이'환자에게서 제거하는 것은, 허용될 수 없는 살인행위에 해당한다고 판결했다.

그러나, '뉴저지'州대법원은, 의식이 없는 환자에서의 영양 및 수액요법을 포함한 어떤 치료도, 다음과 같은 이유 중 어떤 이유로서도 보류 또는 제거할 수 있다고 판시(判示)했다. 즉 (1) 환자가 스스로 선택할 수 있는 능력과 자율이 있었다면, 그런 치료를 거절했음이 확실하다. (2) 치료의 부담이, 힘든 삶을 유지함으로서 얻는 이득(이익)보다 훨씬 큰 부담이 됨으로서, 치료함이 환자의 최선의 이해관계가 아니 된다.

2. 1990년의 Nancy Cruzan 판례

회복가능성이 적은 환자에 대한 의료현장의 생명유지 치료 문제에 대한 역사적인 판례였던, 1976년의 '뉴저지'대법원의 Quinlan 판결이후, 14년이 지난 1990년에 이룩된 Nancy Cruzan의 판례는, 전자가 인공기계호흡에 의한 연명치료 사건이었다면, 후자는 인공경관영양에 의한 연명치료 중단결정에 대한 법정 공방이었으나, 그 판결 결과가 상반(相反)된것 같이 판결됨으로서, 법리해석에 오해와, 중병을 앓고 있는 환자나 환자 가족 및 진료현장의 의료진들에게 옳지 않은 결과로 이르게 할 수도 있는 염려를 낳게 했었다. 즉 회복가능성이 적은 환자의 연명치료 수단인 영양 '튜부'를 제거하려는 부모의 청원을, '미조리'州대법원이, 의식이 없는 환자이더라도 아무도 그 환자의 권리를 대리할 수 없다고 판결함으로서, 환자 부모의 청원을 기각 했고, 이에 불복한 환자 부모는, 다시 미국 대법원에 상고 했던, Quinlan 사건에 버금가는 많은 논란을 일으켰던 판례였다.

Nancy Cruzan(낸시 쿠루잔)은 1983년의 교통사고 이후 계속적인 식물인간 상태에 있으면서, 생존을 위해서, 몇 년동안이나 단지 '경관영양(tube feeding)'에 의존해야 했던 젊은 여자환자였다.

Cruzan 환자의 부모는 그런 식물인간 상태에서 계속적인 경관영양에 의존해서 생존하는 것을 환자 본인도 원하지 않을 것이라는 믿음 하에, 그리고 환자 스스로가 적어도 절반 이상의 기능이 정상이 아니면 계속적인 생존을 하고 싶지 않다고 말한 사실에 근거해서, 영양공급'튜부'의 제거를 허락해 줄 것을 법원에 청원하게 되었다.

사실심법정(事實審法廷)의 판사는, 부모의 청원을 받아들여 그의 딸의 영양'튜부'의 제거를 정당하다고 인정하였다.

그러나, '미조리'州대법원은 4대 3의 분리된 의견하에, 이 하위법정의 판결을 피기하였다. 이에 Nancy Cruzan의 부모는 다시, 미국 연방대법원에 상고 하기에 이르렀고, 미국대법원으로서는 '연명치료 거부 권한'에 대한 첫 번째의 청원을 접하게 된다. 이에 연방 대법원은 많은 논란 끝에, Nancy Cruzan 같이 의식이 없는 식물 인간 환자의 보호자의 대리인 권한을 인정하지 않는 판결을 내렸었다.

3. 환자측의, 무의미한 치료 (futile treatment) 요구를 거절하는 담당의사(의사의 진료권)에 대한 판례

1) 1990년, Helen Wanglie 판례

회복이 불가능한 85세 할머니환자의 무의미한 '인공기계호흡치료요법'의 제거를 주장하는 담당의사와, 기적을 바라며 계속 유지를 주장하는 보호자간의 의료현장의 논쟁의 해결을 위해서, 양측 합의하에 법원이 "독립적인 관리보호자(Independent Conservator)"의 임명을 결정했고, 도중 환자는 사망했으나, 해당 병원이 "법적 절차적정당화(法的 節次的正當化)" 수순을 밟고 있음이 예시된 판례이다.

식물인간상태에 있는 85세 할머니 연명 수단이었던 인공기계호흡기를 제거해야 한다는 담당의사와, 유지하려는 보호자간의 법정 투쟁으로, 1990년, '미네소타'州 '헤네핀'지역 제4 사법구역 재판소의 사건이었다.

환자인 '왕그리'할머니의 담당의사는, 환자의 남편과 자녀들과 의논하며, 회복가능성이 없는 할머니 환자의 연명치료인 인공기계호흡기의 제거가 필요함을 설명하며, 그 비용도 일년에 50만불(달러)에 해당함을 알려 주었다. 그러나 환자의 남편은 환자의 생명유지장치 제거에 대한 부인(환자)의 소망을 들은 바 없음을 주장하며, 죽음 전 생명의 가치를 내세워 남편과 자녀들은 기적이 있을 수도 있으므로 생명유지치료를 계속해 줄것을 요구하였다.

1990년 가을 새롭게 담당의사로 임무 교대한 주치의는, '병원윤리위원회'의 동의를 얻은 후, 인공기계호흡기의 계속치료가 환자에게 전혀 도움이 안 되는 무의미한 치료(효과 없는 치료, futile treatment)라는 이유 하에, 인공기계호흡기치료의 계속을 안 하겠다는 의사(意思)를 분명하게 환자 보호자에게 의견제시 하였다.

이에 가족들은, 환자의 인공기계호흡치료를 계속해줄 다른 병원을 찾아보았으나 찾을 수가 없어 담당의사와 환자 가족간의 논의를 계속하던 중, 병원은 1991년에 들어와 법원에 다음과 같은 두 가지 결정을 해줄 것을 청원하게 된다. 즉 (1) 첫째는, 인공호흡기의 계속이 이 환자에게 유익하냐 여부를 결정해 줄 독립적인 관리자를 법원에서 임명해줄 것과 (2) 두 번째는, 만일 이 임명된 관리자가, 인공기계호흡기 치료의 계속이 유익하지 않다고 결정하는 경우, 인공기계호흡기의 제거 여부에 대한 청문회 절차를 취해줄 것을 청원하였다. 법원은 숙고 끝에 이런 병원의 청원을 받아 들여 절차를 준비하는 과정에서, 환자는 사망하였다.

이 사건의 처리과정은 다음과 같은 두 항목에서 중요하게 인용되는 선례가 되고 있다. 즉: (1) 의학적으로 효과가 없는 무의미한 치료 (futile treatment)에 대한 의료진(담당의사 및 병원윤리위원회)의 확고한 의사표시(意思表示)가 법정에서 정식으로 받아들여짐으로서 심의가 시작 되었던 점. (2) 해당병원과 담당의사가 "병원 윤리위원회"를 통해서 문제를 해결하려고 하는, 법적 "절차적정당화(節次的正當化)" 수순을 취하고 있다는 점을 들 수 있다.

그러나, 유감스럽게도 환자가 도중 사망함으로서 '의료행위의 자율성'에 대한 좀더 확실한 법원의 법리해석이 밝혀지지 못했었다는 아쉬움이 있었다.

2) 1994년, K 어린이에 대한 판례 (Baby K Decision)

선천적으로 '무뇌유아(無腦乳兒)(Ancephalic infant)'로 출생한 유아에게 연명치료의 유지를 계속할 것을 요구하는 유아환자 부모의 주장에 대하여, 담당의사와 병원은, 그런 치료는 무의미한 효과 없는 치료임으로 계속할 필요가 없다는 병원의 입장에 대해서, 법원이 연명치료의 계속을 위임 통지(委任通知)한 예로서, 의료의 자율성(醫療의 自律性)과 비유해행위(非有害行爲) (Maleficence)와 선행(善行)(Beneficence) 간의 상충(相衝)을 예증(例證)하고 있는 판례이다.

'K 유아 송사(訟事)'는, 선천적으로 '무뇌유아(無腦乳兒)'로 K유아의 모친이 K유아가 호흡곤란이 있을때 마다 인공기계호흡을 받아서라도 계속 연명해야 된다고 주장하는데 대해서, K유아의 담당의사는 그것은 무의미한 치료라는 판단으로 연명을 위한 '인공기계호흡치료'의 보류를 권고/주장 했다. 7-8회에 걸친 K유아의 병원입원 중 병원측은 K유아에 대해서 인공기계호흡치료의 필요성이 해당 안되므로 인공기계 호흡기치료의 보류결정에 대한 법원의 동의를 구하게 되었다.

이에 대해, 연방판사(聯邦判事)는 병원측의 청원을 기각(棄却)했고, 이에 병원은 다시 '버지니아'州 제4순회재판소에 항소(抗訴) 했는데, 순회재판소도 병원측의 항소를 기각했고, 판결내용에서, 병원과 담당의사는, K유아에 대해서, '버지니아'주법을 대신 할수 있는 '연방응급환자치료 및 1986년 노동법(The Federal Emergency Medical Treatment & Active Labor Act of 1986)'에 근거해, 요청된 인공기계호흡치료를 제공해야 한다고 판결했었다.

이 사건을 계기로, 이 송사에 관여했던 '텍사스'지역의 7-8개 병원 당사자들은 유사한 무의미한 치료행위에 대한 성문법(成文法) 개정(改定)등의 "'텍사스'州 자연사법(自然死法)"의 개정을 요구하게 되었었다.

3) L 어린이에 대한 사건

회복불가능한 중증뇌신경장애 어린이 환자에 대한 무의미한 인공기계호흡기치료의 계속을 거부하는 담당의사와 치료계속을 주장하는 환자 모친과의 의료현장의 논쟁을 양측 합의하에 법원이 '법적후견인'을 임명하여 해결을 시도한 판례이다.

중증뇌신경장애로 반복되는 '경련성발작'과 '흡인성폐렴'을 앓고 있는 2세 어린이 환자가, 미국 '보스톤'시 어린이병원에 재입원해 인공기계호흡치료와 심장혈관부전에 대한 치료를 다시 받게 되었다.

그러나 담당의사는 그런 치료가 환자에게는 고통만 가중시킬 뿐, 더 이상의 치료는 도움이 되지 않는다고 판단하였다. 이에 대해 어린이 환자의 어머니는 계속 그의 딸의 연명을 위하여 모든 수단을 다해 줄 것을 요구하고 있는 가운데에, 담당의사는 환자보호자의 요구를 받아줄 병원을 찾는 노력을 했고, 환자 어머니의 변호사는 '검인(유언)재판소(Probate Court)'에 청문과정의 마련을 신청했다.

이에 담당판사는 병원의 담당의사에게, 만일 법정이 '어린이환자에게 인공호흡기치료를 명령한다면 병원은 어떻게 대처할 것이냐는 판결 전 사전문의를 했고, 이에 대해 병원은 '이 치료는 의사의 환자에 대한 전문직업인의 의무위반'이라는 이유로 환자에게 시술될 수 없다고 답변했다. 이에 따라 법정은 어린이 환자를 위한 법적 후견인을 임명했고, 그는 모든 노력 끝에 문제가 된 그 환자를 다른 병원으로 전원시켰다. 그러나 이런 과정에서 '의사가 보호자의 치료요구를 거절할 수 있는지에 대한 법정의 의견'은 듣지 못했다.

Chapter 6

미국 '오래곤(Oregon)'州의 "존엄사 법"

1994년에 주법(州法)으로서 확정된 '오래곤'州의 [존엄사에 관한 법률(The Oregon Death with Dignity Act)]은, 미국 최초의 '존엄사 법'이고, 1991년에 발표된 당시 '오래 곤'州 추기경의 교서(敎書): "삶과 존엄사(Living and Dying Well)"가 '오래곤'州의 "1994 존엄사에 관한 법률" 입법(立法)에 큰 힘이 되었었다.

1990년에, '오래곤'州의 Hemlock는, 주의회(州議會)에 '존엄사법(尊嚴死法)(Death with Dignity Act)'을 상정했고, 통과에 실패 했다.

1991년의 '오래곤' 카톨릭 추기경의 교서는, 안락사는 반대하고 존엄사는 수용하는 내용을 담고 있으며, '호스피스'개념과 완화의료(통증관리와 죽음을 전후한 문제에 대한 포괄적인 도움 제공)시술을 권장하고 있어, 이는 존엄사를 수용하는 중요한 교서라고 할 수 있다.

1993년에, 정치활동 기구인 "Oregon Right to Die('오래곤'州 죽음권리)"가 창설되어 정치활동을 시작했고, "오래곤州 존엄사법(Oregon Death with Dignity Act)"이 州의회를 통과 하는 데에 기틀이 마련되었고, 1994년, 마침

내, Oregon 州는 '존엄사법안 16 (Death with Dignity Act, Measure 16)'을 56대 49로 인준 통과 시켰으며, 이 법에 따라 말기환자가 적법한 안전 조치 후, 삶을 인도적이고 존엄스럽게 마감하기 위해 의사의 처방을 받을 수 있게, 법적으로 허용되었다.

'오래곤'州의 "존엄사에 관한 법률(1994)"은, 제1, 2절:일반규정, 제3절:보호조치, 제4절:면제(免除)와 책임(責任), 제5절:분리(分離)(Severability), 제6절:신청양식 등 자세한 절차를 규정하고 있어, 존엄사의 남,오용을 방지하고 있다.

예를 들어, 제3절의 보호조치에는, 주치의사의 책임, 자문의사의 확인 절차, 상담(카운슬링)의뢰, 통고(고지)의 의무, 서면과 구두요청, 요청을 철회할 권리, 대기 기간, 의무기록 문서화 요구사항, 유언장 계약서 법규 등에의 영향, 보험 연금 관계 등등, 자세한 문서 검증절차가 포함 되어 있다.

'오래곤' 주의 "존엄사에 관한 법률"은 1994년 입법된 후, 불치병으로 임종을 앞두고 신음하는 '오래곤'주민의 "삶의 질"과 "생명의 존귀함"을 유지하기 위한 노력의 일환으로 모범적으로 시행되고 있으며, 매년 州 년예 보고에 그 실적과 통계를 발표하고 있으며, Oregon州 Human Service에 의하면, 1997년 이후, 200명 이상의 불치병환자가 이 법 테두리 안에서 존엄사 임종을 맞았다고 발표하고 있다.

2010년 9월 7일에, 미국의 두뇌집단(think tank)인 Hasting Center는 '오래곤'州의 '존엄사법'이 '호스피스'활동과 어떻게 관련되어 있는가에 대한 보고서를 발표 했고, 지나간 40년 동안의 임종가료(臨終加療)(end-of-life care)에 대한 개관(槪觀)에 대하여 권위 있는 기관으로서의 평가를 발표한바 있다.

두 가지 중요 소견으로서, 임종을 맞는 말기환자가 '의사조력사망(醫師助力死亡) (Physician-Assisted Death)'을 필요로 할 때, 수준 높은 완화의료(緩和醫療)를 받고 있으며, 동시에 '호스피스'프로그램이 매우 중요하다는 사실이였다. 즉: "'호스피스' / 완화의료"는, 말기환자나 그의 가족을 위한 프로그램에서 중요한 부분임을, Hasting Center 보고서는 확인하고 있다.

지나간 12년 동안에 460명의 불치병 환자가 '오래곤'주 '존엄사법'에 근거해서 사망했고, 이 수는 매년 증가 추세를 나타내고 있으며, 2007년 Journal of Medical Ethics는, '오래곤'주 '존엄사법'을 수년간 연구한 후의 평가 논문에서, 남용의 증거가 없으며, 말기환자의 자기결정에 의한 존엄성 있는 삶의 마감을 허용하는데 역할하고 있다고 발표하고 있다.

이하 '오리곤'州의 "존엄사에 관한 법률 1994"를 소개하면 다음과 같다.
(주: 김건열: '존엄사', 최신의학사 2005, 67-89에서 전재했으며, 저자의 번역임)

【 오레곤 주 존엄사 법 】

第1節
一般 規定

1.01 정의. 이 법령에서 사용되는 다음의 단어나 문구는 다음의 의미를 갖는다:

(1) '성인'은 18세 또는 그 이상의 개인을 의미한다.

(2) '주치의'는 그 환자의 관리와 환자의 병을 치료하는 제 1(으뜸)의 책임을 가진 의사를 의미한다.

(3) '자문의(전문의)'는 환자의 병에 대해서 전문분야나 경험상으로, 전문가적인 진단과 예후판정을 할 수 있는 자격을 갖춘 의사를 의미한다.

(4) '카운설링'이라 함은, 州면허를 가진 정신과의사나 심리학자와 환자 사이의, 그 환자가 정신과적 또는 심리적인 이상이나 판단 장애를 일으키는 우울증에 이환됐나 여부를 결정하기 위한 목적으로 상담(카운설링)하는 것을 의미한다.

(5) '건강관리 공급자'라 함은, 州법에 의하여, 직업(직무)의 평상업무로 건강관리를 시행할 수 있게, 또는 직업(직종)으로서 실행할 수 있게, 면허되고, 인증되고, 인정, 허가 되어 있는 사람을 의미하고, 이에는 건강관리 시설도 포함된다.

(6) '불가능'이란, 법정의 의견 또는 환자의 주치의나 전문의사의 의견에서, 환자가 건강관리에 대한 결정에 대해 건강관리제공자에게 의사소통을 할 능력이 없고, 이는 환자의 의사소통 방법에 익숙한 사람의 도움이 있을 때의 의사소통을 포함해서 불가능한 것을 의미한다. '할 수 있는'(capable)

은 불가능하지 않다를 의미한다.

(7) '통지(통고)된 결정'이란, 자격 요건을 갖춘 환자에 의해서, 주치의로부터 (a)-(e)에 대해서 충분한 통지를 받은 후 관련된 사항에 대한 올바른 인식에 근거해서, 그(환자)의 생명을 사람답고 존귀하게 끝내기 위한 처방을 요청하고 얻기 위한 '통고된 결정'을 의미한다; 즉

(a) 환자(남, 녀)의 의학적 진단;

(b) 환자의 예후;

(c) 처방되어질 약의 섭취로 발생될 위험도의 가능(잠재력)성;

(d) 처방되어질 약의 섭취로 나타날 결과상의 예상 결과;

(e) 실행 가능한 다른 대안 방법으로서의 완화치료(완화가료), 호스피스 관리, 통증관리 등의 대치요법 등.

(8) '의학적으로 확인된'이란, 주치의사의 의학적 소견이, 자문의(전문의)에 의해서 환자의 진찰과 관련 의무기록을 조사한 후, 확인한 '자문의사의 의학적 의견을 의미한다.'

(9) '환자'라 함은, 의사의 관리하에 있는 사람을 의미한다.

(10) '의사'라 함은, '오레곤'주의 '의사고시위원회'에 의해서 의사나 정골요법사로 면허를 받은 사람을 의미한다.

(11) '자격 있는(유 자격)환자'라 함은, 사람답고 존귀하게 그(녀)의 생명을 끝내는 약 처방을 얻기 위한 이 법령의 요구조건에 합당한 자격을 갖출 수 있는 '오레곤'주의 성인인 주민을 의미한다.

(12) '말기 질환'이란, 불치(치료가 안되는)병이고, 회복 불가능한 질환으로서, 이런 사실이 의학적으로 확인되고, 이런 의학적 판단이, 6개월 이내에 사망을 초래할 것으로 확인(판단)된 질환 상태를 의미한다.

第 2 節
한 사람의 생명을 사람답고 존귀하게 마감할 수 있는, 약 처방의 서면요구.

2.01 약 처방의 서면 요구를 누가 먼저 시작(주도)할 수 있나.

이런 요구를 할 수 있는 사람은, '오레곤' 주의 주민인 성인으로서, 주치의사나 전문의사에 의해서, 회복 불가능한 말기질환에 이환 되어 있음이 진단되고, 사망하기를 원한다는 자의적인 의사표시를 한 남 녀 성인 환자로서, 이 법령에 의거해서 사람답고 존귀하게 죽기 위한 목적의 약 처방을 서면 요구를 할 수 있다.

2.02 서면 요구의 (서면)양식

(1) 이 법령에 의한, 약 처방을 위한 합법적인 요구는, 이 법령 제 6 절에 기술된 양식에 의거해서 실현할 수 있으며, 이는 해당 환자에 의해서 일자기록 서명되고, 환자 입회 하에 적어도 두 사람의 증인에 의해서, 증인 최선의 지식과 믿음하에서 환자가 자의적으로 강제됨이 없이 서명했고, 그런 능력이 있음이 증언(증명)되어야 한다.

(2) 다음 사람은 증인이 될 수 없다;

(a) 혈액(혈육), 결혼, 또는 입양 등으로, 환자와 친척 관계에 있는 사람.

(b) 해당 환자가, 처방을 요구하는 서명을 할 때, 해당 환자의 사망의 유언이나 법의 효력으로 재산권의 일부 자격이 주어지는 사람.

(c) 유 자격환자가 의료 치료를 받고 있거나 거주하고 있는 의료기관의 소유자, 운영자나 종업원 신분의 사람.

(3) 처방 요구서가 서명될 당시의, 환자의 주치의는 증인이 될 수 없다.

(4) 서면 요구서가 작성될 때, 환자가 장기 요양시설에 수용된 환자인 경우는, 증인의 한 사람은 그 시설에서 지정한 사람으로서 '인적 자원과'의 규칙이 정한 유자격자이어야 한다.

第 3 節
保護條項

3.01 주치의사의 책임

(1) 환자가 치료 불가능한 말기질환을 가지고 있고, 자의적인 요청을 할 수 있고, 자의적인 요청을 했다는 시초 결정을 한다.

(2) 환자에게 다음 사항을 고지:

(a) 환자(그 또는 그녀)의 진단명.

(b) 환자(그 또는 그녀)의 예후.

(c) 처방될 약의 섭취로 발생될, 가능성 있는 위험도.

(d) 처방될 약의 섭취로 발생될, 가능성 있는 결과.

(e) 가능한, 완화 의료, 호스피스 관리, 통증 관리 및 기타 등등의 대치 요법에 대하여.

(3) 진단명의 확인과, 환자가 자의적으로 결정할 수 있는 능력이 있음을 결정하기 위해 전문의사에게 진료(자문) 의뢰한다.

(4) 3.03 절에 해당하면, 환자를 해당 전문가에게 상담 의뢰한다.

(5) 환자에게 가장 가까운 친척에게 통고할 것을 요청한다.

(6) 환자에게 언제라도 어떤 형식으로라도 철회할 기회가 있음을 알리고, 3.09절에 의거 15일의 대기 기간 끝에 환자에게 철회할 기회를 준다.
(7) 이 규정에 의거해서 처방을 쓰기 직전에, 환자가 통고된 결정을 하고 있음을 확인한다.
(8) 3.09절에 기술된 의무 기록 요구사항을 수행한다.
(9) 자격 갖춘 환자가, 이 법령에 의거해서 사람답고 존귀하게 자기생명을 끝내게 할 수 있게 처방을 쓰기 전에, 모든 적법 절차가 수행됐는지를 확인한다.

3.02 전문(자문)의사의 확인

이 법령에 의거해서 환자가 자격을 갖게 되기 전에, 전문(자문)의는 환자를 진찰하고 관련 의무기록을 확인하고, 환자가 종말기 질환에 이환 되어 있다는 전문의사의 진단을 기록하고, 환자가 자의적으로 행동하고 있으며 또한 통고된 결정을 할 수 있는 능력이 있음을 기록으로 확인 한다.

3.03 상담(카운슬링) 의뢰

만일 주치의나 전문의사의 의견이, 환자가 판단 장애를 일으키는 정신과적 또는 심리적 장애나 우울증을 가지고 있다는 의견일 때는, 주치의나 전문의사는 상담(카운슬링)을 의뢰할 것이다.
상담(카운슬링)을 하는 사람이, 환자가 판단 장애를 일으키는 정신과적 또는 심리적 장애나 우울증을 앓고 있지 않다는 결정을 하기 전 까지는, 사람답고 존귀하게 환자의 생명을 끝내는 약처방을 할 수 없다.

3.04 통고(고지)된 결정

1.01(7)항에 규정된 통고(고지)된 결정이 환자에 의해서 이뤄지지 않는 한, 사람답고 존귀한 죽음을 위한 약 처방은 아무도 받을 수 없다.

이 법령에 의거해 약 처방을 쓰기 직전에, 주치의사는 환자가 통고(고지)된 결정을 하고 있음을 확인해야 한다.

3.05 가족에게 통보

주치의사는 환자에게 이 법령에 의거한 약 처방의 요구에 대해서, 가장 가까운 친척에게 통보할 것을 환자에게 요청한다.

이에 환자가 거절하거나 가장 가까운 친척에게의 통보가 불가능한 것이 원인이 되어 환자의 요청이 거절되는 이유가 돼서는 안 된다.

3.06 서면과 구두 요청

사람답고 존귀하게 삶을 마감하는 처방을 받기 위해서, 자격 갖춘 환자는, 첫 번째의 구두 및 서류요청을 주치의사에게 한 후 15일 이내에, 다시 구두 요청을 그의 주치의사에게 할 것이다. 동시에 자격 갖춘 환자가 그의 재차의 구두 요청을 할 때, 주치의사는 환자에게 그 요청을 철회할 기회를 주어야 한다.

3.07 요청을 철회할 권리

환자는 그의 정신 상태 여부에 불문하고, 언제든지 어떤 형식으로도 그의 요청을 철회할 수 있다. 이 법령에 근거한 어떤 약 처방도 주치의사가 자격 갖춘 환자에게 요청을 철회할 기회를 제공하지 않고 처방할 수는 없다.

3.08 대기 기간

이 법령에 근거한 처방 발행은, 환자의 첫 번째의 구두 요청으로부터 처방이 쓰여지는 기간까지가 15일 이상 경과 해야 한다.

또한 이 법령에 근거한 처방 발행은, 환자의 서면 요구로부터 처방이 쓰여지는 시간까지 48시간 이상 경과해야 한다.

3.09 의무기록 문서화 요구 사항

다음 사항들이 환자의 의무기록에 문서화 되고 기록 되어야 한다.

(1) 사람답고 존엄하게 그의 삶을 끝내려고 하는 환자의 처방 요구의 모든 구두 요청;
(2) 사람답고 존엄하게 그의 삶을 끝내려고 하는 환자의 모든 처방 요구의 서면 요청;
(3) 주치의사의 진단과 예후판정 소견, 환자가 자의적으로 행동하고 있으며, 또 그런 능력이 있고, 통고(고지)된 결정이라는 것.
(4) 전문(자문)의사의 진단과 예후판정 소견과, 환자가 자의적으로 행동하고 있으며, 또 그런 능력이 있고, 통고(고지)된 결정임을 인정하는 전문의사의 소견.
(5) 상담(카운슬링)이 시행됐으면, 그 결과 보고서와 결정 사항.

(6) 3.06 항에 의거 환자의 두 번째의 구두 요청시, 주치의사가 환자의 요청을 철회 할 수 있는 기회를 주었는지 여부에 관한 것.
(7) 이 법령하에서 요구되는 모든 요구조건을, 약 처방의 표기를 포함해서 충족했는지 여부에 대한 주치의사의 기록.

3.10 거주(주거)요구

이 법령에 근거해, '오레곤' 주 거주자에 의한 신청만이 허가될 것이다.

3.11 보고의 필요성

(1) 보건국은 이 법령에 의거한 실례 기록들을 매년 검열할 것이다.
(2) 보건국은 이 법령에 의거한 순응도에 관하여 정보를 수집하고 조사하기 위한 규칙을 수립할 것이다. 그리고 수집된 정보는 공개되지 않으며 일반 공개 열람은 제한할 것이다.
(3) 보건국은 이 법령의 3.11 항에 의거해, 년간 통계보고서를 작성하여 공개할 것이다.

3.12 유언장, 계약서, 법규 등에의 영향

(1) 어떤 계약서나 유언장 또는 다른 합의서의 어떤 규정도, 서류이던 구두이던 그 규정이, 사람답고 존귀하게 그의 삶을 끝내는 약 처방의 요구를 하거나 철회할 수 있는 환자의 결정에 영향을 줄 수 있는 범위 안에 있는 한, 유효하지 않다.
(2) 어떤 현행/현존하는 계약하의 의무(책무)도, 사람답고 존귀하게 그의 삶을 끝내는 약 처방의 요구를 하거나 철회하려는 사람에게, 조건을 부과하거나 영향을 미칠 수 없다.

3.13 보험 또는 연금증권

판매(매도), 취득(획득) 또는 생명, 건강, 사고 보험의 발행(급여)이나 연금증권이나 증권의 등급 등은, 사람답고 존귀하게 삶을 끝내는 약 처방의 요구를 하거나 철회 하려는 환자에게, 조건을 부과하거나 영향을 미칠 수 없다. 또한 자격을 갖춘 환자의, 사람답고 존귀하게 그의 삶을 끝내는 약을 섭취하는 행동이, 생명 건강 또는 사고 보험이나 연금 증권에 영향을 주지 않을 것이다.

3-14 법령의 해석

이 법령의 어떤 부분도, 의사나 어떤 사람도, 환자의 생명을, 치명적인 주사, 자비 살해(안락사) 또는 적극적 안락사로, 끝나게 하는 것을 인정하는 것으로 해석 될 수 없다.

이 법령에 준해서 취해진 행위는 어떤 목적이던, 법 아래서, 자살, 자살조력(도움자살), 자비살해, 또는 살인죄의 구성 요소가 되지 않는다.

第 4 節

免除와 責務(책무)

4.01 면제

(4.02 항에 규정된 것은 제외함)

(1) 이 법령에 성실하게 순응하여 참여하는데 대해서, 누구도, 민사 또는 형사상 책임(책무)이나, 전문직의 징계의 대상이 될 수 없다. 이는 자격을 갖춘 환자가, 사람답고 존귀한 모습으로 그의 생명을 끝내기 위하여 처방된 약을 섭취하는데 입회하는 것을 포함한다.

(2) 어떤 전문(직) 조직(단체)이나 협회(연합), 또는 건강관리 제공자도, 이 법령에 성실하게 순응하는데 참여하거나 참여를 거절하는 사람에 대해서, 비난(견책) 징계(정권) 면허상실 권리(혜택)상실 회원자격상실이나 기타 벌금(불리함)등의 대상으로 할 수 없다.

(3) 환자에 의해서 요청되거나, 또는 이 법령에 성실하게 순응하여, 주치의에 의해서 약 처방이 제공됨은, 법의 어떤 목적의 태만의 구성 요소가 되거나, 후견인이나 보호자 임명의 판독 근거가 되지 않는다.

(4) 어떤 건강관리 제공자도, 자격을 갖춘 환자에게 사람답고 존귀하게 자기의 생명을 끝내기 위한 약 처방을 제공하는데 참여하는데 있어, 계약이나 법령 또는 기타의 어떤 법적 필요조건 하에서던, 아무 의무(책임)도 지지 않는다.

만일 건강관리 제공자가 실행(수행)할 수 없거나 수행할 의사가 없을 때는, 건강관리 제공자는, 요청에 의해서, 환자의 관련 의무기록의 사본을 새로운 건강관리자에게 양도 해야 한다.

4.02 책임 (책무)

(1) 환자의 허가 없이, 처방(투약) 요청을 변경, 위조하거나, 감추는 것 혹은 의도적으로 요청을 철회하거나 또는 환자 사망의 원인에 영향을 주는 사

람은, A급 중죄의 유죄가 된다.

(2) 환자에게, 환자의 생명을 끝내게 하는 목적의 처방을 요구 하게끔 강제하거나 그런 요구를 묵살(무효화)하는 사람은, A급 중죄가 된다.

(3) 이 법령은, 어떤 사람에 의하던, 기타의 다른 법률상 태만한 행동이나 의도적인 위법행위에 대해서, 추가적인 민사상 손해에 대한 책무(책임) 부과에, 한계를 주지(두지) 않는다.

(4) 이 법령에 대한 형벌(죄값)은, 이 법령의 규정과 일치하지 않는 다른 법에 적용되는 형법상 형벌(죄값)에 대해서 배제하지 않는다.

第 5 節
分離

5.01 분리

어떤 사람이나 어떤 경우에 관해서, 무효화 되는 이 법령의 어떤 부분도, 이 법령의 다른 어떤 부분의 적용에 영향을 주지 않으며, 이 법령은 무효화되는 부분이나 적용을 제외하고는 최대한의 효력을 나타낼 수 있다.

第 6 節
신청 양식(서식)

6.01 신청양식(서식)

이 법령에 의해서 인정된 약 처방의 신청은, 다음과 같은 내용이 있는 서식(양식)이어야 한다.

사람답고 존귀하게 내 생명을 끝내는 약 처방을 위한 신청.

나는, –, 건전한 정신 상태를 가진 성인이다.

나는, – 병을 앓고 있으며, 나의 주치의사는 그 병이 종말기 질환이라고 진단했으며, 이는 전문(자문)의사에 의해서 의학적으로 형성된 진단이다.

나는 내 진단(병명), 예후, 처방될 약의 성격, 동반되는 위험성, 예상되는 결과, 편안한 질병관리, 호스피스 관리, 통증 관리 등을 포함하는 가능한 다른 대체치료 등에 대해서 충분한 정보의 통지를 받았다.

나는 내 주치의에게, 사람답고 존엄하게 내 생명을 끊게 하는 약을 처방해 줄 것을 요청한다.

(첫 머리에 표기)

—나는 나의 결정을 나의 가족에게 통고했으며, 가족의 의견을 고려했다.

—나는 나의 결정을 나의 가족에게 알리지 않기로 결정했다.

—나는 나의 결정을 통고할 가족이 없다.

나는 이 신청을 어느 때이고 철회할 수 있는 권리가 있음을 알고 있다.

나는 이 신청의 모든 의미를 이해하고 있으며, 처방된 약의 섭취로 사망하게 됨을 예상하고 있다.

나는 이 신청을, 나의 자의로 아무 조건 없이 작성하며, 나의 행동에 대한 모든 도의적 책임을 진다(감수한다).

서명—

일시—

이 신청에 서명한 사람은, 다음과 같음에 선서함.

(a) 우리들이 개인적으로 아는 사람이고, 본인임.

(b) 우리들의 입회하에 서명함.

(c) 건전한 정신 상태이고, 협박, 사기나 부당한 영향하에 있지 않음.

(d) 우리중 아무도, 이 환자의 주치의사가 아님.

— 증인 1/ 일자

— 증인 2/ 일자

[주해] 증인 중 한 사람이, 이 신청에 서명하는 사람(환자)의 친척(혈육, 결혼 또는 입양에 의한)이어서는 안되고, 환자의 사망으로 재산의 일부를 얻는 자격을 갖게 되는 사람일 수 없고, 환자가 속하거나 거주했던 건강(질병)관리시설에 고용되거나 운영 또는 소유 한 사람일 수 없다. 만일 환자가 건강(질병)관리 시설에 수용(입원)됐던 환자이면, 증인의 한 사람은 그 시설(기관)에 의해서 임명된 사람이어야 한다.

끝

Chapter 7
외국의 존엄사

1. 카나다 (Canada) :

'카나다'는 회생가능성이 없는 환자에 한해 연명치료 중단을 허용하고 있다.

'카나다' 정부와 보건제도상의 정책은 임종의료의 중요성을 일찍부터 인식하고, 임종환자 진료의 질적 개선과 '만족스러운 죽음과정(good death)'을 이뤄주기 위해 정부의 체계적 노력이 경주 되어 왔으며, 임종의료(臨終醫療)의 질적 개선을 위해 연방 정부와 지방정부 책임하에 상호 공동 문제로 접근해 왔다.

2000년에, '카나다' 상원(上院)의 '완화의료 분과위원회'는 연방정부 관할의 14개항 권고안을 개발 발표하고 그중 중요 다섯개 항목은 다음과 같다.

(1) '임종의료'의 개선을 위한 국가적 전략(national strategy) 개발.

(2) '임종의료'나 '임종가료(臨終加療)(care)'에 종사하는 요원에 대한 소득 보호.

(3) 의료제공자(Health Care Providers)에 대한 교육 훈련의 확보.

(4) 적정가정가료(適正家庭加療)와 일반 약품 등의 제공.

(5) '임종의료'에 대한 연구의 계속과 그 결과의 공유 및 보급.

2002년에는, 연방정부는 '완화의료사무국(Palliative Care Secretariat)'을 설립 후, 책임자(장관)를 임명하고, 이 정부기구의 중요 기능과 역할로서 '완화의료(緩和医療)'와 '임종의료' 문제에 대한 지식과 정보를 국민에게 제공하는 임무를 맡긴바 있고, '카나다' 전국망을 통한 임종의료 개선이 국가적 표준화된 '완화의료 표준'에 의거해서 이루어지고 있다.

'카나다'에서의 환자의 권리와 선택권은, 첫 번째로 거론되는 임상현장에의 자율성(自律性) 보장이며, 어떤 특수 치료에 대한 결정 재량(裁量)을 환자가 갖게 하고 있으며, 환자의 의식이 명료한 경우에는 하등의 문제가 발생하지 않고 있다. 그러나, 환자의 의식상태가 온전치 못해서, 스스로의 의사표시가 어려울 때는 문제가 될 수 있으며, 이런 경우에 대비한 환자 대리인 자격등이 법적 문제는, '지방정부법령(Provincial Statute)'과 관습법(慣習法) (Common Law)의 범위에서 해결/의존 하고 있다.

'사전의료지시서(事前醫療指示書)'의 가치는, 임종의료에서 가장 중요한 문서로 인식되고 있으며, 특히 노령인구층의 환자들에게 반드시 준비 되어야 하는 문서로 정부와 민간 기구에 의해서 널리 교육 홍보 되고 있다. 특히 '카나다' '토론토'대학의 Roy Fisher 교수에 의해서 이룩된 '노년환자의 임종의료 지침 (A Guide to End-of-Life for Seniors)'은 '카나다' 전역의 임종의료 지침이 되고 있다. 그러나 2004년 11월에 Roy Fisher 교수와의 직접 문통으로 확인한 '카나다'의 '사전의료지시서(事前醫療指示書)'의 활용도는 아직 만족할만한 수준이 못 됨으로서 계속적인 교육과 홍보가 필요한 것으로 확인 되고 있다.

2. 미국

연명치료중단에 관한 환자의 '자기결정권'으로서 환자의 "사전의료지시서"를 폭 넓게 인정하는 나라로 미국을 들 수 있고, 1976년 미국 '켈리포니아'주의 "자연사법(自然死法)(Natural Death Act)"이 통과 됨으로서, 이는 미국의 첫 번째의 '죽음 도움법령'이고, '사전의료지시서(living will)'의 법적 지위를 보호해 주고, 불치병으로 말기를 맞는 환자에게 환자의 소망에 따라 연명치료를 중지하는 의사(醫師)에 대한 법적 책임을 보호해 주게 되었다.

1995년에, 연방입법으로 메디케어(Medicare) / 메디케이드(Medicaid) 해당 의료기관에서 대상 환자에게 사전의료지시서를 의무적으로 받도록 하는 환자자기결정권법(患者自己決定權法)(Self-Determination Act, PSDA)이 입법 되었다.

엄격한 '절차적정당화(節次的正當化)' 수순을 밟은 후의 안락사(존엄사)를 인정하는 곳은 : 미국의 '오리건'州, '워싱턴'州 이고, 그 외 40개주에서 소극적의미의 '존엄사'가 용인되고 있고, '사전의료지시서'를 법적으로 인정하는 "사전의료지시서 법(Advance Directive Law)"이 미국 48개州에서 확보 되었으며, 나머지 두 개 주에서도, 통과가 임박하고 있다.

마침내, 1994년에, Oregon州는, '존엄사 법, 법안 16 (Death with Dignity Act, Measure 16'을, 56:49로 인준 통과 시켰고, 이 법에 따라 말기환자가 적법한 안전조치 후, 삶을 인도적으로 존엄스럽게 마감 할 수 있게 의사의 처방을 받을 수 있게 허용 되었다. 그리고 2006년에는 드디어, 미국 대법원(US Supreme Court)은, Oregon州의 '의사조력사망법(Physician Assisted Dying Law)'을 6:3 의 표결로 지지(支持)하게 되었다.

2009년 3월 부터, 미국 Washington 주의 "존엄사법(Death with Dignity Act)"이 발효 됨.

3. 벨지음(Belgium)

2001년 세계최초로 안락사를 엄격한 절차적 수순하에 법적으로 부분 허용하고 있으며, '자의적안락사'와 '의사도움자살'을 허용하고 있음.

4. 스위스

'소극적안락사'와 의사도움안락사(PAE, Physician Assisted Euthanasia)가 허용되고 있으며, '스위스' '로잔'병원은, 그 지역 '죽음권리단체'(Right-to-Die)인 "Exit"회원이 '로잔'병원의 말기환자를 위해서, 환자가 원하는 '자살도움이' 역할을 제공하는 것을 허용하고 있다.

5. 대만(臺灣)(Taiwan)

1983년경 부터 '호스피스' 운동이 일어났으며, 2000년 초기부터 '자연사법'과 '임종의료 지침' 및 전문가 교육 등 분야에 큰 발전을 이룩하고 있으며, '자연사법' 아래 '존엄사'가 수용되고 있다.

6. 프랑스

2004년 존엄사를 선택적으로 보장하는 내용의 '인생의 마지막에 대한 법'을 제정 했고, 말기환자에게 존엄사 권리 인정 등 제한적으로 허용함.

7. 영국

1997년에, 영국의회는, 여론 조사 상 영국민의 82%가 '조력자살(助力自殺)(Assisted Suicide)'에 동의함에도, 60년 동안 7 번이나 상정된 '의사조력자살 법안'을 234 대 89 로 부결 했다.

그러나, '사망유언'을 허용하고, 조건이 구비된 경우 존엄사를 인정해 왔고, 드디어 2009년에 처음으로 의사도움안락사(PAE)를 법정이 허용했다.

8. 네덜란드

'네덜란드'법은, '자의적안락사'와 '의사도움자살'을 합법적으로 2002년 2월 1일 부로 허용한, 세계 최초로 '안락사' '존엄사'가 합법화 된 국가임. 2002년 까지의 지나간 20년 동안은, 지침(指針)으로 위 두 가지 임종환자에 대한 연명치료 중지 의료행위를 엄격한 지침하에 허용해 왔음.

9. 독일

'안락사', '존엄사'를 특수 환경에 따른 법정판례로 인정하고 있음.

10. 이탈리아

허용여부 계속 논쟁중, 2008년 첫 '존엄사' 허용 판결이 있었음.

11. 일본

법적으로 허용 안 됨 (살인죄 적용). 인공기계호흡기등 연명치료를 제거하는 '소극적안락사'나 '존엄사'는 판례에 따라 대체로 용인하고 있음.
판례에 따라 '소극적안락사'를 존엄사의 형태로 관행적으로 인정함.

12. 태국

절차적정당화 수순에 따라 회복이 불가능하다고 판단된 환자에서 '존엄사'를 수용하고 있음.

13. 룩셈부르크

엄격한 규제하에 회복불가능한 환자에 대하여 수용하고 있음.

14. 호주

호주의 Northern Territory에서 '자의적안락사법(Voluntary Euthanasia Law)'이 주법(州法)으로 통과됨. 그러나 9 개월 후, 호주 연방국회는 이 주법을 인정하지 않았음.

Chapter 8

한국기독교적 관점에서의 안락사 / 존엄사 논쟁

2009년 5월 21일 우리나라 대법원이, "사망의 과정에 진입한 회생가능성이 없는 환자의 자기결정권에 기한 연명치료 중단을 인정 한다" 라고 판시함에 따라, 소위 우리나라 최초의 "회복가능성이 없는 환자에 대한 연명치료중단" 즉 "존엄사" 인정 대법원 판결이라는 역사적인 판례를 남겼다.

재판부는 판결문에서 "환자가 의식 회복가능성이 없고 관련된 중요한 생체기능의 상실을 회복할 수 없으며, 환자의 신체상태에 비춰 짧은 시간 내에 사망에 이를 수 있음이 명백한 경우에는 환자가 회복 불가능한 사망의 단계에 들어선 것으로 볼 수 있다"며 "이 같은 환자의 경우 환자의 의사결정을 존중해 연명치료를 중단하더라도 환자의 인간으로서의 존엄과 가치 및 행복추구권을 보호하는 것이 사회 상규에 부합되고 헌법정신에도 어긋나지 않는다"고 밝혔다.

이런 법의 판결에 대해, 해당 병원인 연세의료원 '세브란스병원'은, 1심과 2심 판결에도 불구하고 고심 끝에 대법원 소송까지 가기로 결정하면서, 종교와 학계, 언론계와 법조계 인사 등으로 구성된 '병원윤리위원회' 성명으로

"생명의 존엄성을 끝까지 지키고 포기하지 않겠다는 것이 '세브란스'의 신념이라는데 의견을 모았다" 고, 기독교 선교사 설립병원의 입장 성명을 밝힌 바 있다.

병원측은 대법원 공개변론에서 "지난 1885년 창립 이래 환자의 생명을 위해 끝까지 최선을 다하며 생명존엄에 대한 기독교적 가치관에 근거해 생명을 지키고 유지하는 것을 절대적인 신념으로 삼아왔다" 며 "이번 재판이 지킬 수 있는 생명은 끝까지 지켜야 한다는 인간생명 존중의 정신을 확인하는 소중한 기회가 돼야 한다."고 밝힌 바 있다.

그리고 병원측은 소송 대상자인 김 할머니 환자는 심각한 뇌손상으로 인공호흡기에 의존하고 있지만, 통증에 반응을 보이고 있고, 혈압도 안정적이며 경관 영양공급에 대한 거부감 없이 영양공급이 잘 이뤄지고 있다고 전하면서, 또한 '환자 본인'이 '연명치료중단에 대한 합리적 의사가 있다고 보기 어렵다'는 의견을 표명 했다.

이 사건은 2008년 11월 28일 서울지방법원에서 인공기계호흡기를 제거해 달라는 환자 가족들의 요청을 법원이 인정하면서 시작되어, 2009년 2월 11일에는 고등법원이, 그리고 5월에는 대법원 3심에서 대법관 전원이 참석한 가운데 9:4 로 연명치료중단의 '찬성결정'이 이뤄졌었다.

이런 일련의 법원판결과정에서, 서울서부지법 1심 판결에 참여 했던 판사의 인터뷰 내용에서, "판결을 위해 카톨릭과 불교의 의견은 청취 했으나, 기독교 쪽은 교파가 많아서 어떻게 의사를 확인해야 할지 몰라 의견을 듣지 못 했다." 라고 인용 되어 있어, 이것이 한국 교회의 생명윤리 및 안락사/존엄사 인식/수렴의 현실을 보여주는 것이라고 예시된 바 있다.

그 후, 이 사안은 대한민국 국회에서 입법과정에 있고, 2009년 2월 5일 의사출신 국회의원인 신상진 의원 등 22명의 "존엄사 법안"과 "김세연"의원의 '자연사 법안'이 국회에 발의 되어 있는 상태이며, 2011년까지도 가히 '존엄사'가 지역사회 최대 공론의 하나로 대두 되는 과정에 있다.

이에 입법안 비교를 표 2,3을 통해 표시하면 다음과 같다.

〈표 2〉 연명치료 중단 대상 환자 비교 (참고문헌: 27)

	말 기	지속적 식물인간상태
신상진 의원 (존엄사법)	상해나 질병으로 인하여 의학적 판단으로 회복가능성이 없고 치료가 불가능하여, 연명치료가 없는 경우 단기간내에 사망에 이르게 되는 상태.	
김세연 의원 (자연사법)	현대의학적 지식 및 의료기술 측면에서 수술, 방사선 치료 및 약물요법 등 가능한 치료를 모두 시행하여도 환자의 질병경과에 더 이상 도움을 줄 수 없고, 회복가능성이 없어 점차 전신상태가 악화되어 수개월 이내에 사망할 것으로 예상되는 상태.	명시적 반대

〈표 3〉 연명치료 중단의 범위 (참고문헌: 27)

	연명치료 (예외적, 특수)	연명치료 (통상적, 일반)
신상진 의원 (존엄사법)	기계적 또는 다른 인위적 수단을 사용하는 의학적 간섭으로 말기환자의 필수적기능을 유지하기 위하여 사용되지만, 단지 말기환자에게 죽음의 과정을 연장하는 형태의 시술	
김세연 의원 (자연사법)	심폐소생술, 인공호흡기 사용 등의 의학적 치료를 말하며, 생명연장조치의 범위는, 의학 및 과학의 발전 정도를 반영하여 국가생명윤리위원회에서 정한다.	영양공급, 수분공급, 통증조절, 정신적 상담, 영적지원 등과 같은 기본적인 의료서비스는 계속하여야 제공.

2010년 10월 8일 개최된 '한국호스피스 완화의료학회' 세미나에서 발표한 '허대석' 교수의 문헌을 인용하여, 우리나라 '카톨릭' 교회와 기독교 교리서의 연명치료 중단에 대한 지침을 소개하면 다음과 같이 정리 된다.

카톨릭교회 교리서 2278항 * Catechism of Catholic Church	환자가 자격과 능력을 가졌을 경우에는, 환자 본인이 (중단) 결정을 내려야 하며, 그렇지 않으면 법적 보호자들이 결정해야 하는데 언제나 환자의 타당한 소원과 정당한 이익을 존중하는 가운데 결정해야 한다.
Evangelical ** Lutheran Church in America (1992)	Because competent patients are the prime decision-makers, they may refuse treatment recommended by health care professionals when they do not believe the benefits outweigh the risks and burden. This is also the case for patients who are incompetent, but who have identified their wishes through advacne directives, living wills and/or conversation with family or designated surrogates..

* 카톨릭교회 교리서 (Catechism of the Catholic Church, 2009)
** Evangelical Lutheran Church: "End of Life Decision", 1992.11.9

2009년 5월의 대법원 확정판결이 나오기 두 달 전인 2009년 3월에 우리나라에서 발간된, '문시영' 외 5인 공저의 " '존엄사' 교회에 생명의 길을 묻다"는, 다음과 같이 설파하고 있다(9).

1. 한국의 기독교계는, 반대론(존엄사)이 주류를 형성하고 있으며, 개념의 구분자체를 시도하지 않는듯 하다.
2. '안락사' 라는 말이 들어가기만 하면, 적극적이던 소극적이던 무조건 반대한다는 것이 주류를 이룬다.
3. 근본취지는 "하나님의 생명주권에 대한 존중"을 분명히 선언한다는 것. 그리고, '존엄사'를 명분으로 '안락사'를 남발하거나 남용할 우려가 있다는 점에서 분명한 반대가 필요하다는 것이다.
4. 하지만 '존엄사'문제만 놓고 볼 때는 일관성도 없고 전문성도 없다는 지적이 일기도 한다.
5. 어찌 보면, '존엄사'를 '소극적안락사'로 보는, 의사협회의 주장이, 적용에 있어서 반대의 결과를 낳고 있는 셈이다.
6. 일부에서는, 한국의 교회지도자들이 존엄사에 대한 인식과 개념 규정에 익숙하지 못하다고 지적하기도 한다.
7. 안타깝게도 대부분의 사회적 '잇슈' 들에 있어서, 카톨릭에 주도권을

선점 당하고 있는 형국이기도 하다.

8. 심지어, 기독교가 생명윤리에 있어서, 시대에 뒤떨어진 보수성을 지니고 있다는 평가를 받기도 하고 시민사회로부터 왜곡된 평가를 받기도 한다.
9. 교회 안에 다양한 분야의 전문가들이 속해 있다. 그들이 이야기 하도록 해야 할 듯 하다.
10. 전문가들이 목소리를 충분히 반영한 후에, 신학자들과의 논의를 통해 성경적이고 복음적인 의료윤리를 세운 후 목회에 적용하는 지혜가 필요하다고 본다.

그 외에도, 다음과 같은 의견이 제시되어 있다.

* <소위 '존엄사'에 대해 우리 나라 일반 국민의 90% 이상이 찬성하는 것으로 나타나는 이 상황에서, 교회 안에서 부터 존엄사에 관한 논의가 활성화 되어야 하고, 존엄사에 관한 성찰과 논의를 통해 한국교회의 생명존엄을 위한 노력이 구체화되고 가속화되는 가운데에, 한 목소리를 내고 협력하는 가운데에, 이 시대의 '오피니언 리더'가 되어야 할 것이다.>
* <만일, 우리가 현실에서 '존엄사'를 말할 때, '오리건'州법을 적용하려 한다면, 이는 결코 찬성할 수 없다. 그것은 명백한 생명유린이요 하나님의 생명주권에 대한 도전이다. 논리상, 자살과 다름이 없기 때문이다. 이는 '존엄'의 이름을 남발하는 것이요 과잉 표현일 뿐이다.>
* <우리를 혼란스럽게 하는 대부분의 경우는 '소극적안락사' 혹은 '존엄적안락사'라는 용어가 사용되는 경우이다. 그동안 '존엄사'를 '소극적안락사'와 같은 의미로 보았던 것이 사실이다. 하지만, 최근에는 '존엄사'와 '안락사'를 구분해야 한다는 입장이 두드러진다. '존엄사'를 말기환자에 대한 연명치료 중단으로 보자는 것이다. 솔직히 혼란스럽다. ....>
* <과연, 치료중단을 '소극적안락사'로 볼 것인가 혹은 별개로 보아 '존엄사'라는 이름을 붙여야 하는가 ? 이른바 '존엄사'를 '소극적안락사'로 볼 것인가 혹은 '무의미한 연명치료의 중단'으로 볼 것인가에 대한 성찰과 토론이 꼭 필요하다.>

* <'존엄사'라는 용어부터 토론해 보아야 한다.>
* <'존엄사'의 핵심은 '소극적안락사'의 허용 여부 문제라는 생각이다.>
* <기독교 안에도 존엄사에 대한 찬반은 엇갈린다. 정확하게 어느 정도인지는 측정할 수 없지만, 신중론이 우세하다고 보는 것이 타당할 듯 싶다. 그러나 존엄사에 대한 찬성의 목소리 또한 분명히 있다. 찬성론의 가장 기본적인 관점은 '환자의 의사'를 존중해야 한다는 점일 것이다.>
* <실제로 찬성론자들의 의견 중에 향후 사회적 논의에서 충분히 반영되어야 할 요소들이 적지 않다. 더구나 미국 상당수 주(州)에서 채택하고 있는 자연사법에 견주어 볼 때, 존엄사 논의에서 '자연사'를 하나님의 뜻이라고 말하는 대목 등 몇 가지 부분에서 기독교적 요소를 찾을 수 있을 것이다.>
* <'존엄사'를 '안락사'와 연계시켜 반대하는 비율이 상당수 되리라 추측해 볼 수 있다. 존엄사에 대한 신중론 혹은 기독교의 반대론에서는 다음의 몇 가지 이유들이 제시할 수 있다. 첫째, '존엄사'는 '안락사'에 해당한다는 생각. 둘째, 실용적 접근에 대한 우려. 셋째, 남용의 우려가 크다는 생각 등이다.>
* <'존엄사'와 '소극적안락사'를 구분해야 한다고 말한다면, 문제는 달라질 수 있다. 안타깝게도, 기독교는 이 문제에 대해 별 생각이 없었다. '존엄사'가 '소극적안락사'와는 전혀 다른 것이라는 주장을 마주 했을 때, 교회는 당혹스러웠을 것이다. 이 부분에서는 기독교 안의 의견이 분분하다.>
* <그 사이 '카톨릭'은 분명한 입장을 밝히면서 이야기를 주도했다. '소극적안락사'와 '존엄사'는 다르다는 것이다. "카톨릭교회에서는 무의미한 연명장치를 거부하는 것은 가능하지만 영양공급을 중단한다던지, 기본적인 간호를 중단하는 것은 '존엄사'가 아니라 '안락사'에 해당된다고 본다" 고 한다. 동시에 '존엄사'라는 말은 모든 식물 인간에게 적용되는 것이 아니고 더 이상 회복이 불가능하고 죽음이 임박한 환자에게 과도한 치료나 예외적인 수단으로 생명을 연장시키는 무의미한 연명치료의 중단을 결정한 것이라는 단서까지 달았다. 그리고 '이런 판단이 남용될 여지가 많기 때문에 더 논의를 해서 윤리적, 사회적으로 문제 없는 기준

을 마련해야 한다.'는 훈수까지 두었다.>

이어, 제시된 "기독교적 대안에서" ....

* <첫째, 기독교는 '오피니언 리더'의 역할을 다해야 하고, 둘째는 생명존엄의 실천적 대안을 제시해야 한다는 것이고 이에는 생전유언(Living Will)이나 사전의료지시서(Advanced Directives)를 포함한 '자연사법'관련 논의, '호스피스'를 포함한 적극적 대안등이 교회를 통해 보다 폭넓게 종합 정리, 수용되고 구현되어야 한다.>
* <이를 위해서는 '공부'해야 한다. 깊은 성찰과 묵상, 그리고 성서적 고찰은 결코 생략되어서는 안 된다. 공부해야 한다. 타당한 이유와 성서적 근거를 찾기 위한 노력이 기초가 되어야 한다는 뜻이다. 이 부분에서 한국교회 목회자들과 신앙인들의 노력을 기대해 본다.>라고 설파하고 있나.

우리나라 대법원의 첫 존엄사 판례가 발표된 후, 2009년 7월 8일에 한국천주교 주교회의 '생명윤리위원회(위원장:장○○ 주교)'는 성명을 발표하고 '안락사와 혼동될 수 있는 존엄사법 제정은 반대한다'고 주장하고 나섰다고 일간지는 보도하고 있다.

2009.7.10. 조선일보 보도 내용은;

〈인용 시작〉

[안락사를 조장하는 존엄사법 제정에 대해 선의의 모든 사람과 함께 연대하여 적극 반대 운동을 전개할 것이다. 최근 우리사회에서 사용되는 '존엄사'라는 그럴듯한 명칭은 안락사를 아름답게 포장한 개념에 지나지 않는다. 무의미한 연명치료 중단에 '존엄사'라는 표현을 사용하는 것은 지양되어야 한다. 자력으로 호흡할 수 없게 된 환자가 인공호흡기 부착을 거부 하는 것은 반대하지 않는다. 그러나 인공호흡기까지 제거한 환자라고 하더라도 정상적인 간호는 중단되지 말아야 한다. 죽음을 의도하는 치료의 중단은 말기환자의 자연적 죽음을 방해하고, 인간의 존엄성을 빼앗아가는 것이므로 이를 국가가 법률로서 저지하는 것은 결국 우리 사회를 죽음의 문화 속으로 밀어 넣는 것이 된다.] 〈인용 끝〉

한편, 한국교회언론회는, <기독교적 관점에서 '존엄사'나 '안락사' 또는 '자비사'는, 인정 되지 않는다>며, <인간의 죽음은 '자연사'나 또는 '타살'이나 '자살'이 있을 뿐>이라고 강조하면서 다음과 같이 논평하고 있다.

* <" '인간으로서 품위 있는 죽음을 맞이할 권리'로 포장된 '존엄사'가 타

당한 것으로 볼 수 있는가”라고 반문한 뒤, 결론은 “아니다” 라고 단정하고 있다.>

* <“이제 기독교적 관점에서 보면, 사회적 기능과 그 활동을 못한다고 하여 생명이 무의미하다고 할 수 있겠는가?”를 생각해야 한다며, “우리 인간은 전기적 생명, 생물학적 생명과, 영적 생명을 가진 존재로 보는 것이 타당하다”.>
* <그런 측면에서, ‘자기결정에 따라’ 생명을 단축시키는 것도 하나님의 섭리에 맞느냐는 문제가 남는다며, 그러므로 지금 진행되고 있는 ‘존엄사’의 문제는 환자의 고통이나 소생가능성에만 기준을 두고 있어, 자칫 생명경시와 생명 주권의 침해를 가져 올 수 있으므로, 분명한 기준과 보완이 필요하다.>
* <기독교계에서도 국제적 조류와 사회적 시류에 흔들릴 것이 아니라, 기독교 윤리에 바탕을 둔, 분명한 입장 정리와 표명이 있어야 한다. 그 출발에는 ‘생명의 주권이 하나님께 있다’는 분명한 전제가 있어야 한다. 아울러 환자의 생명을 돌보고, 돕는 방법에 대한 구체적인 대안도 마련되어야 한다.>

한국교회의 양대 기구인 한기총과 NCCK 도 이 문제에 신중을 기할 것을 요청한 바 있다.

한기총은 최근 국회에서 발의된 ‘존엄사 법안’에 대해, “생명은 하나님으로부터 부여 된 것으로서 어떠한 경우에도 존중돼야 하며, 하나님에 의해 주어진 생명의 가치는 실용적인 효용성이나 삶의 질에 근거 하지 않는다고 믿는다” 며 우려를 표시했다.

NCCK 역시 최근 논평에서 “연명치료 중단 문제와 존엄사 문제는 여러 경우를 상정하여 우리 사회 각 분야가 다양하게 논의하고, 의견을 수렴하는 절차를 밟아야 한다”라고 밝혔다.

한편, 보건복지가족부 의뢰로, 연명치료 중단 법제화방안을 연구 중인 ‘서울대 연명 치료중단 연구단’은 같은 날 오후 서울 아산병원에서 ‘임종환자의 무의미한 연명치료 중단에 관한 토론회’를 개최했고, 토론회에 앞서 발표된 일반 국민들과 의료인들을 대상으로 한 연명치료 중단에 대한 인식조사 결과가 발표 되었었다.

즉; 국민 1천명을 대상으로 실시된 조사에서 말기 환자로 병원에 입원시 '사전의료지시서' 작성 의향이 있는 사람은 65.1 %, 본인이 연명치료를 받고 있는 경우 중단을 요청하겠다는 사람이 78.1 %를 차지했다. 그러나 중단을 요청하겠다는 의료시술 종류 별로는 인공기계호흡기제거는 93%, 심장마사지 등 84.8%, 인공영양공급관 제거는 87.4%, 약물처방 55.1% 등 치료 종류별로 차이를 나타냈다.

의료인들 가운데서는 응답자의 78.3%가 연명치료 중단요건을 법으로 규정해야 한다고 답변했으며, 환자 가족이 퇴원을 요구할 경우에는 환자의 명시적 의사(意思)가 있을 때 85.7%, 없을 때 45.2% 수용해야 한다고 답해 차이를 보였다.

토론회 발제에서 '고○○' 교수 (아산병원, 중환자치료실 책임교수)는, 연명치료 중단의 필요성과 구체적인 지침이 사회 구성원들 간에 공유돼야 한다고 강조 했고, '윤○○' 기획실장(국립암센터)은, 연명치료 중단 방안에 대한 대상(말기암환자)과 시기(임종 시기), 중단될 수 있는 종류 (심폐소생술, 인공기계호흡기) 별로 제한해 의료 현장에 적용 가능한 표준지침이 마련돼야 한다고 밝혔다.

토론회에는, 또한 "한기총 '존엄사' 법안에 반대성명"을 기초한 '한○○' 목사(중앙 성결교회)와 '이○○' 신부(카톨릭대 생명대학원)등이 종교계에서 참석했었다.

대법원 확정판결이 있던 날 후, '기독교생명윤리협' 주최로 '존엄사'를 주제로 세미나(2009.05.22)를 개최 하고, 이날 대법원 판결의 의미와 함께 존엄사 논쟁의 근원적 문제인 '인간관'에 대한 기독교적 관점을 제시했다.

주제발표를 한 '이○○' 교수(총신대 기독교윤리학. 성산생명연구소장)는, " '존엄사'는 '안락사'와 다른가 ?" 를 주제로, "성경에 근거한 기독교적 인간관으로 보면 인간에게 단지 정신기능 또는 영혼이 죽어버린 '생물학적 생명' 만이 유지되는 상태란 존재하지 않는다" 며, "이런 관점에서 죽음에 관련된 환자의 자기결정권의 존재 자체가 의문스럽고, 설사 인정하더라도 추정판단이나 대리판단으로는 환자 의사를 제대로 반영하기 어렵다" 고 주장 하면서, 대법원 판결에 대해 다음과 같은 세 가지 반론을 제기 했다. 즉: (1) 판결문이, 환자 상태를 '비가역적 사망과정'으로 판정한 근거가 정당하지 않고, (2) 판결문은, 가족들의 증언에 근거해 환자 상태를 추정해 판단하는 '대리판단' 을 인정하고 있으며, (3) '존엄사' 개념 자체가 불분명하다는 등의 이유를 들어 판결문에 의문을 제기 했으며, 다음과 같이 설파하고 있다.

* <기독교적 세계관과 인간관의 관점에서 정당한 의미의 '진료중단 기준' 을 제시하며, "식물인간 뇌사 상태의 인간은 다만 '생물학적 의미'의 생명만이 남아있다는 말이고, 정신 혹은 영혼이 소멸돼 없어져버렸다는 뜻" 이라며, 그러나 기독교적 인간관의 관점에서 영혼의 소멸이라는 개념은 상상조차 할 수 없는 생각이고, 영혼은 생물학적 생명을 작동시키는 원리로, 생물학적으로 살아서 작동한다는 말은 그 안에 살아 있는 영혼이 들어있다는 뜻이므로 신체가 생물학적으로 작동한다는 말은 할수 없다.

  특히 영혼이 살아있고 신체가 작동하고 있는 한 남은 기대수명이 짧은가 긴가는 연명장치 제거 판단의 표준이 될 수 없다. 환자의 기대수명이 몇 시간 밖에 남지 않았다 해도 수명이 다하는 순간까지 살아 있는 인간으로 대우 받아야 한다.>
* <정당한 의미의 '진료 중단'이, 첫째, 치료로 생물학적인 생명을 유지하거나 회복시키는데 불가능함이 명백히 증명되고, 둘째, 환자 본인이 명확하게 '진료중단의사'를 표명 했고, 셋째, 진료 중단이 죽음의 원인이 되지 않고 질병이나 노화가 죽음의 원인이 되고 있음이 분명하고, 넷째, 자연적으로 찾아오는 죽음의 과정에 설사 신체적 정신적 고통이 수반되더라도 고통을 감내하면서 마지막 순간까지 삶을 포기 하지 않겠다는 의지가 분명한 경우 등에 한해야 한다.>
* <'식물인간 상태의 환자에 대한 연명치료 중단' 행위와 '무의미한 진료 중단'을 구분해야 한다. "진료중단"은 치료를 통한 회복이 불가능한 말

기적 질환 상태이거나 자연적인 노화 과정에서 죽음을 맞이하는 것이 불가피한 환자가 의학적으로 무의미한 치료를 중단할 것을 명시적으로 요구할 때, 의사가 중층적이고 신중한 검토와 함께 병원윤리위원회 등과 협의를 거쳐 환자 요구에 응해 치료를 중단하는 것을 뜻한다. 그러나 이는 죽음에 이르도록 방치하는 행위와는 구별돼야 한다.>

* <식물인간 상태의 환자에게 연명치료를 중단하는 것은 환자 자신의 의사를 분명히 확인하지 않고 생명을 종결시킨다는 점에서 본인의 의사에 따라 생명을 종결시키는 안락사보다 더 비윤리적인 행위이며, 사실상 고의적인 살인행위라고 보는 것이 타당 하다.>
* <기독교인의 입장에서 인간 생명의 종결권은, 오직 하나님만이 가진다는 믿음을 항상 유념해야하며, 기독교인들은 자기 생명의 종결문제에 관한 한 자기결정권을 행사해서는 안 되고, 고통이 수반되더라도 마지막 순간까지 삶을 포기하지 않고 살아내다 자연적으로 찾아오는 죽음을 맞이할 때 비로서 '존엄한 죽음'이라 명명할 수 있는 것이다.>
* <의사는 환자의 고통을 멈추게 하겠다는 단순한 긍휼(humaneness) 차원을 넘어 '죽어가고 있지만 살아있는 자 (living-while-dying)'의 인간성(humanness)에 주목해야 한다. 대부분의 말기질환자들은 고통 속에서 다른 사람에게 의존해 살아가는 경우에도 자신들의 삶을 의미있다고 생각하며, 고통을 통과하는 삶 속에서도 가치를 발견하고 가족 가운데서 일어나는 일들을 돌보려는 불변의 욕구를 가지며, 죽음을 앞당기는 행위를 죄라고 생각한다.>라고 설파 하고 있다.

"존엄사 관련 한기총 논편"을 기초한 '한○○' 목사(중앙성결교회)(전 기독교윤리학회장)는, "생명은 분명 존엄하고 신성한 것이다. 하지만 딜렘마는 죽음도 존엄하게 맞아야 한다는 것이다. 이 두 가지가 합쳐진 것이 바로 주님이 하셨던 '겟세마네의 기도'이다" 라고 말하고 있다. '겟세마네'에서 하셨던 예수의 기도에는 '생명의 존엄성'과 '의미있는 죽음'이라는 두 가지가 공존하고 있다. 즉:

* <"내 아버지여 만일 할 만하시거든 이 잔을 내게서 지나가게 하옵소서" 라는 말씀에서는 생명에 대한 강한 애착이 느껴지지만, 이어지는 "그러

나 나의 원대로 마옵시고 아버지의 원대로 하옵소서"(마:26;39) 에서는 죽음을 받아들이면서 그 죽음 자체를 의미 있게 만들었다. 이 기도가 없었더라면, 예수의 죽음은 억울한 죽음일 수도 있었다. 타살로 느껴질 수도 있었고, 생명을 함부로 포기했다고 생각할 부분도 있었다. 그렇게 되면 온 인류를 위한 예수님의 대속의 십자가 희생을 자살로 만들어 버릴 수 있다. '존엄사'를 비롯한 '안락사'등 생명윤리를 바라보는 기독교적인 기준을 여기서 발견해야 한다.>

'한○○' 목사는, 이번 '존엄사' 법안이 '시기상조'라는 입장이며, 그 이유로 예를 들어 "경사면의 원리 (The Slippery Slope)"를 인용해, 경사면에 어떤 물체를 올려 놓으면 미끄러러져 내려오는데, 하나를 허용하면 경사면에서 미끄러져 내려오듯 다른 것도 허용할 수 밖에 없다는 '경사면의 원리'를 들고 있다. 만약 우리가 '소극적안락사', '존엄사'를 인정하면, '적극적안락사'도 인정 될 소지가 크며, 뇌사를 인정 할 때 식물인간도 결국 사망으로 인정한다는 이론이다. '경사면의 원리'는 "존엄사, 교회에 생명의 길을 묻다"의 저자 중 한 사람도(김형민 교수), 그의 "인권의 성찰 진정한 존엄성을 바라 보며"에서 거론한 바 있다[(9)].

발표자들은 마지막으로, 비기독교인들과 그리 다르지 않은 기독교인들의 생명윤리에 대한 의식 개선을 주문했고, 이를 위해 목회 현장에서의 생명윤리 교육이나 설교 등이 시급하다고 밝혔다.

대법원의 "존엄사 인정" 판결이 난 이후, 김건열 교수[(한국임사의학연구회)("존엄사"(尊嚴死)책(2005년 최신의학사)의 저자]는, '의사신문' 기고문 : "법이 목 죄고 있는 존엄사 혼선" 제목하의 논총(論叢)에서, 다음과 같은 의견(意見) 및 이견(異見)을 제시 했다. (의사신문 제4741호, 4742호, 4743호,, 2009년 8월 3일, 13일, 17일 게재) (참고: 부록Ⅲ)

⑴ 2009년 세브란스 병원 판결과 2005년 보라매병원 판결의 연명치료 중단에 대한 상반되는 모순점(법원의 환자 회복률 판정 오류에 기인한 혼선).

⑵ '환자의 생존률'에 대한 병원 측 주치의사의 의료적 전문소견을 무시

한 가족 측의 주장과 그 가족 측 변호사의 주장을 받아들인 법원 판단의 착오.

(3) '환자의 자기결정권'이 표출되어 있지 않은 상태에서, 환자 가족의 증언을 '환자 본인의 의사'로 인정한 법원의 앞서 가는 판단에 대한 논란.

(4) 연명치료에 포함되는 의료행위에 '인공기계호흡'치료 뿐만 아니라, 영양공급'튜부'를 통한 '경관영양'도 포함됨을, 명시하지 못한 오류.

(5) 법원이, '존엄사'를 연명치료 중단행위에만 집착하고, "인위적인 연명치료 중단후의 완화의료(緩和醫療) 시술하에 '자연사(自然死)'과정을 유지해 주는 것이 '존엄사'임을 간과한 오류.

(6) 법원이 우리나라 수 천 명의 유사환자 모든 경우에 개입할 수 없음에, 다만, '의료행위의 절차적정당화(節次的正當化)' 여부를 검증하고, 의료현장의 전문적 결정은 주치의사와 환자 본인 및 가족과의 결정에 따른 의료 현장의 자율적 / 의료적 전문적 결정 전제가 간과 되어 있는 오류.

(7) 2009년도 법정이 2005년 보라매병원사건 판결문에 명시된 '병원윤리위원회'의 기능과 결정을 수렴하지 아니 한 오류.

이상, 기독교계 및 비 목회자(非 牧會者)등의 다양한 의견이 제시되는 가운데에, '연명치료 중단'의 남용될 여지를 방지하기 위한 엄격한 윤리적, 사회적, 의료적 기준이 마련되어야 한다는 여론에 따라, [한국보건연구원(복지부산하)의 '무의미한 연명치료 중단' 9개 원칙], 및 서울대병원의 [말기환자 연명치료 중단 지침]이, 2009년 7월과 8월에 각각 발표되었다. 서울대병원의 "말기환자 연명치료 중단"의 '가이드라인'(2009년 7월 발표)은, 다음표와 같은데, 특기 할 점이 '연명치료'를 "특수연명치료"(인공기계호흡기 등)와 "일반 연명치료"(인공영양공급 등)로 구분 하고 있는 점과, 소위 환자의 "말기상태"를 의사 2인이 잔여 생존기간을 3개월 이내로 판단한 경우로 규정하고 있는 점이다.

♧ 서울대병원의 연명치료 중단 가이드라인

환자의 의사 결정 능력	환자 상태	중단 대상	결정절차 및 주체
없음	암, 에이즈, 만성질환의 말기상태, 뇌사 상태.	연명치료	환자의 추정적 의사에 따라 가족과 의사가 결정
없음	인공기계호흡기 등 특수연명치료에 의존하는 지속적인 식물인간 상태	특수연명치료 (인공호흡기 등)	병원윤리위원회 판단에 맡김.
없음	인공호흡기 없이 영양공급 등 일반연명치료에 의존하는 지속적 식물 상태.	일반연명치료 (인공영양공급 등)	법원결정에 따름.

한국보건연구원이, 3차례의 전문가 토론회를 통해 합의, 채택하여 발표한, "무의미한 연명치료 중단 9개 원칙"은 다음과 같으며, '인공영양공급'은 수액공급 및 통증조절과 함께, 유지되어야 하는 '기본적인 의료행위'로 분류하고 있다.

♧ 무의미한 연명치료 중단 기본원칙 (한국보건의료연구원) (2009년 8월)

기본원칙 (3개 항목)	* 회생 가능성 없는 말기환자에서 단순히 죽음의 시간을 연장하는 무의미한 연명치료는 중단될 수 있다. * 안락사 및 의사조력자살은 허용되지 않는다. * 관련 제도가 부작용 없이 사회에 정착되기 위해서는 사회보장제도 강화 호스피스－완화의료제도 지원 등 사회경제적 지원 확대가 함께 이루어져야 한다.
의학적 판단 (1개 항목)	* 말기상태 판정은 담당의사와 해당분야 전문의 등 2인 이상이 수행한다.
자기결정권 (4개 항목)	* 의사는 말기환자에게 완화의료의 선택과 사전의료지시서 작성 등에 대해 설명 및 상담해야 한다. * 영양, 수액공급과 통증조절 등 기본적인 의료행위는 유지돼야 한다. * 말기환자가 사전의료지시서를 통해 심폐소생술이나 인공호흡기 거부의사

	를 밝힐 경우, 중단될 수 있다. * 심폐소생술이나 인공호흡기 외의 연명치료에 대해 말기환자는 사전의료지시서를 통해 본인 의사를 피력할 수 있으며, 의료진의 의학적 판단과 환자의 가치관을 고려하여 결정한다.
병원윤리위원회 (1개 항목)	* 의학적 판단 및 가치판단 등에서 불확실성으로 인한 문제를 최소화하기 위한 안전장치로 병원윤리위원회의 역할이 중요하며, 각 병원에서 의료윤리 및 생명철학 분야의 외부전문가 등이 포함된 병원윤리위원회가 이같은 역할을 할 수 있도록 지원, 감독 및 제도적 지위의 부여가 필요하다.

'연명치료'와 관련된 세계 규모로 본 기독교적 견해(christian perspective)는, 교파(敎派)가 많아서 하나의 의견으로 종합하기가 불가능한 것으로 인용되고 있으나, Hans-Henrik Bulow(참고문헌: 38)가 정리한 연구 보고에 의하면 다음과 같은 <표: 4>로 정리할 수 있다.

〈표 4〉 Various Religious views on End-of-Life decision

	With-hold Respirator	Withdraw Respirator	Withdraw artificial nutrition	Double effect *	Euthanasia
Catholics	yes	yes	no	yes	no
Protestants	yes	yes	yes	yes	some
Greek Orthodox	no	no	no	no**	no
Orthodox Jews	yes	no	no	yes	no

* Double effect: alleviation of pain is allowed, even if it unintentionally hasten death.

** Greek Orthodox: alleviation of pain is allowed, if it will in no way lead to death.

제 3 부

교회가 답하는 '안락사'와 '존엄사'

(Gerald A. Larue 의 설문)

〈회복할 수 없는 환자에서의 연명치료 중지(존엄사)는 비 성경적인가?〉

제3부 교회가 답하는 '안락사'와 '존엄사'

(Gerald A. Larue의 설문)

〈회복할 수 없는 환자에서의 연명치료 중지(존엄사)는 비 성경적인가?〉

"'죽음의 결정'(臨終決定)(Decision of End-of-Life)"에 대한 종합적인 기독교적 견해는, 광범위한 조사와 질문/답변서에서도 요약(要約)하기가 불가능하고, 그 이유는 '크리스천'이라는 범주에, '카톨릭'과 '그리스'정교회, '몰몬'교, 여호와의 증인, '루터' 교회 등등 많은 종파가 소속되기 때문이다. 대부분의 신교도(新敎徒)들은, '안락사'를 반대하고 있고, 현재의 연명치료를 받아들이고 있지만, 회복이 불가능한 종말기(終末期) 환자인 경우 연명치료를 보류 / 중지하는 것에 대해서 수렴을 하고 있다. 신교(新敎)내의 다양성(多樣性) 의견(意見)의 한 예로서, '안락사' 문제가 있다. 독일의 Evangelical Lutheran Church는, '안락사'는 반대하고 임종시 선택으로서 '사전의료지시서'를 개발 발전시키고 있는 반면, '네덜란드'는 '적극적안락사'도 수용하고 있다.

일반적으로 의료계는, '히포크라테스' 선서에 기록 되었듯이, '안락사'를 반대하고 있으며, 그 후의 Geneva Declaration (1957)과 WHO의 Helsinki 선언문(1964)등으로 '안락사'를 반대하는 의료윤리가 확립 되어 있다.

그러나, 말기환자(末期患者)에게 회복에 도움이 안 되면서 죽음과정만 연장시키는 '연명치료'에 대해서, 많은 미국인들이 의료적 치료가 더 이상 도움이 안 되는 상황에서 임종 할 수 있게 하는 '소극적안락사'를 선택하는 경향을 나타내게 하고 있다.

우리나라는, 2009년의 존엄사를 최초로 허용한 법원 재판부 의견에서, "판결을 위해 '카톨릭'과 '불교'의 의견은 청취했으나 '기독교' 쪽은 교파가 많아서 어떻게 의사를 확인 해야 할지 몰라 의견을 듣지 못했다"[9]라고 말해, 교회 안에서의 한 목소리가 제시되지 못하고 있지만, 대체적인 경향은 "하나님께만 맡겨져 있는 인간의 삶과 죽음을 인간의 손으로 끝낼 수도 있다는 논리와 주장은 하느님의 창조질서를 거스르는 일" 임으로 반대한다는 입장으로 표출(表出) 되고 있다.

이제 우리나라는 2010년 시점에서, '의학적으로 회복이 불가능한 환자에 대한 연명치료 중단(존엄사)'이, 환자 자신의 의사표시가 있는 경우, 법적으로 수용됨을 대법원 판결로 예시한 국가가 되어 있으며, 일반 국민의 80 % 이상이 '존엄사'를 이해하고 수용하는 여론 조사결과를 나타내고 있다.

이제 하나님의 생명주권을 믿는 기독교신자의 '존엄사'에 대한 이해와 수용은 어떤 시점에서 고민하고 있는가 ?

Gerald A. Laure, Th.D. 는 이런 문제를 탐색하기 위해서, 미국을 중심으로 세계 중요 30여개 기독교 단체의 대표자에게 설문을 제출하여, 수합한 바 있으며[57], 그 설문의 내용은, 다음과 같이 '안락사'와 '소극적안락사'를 구별하는 교회의 입장을 환자 예시로서 (K 환자, M 환자) 구체적으로 알아보기 위해서 고안된 설문이었다.

이에 이 설문의 내용의 일부를 다음과 같이 소개하며, 이 책의 16개 교회 단체들의 '안락사'/ '존엄사'에 대한 의견은, 그 설문내용을 저자가 번역 요약한 것임을 밝혀 둔다.

** 설문 내용

1. 귀하의 교단(教團)은, 소위 말하는 '소극적안락사(Passive euthanasia)'에 대해서 어떠한 입장을 취하고 있습니까 ?
   설문자가, '소극적안락사'라고 하는 것은, 임종을 앞둔 말기환자나 회복불가능한 비가역성의 혼수상태의 환자에서, 생명유지장치(연명치료기구)를 제거하거나, 말기 환자가 감내하기 어려운 통증으로 고통을 받고 있을 때 소위 '영웅적 치료'라고 말하는 연명치료를 중지함으로서, 환자가 죽음에 이를 수 있게 하는 것을 말하고 있습니다.
   예를 들어: < K 환자(22세)는, 빠르게 진행하고 있는 다발성경화증(多發性硬化症, multiple sclerosis)환자입니다. 환자는 2개월 동안 혼수상태(coma)에 빠져 있고, 아무 자극에도 전혀 반응하지 않고 있고, 움직이지도 않고 있으며 배설문은 불수의(不隨意)적으로 '프라스틱 용기'에 배출하고 있습니다. 환자의 주치의

사의 말에 의하면, 환자는 '뇌사(腦死)'이고, 그의 신경계통은 신속하게 퇴행하고 있는 상태라고 합니다. 환자의 회복가능성은 전혀 없으며, 인공적인 생명유지 장치로 심장과 폐장의 기능을 유지하지 못하면 모든 기능이 정지합니다.>

? 이런 입장에 있는 환자에게서, 생명유지장치를 제거해서 환자가 죽음을 맞을 수 있게 하는 것을, 귀하의 종단(宗團)에서는 이 제거행위를 제재(단죄) 합니까? Yes __________________ No __________________

? 만일 그렇다면(제재한다면), 어떤 윤리적 및 신학적(성경에 입각한) 근거가 있습니까?

? 만일 그렇지 않다면(제재하지 않는다면), 어떤 윤리 및 신학적 근거가 있습니까?

(저자註: 저자가 사용하는 '존엄사(Dying in Dignity)' 개념은, '소극적안락사'에 해당하는 임종형태이며, 자연사법에 기초한 환자스스로의 '사전의료지시서'와 담당의사의 '회복불가능'하다는 의료전문적 진단하에, 의료윤리위원회 인정등 의료행위의 '절차적정당화' 수순이 갖추어진 '소극적안락사'를 '존엄사(尊嚴死)'로 정의하고 있다.) (참고: 제2부 Ⅲ)

2. 귀하의 교단은, '적극적안락사(Active Euthanasia)'에 대해서 어떤 입장이십니까? 내가, '적극적안락사' 라고 하는 것은, 말기환자가 감내 할수 없는 통증으로 고통을 받고 있을 때, 환자 스스로가 생명을 단축시키는 과정에 의도적으로 개입하거나, 다른 사람이 생명 단축과정에 도움을 주는 행위, 또는 다른 사람이 환자의 생명단축에 개입하는 것을 말하고 있습니다. 예를 들어: <M 환자(69세)는, 악성 종양으로 신음하고 있으며, 담당의사의 의견으로는 환자의 생명은 2주일 전후라고 예측하고 있습니다. 환자의 통증은 극심하여, 진통제 사용이 필요하며, 진통제 투여는 통증의 완화에는 도움이 되지만 환자가 원하지 않는(분개하는) 의식손실의 부작용을 초래하곤 합니다. 환자는 수십개의 수면제(처방된)(치명사를 일으킬수 있는 양)를 숨겨두었고, 환자는 그의 질병이 말기(末期)라는 것을 알고 있으며, 자신의 마지막 남은 몇 일을 통증과 무의식 상태에서 살고 싶지 않다는 소망을 가지고 있습니다.>

? 이런 입장에 있는 환자에서, 귀하의 종단(宗團)은, M 환자가 통증과 괴로움을 떨치기 위해서 감추었던 약을 섭취해 죽음을 단축하는 행위(즉 자살 감행)를, 제재(단죄) 합니까 ?

Yes __________________ No __________________

? 만일 Yes 라면, 그 이유와 윤리적 성서적 근거는 무엇이며 ?
만일 No 라면, 그 이유와 윤리적 성서적 근거는 무엇입니까 ?
만일, M 환자가 약(치명적일 수 있는)을 모을 수 없었고, 담당의사나 친지들에게 간청해 얻어서, 환자가 생명을 단축시킬 수 있게 했다면 (자살 도움, Assisted suicide), 귀하의 종단은, 환자 자살에 관여했던 사람들을 제재(단죄)합니까 ?

Yes ____________________ No ____________________

? 만일 Yes 라면, 그 이유와 윤리적 성서적 근거는 무엇이며 ?
만일 No 라면, 그 이유와 윤리적 성서적 근거는 무엇입니까 ?

귀하 종단은, '소극적안락사'의 경우(K 환자의 경우), 어떤 종류의 자문(조언, 상담)을 종단 소속 신자들에게 제공하고 있습니까 ?

(중략)

귀하의 성명 ? ____________________ 종단이름____________________

이상의 설문은, 1996년에 이룩된 의견 수합이며, 답변에 응한 각 종교단체들도, 설문에 직접적인 답변을 한 종단도 있으나, 종단에서 발행하는 인쇄물로 대신하는 종단도 있으며, 설문에 간접적인 답변으로 설문자가 원하는 답변이 도출되지 못한 답변도 엿볼 수 있고, 종단의 대표의견으로서 정리 되어 있지 않은 종단도 있다.

Chapter 1

'로마 카톨릭 교회'의 '안락사'와 '존엄사'

[인간의 생명은 하나님이 주신 선물이며, 한편 죽음은 피할 수 없는 것이다. 그럼으로, 죽음의 시간을 앞당김 없이, 죽음을 책임과 존엄을 유지하는 가운데에 받아들일 수 있어야 한다. 죽음이 인간의 지상(地上)에서의 끝마감을 의미하는 것은 사실이지만, 그러나 동시에 영생(永生)으로의 문이 열리는 시간이기도 하다. 그럼으로, 모든 사람은, '인간의 가치(human values)'라는 견지에서 스스로의 죽음을 준비 할 수 있어야 하며, 특히 '크리스천'은 신앙면에서 더욱 그러해야 할 것이다. 의료계에서 종사하는 의료전문인(醫療專門人)들은, 아픈 환자와 죽음을 앞둔 말기 환자에 대하여, 모든 의료기술을 이용해 생명을 유지할 것이나, 그러나 환자의 평안(平安)(comfort)을 위해 무한한 친절과 마음 깊은 자비(慈悲)를 나눠야 함을 기억할 필요가 있다.] (교황 요한 바오로 2세)

카톨릭의 John Paul II 교황은, 1995년에 발표한 그의 "Evangelium Vitae"에서 안락사에 대한 교회의 공식 입장을 밝힌바 있고, 후에 짧은 형태의 "카톨릭교리문답서(Catholicae Ecclesiae)"가 되었다. 카톨릭교에서는, 환자에게 부담 되고, 비정상적(예외적수단)이고, 기대되는 효과에 비해 불균형인, 무익(無益)한 치료(futile treatment) 를 보류(保留) 또는 중지(中止)하는 것을 허용하고 있다.

1980년에 발표된 "안락사에 대한 선언(Declaration on Euthanasia)"은, 말기환자의 통증에 대해, 예수 '그리스도'의 십자가의 고통에 참여한다는 특별한 의미가 주어질수 있지만, 통증의 완화를 위해서, 진통제를 비록 의도하지 않았지만 이 약에 의해 사망시간이 단축되는 부작용을 감수(이중효과)하고, 진통제 사용을 허가 하고 있다.

'적극적안락사'는 허용되지 않으며, 완화의료(緩和醫療)는 제공 된다.

무익한 치료를 중지하는 것이 허용 되지만, 교황 John Paul II 가 그의 선종(善終) 얼마 전에, 인공경관영양(人工經管營養)에 대해서 지속적식물인간(PVS)환자로부터 경관영양을 중지하는 것을 반대한다는 강한 입장을 표시한 바 있고, 이 성명은 많은 논쟁을 자극, 유발한 바 있다.

'안락사에 대한 선언문'은 로마'카톨릭'교회의 '안락사'문제에 대한 공식문서이며, 1980년에 카톨릭 교리성(Sacred Congregation for the Doctrine of the Faith)에 의해서 작성 발표 되었었다. 카톨릭 교리성은 '안락사'를 생명을 해치는 범죄로 단죄하고 있다.

'카톨릭'교회의 '안락사'에 대한 가르침은, 몇 개의 카톨릭윤리 원칙을 포함 하고 있으며, 인간생명의 신성함, 인간의 존엄성, 거기에 수반하는 인권, 진통제사용의 균형문제, 죽음의 불가피성, 그리고 자선(慈善)행위의 중요성 등을 포함하고 있다.

'카톨릭'의 의료윤리 공식성명은, 자의적(自意的) 여부에 불문하고 '적극적안락사'를 강하게 반대하고 있으며, 비정상적(extraordinary) 또는 불균형(disproportionate)의 치료방법에 속하는 연명치료의 간섭 없이 죽음을 맞을 수 있게 허용하고 있다.

'안락사에 대한 선언'은, 진술하기를; " 불가피한 죽음이 임박했을 때, 완화의료가 계속되는 한, 불확실하고 부담만 되는 연명치료를 거부하는 양심적 결정을 허용한다. " 라고 밝히고 있다.

'안락사 선언문'은, 죽음이 임박 했을때, 비정상적인 영웅적 치료를 거절할수 있음을 허용하고 있지만, 죽음을 앞 당기는 행위는 명확하게 금지하고 있고, 살인, 유산, 인종학살, 안락사 또는 의도적 자살 등 생명을 거역하는 범죄를 비난하고 있다.

참고: (1) '신앙교리성'의 '안락사에 대한 선언문' 1980년 5월 5일.
(2) Papal statement 1956-1967 and Gerald Kelly.

안락사(安樂死) 문제와 관련하여, '로마카톨릭교회'의 가장 중요한 문서는, "바티칸 선언문 (Vatican Declaration)"으로도 알려진, 신안교리성에서 1980년 발표한, "안락사에 대한 선언 (The Declaration on Euthanasia)" 이고, 이것이 카톨릭교회의 안락사에 대한 공식 문서가 되고 있다.

카톨릭의 가르침은, '안락사'를 생명에 대한 범죄행위로 단죄하고 있다. 안락사에 대한 카톨릭의 가르침은, 카톨릭 윤리의 기본 원칙에 입각해 있고, 생명의 신성함, 인간의 존엄성, 병존(竝存)하는 인권, 어려운 치료법 사용의 균형성, 죽음의 필연성, 그리고 사랑(자비)의 나눔의 중요성 등에 핵심 원칙을 두고 있다.

1980년 이후 논의 되는 카톨릭계 성직자, 학자들의 모든 논리(論理)는 이 선언문(Declaration)을 참고하고 있다고 알려져 있다.

이 선언문은: 서론(Introduction), (1)인간생명의 가치(The Value of Human Life) (2) 안락사(Euthanasia) (3) '크리스천'에게 주어지는 '고통'의 의미와 '진통제'사용 문제 (The meaning of suffering for Christians and the use of painkillers) (4) 치료법 사용에 있어서의 적당한 균형(均衡)문제, 그리고 결론(Conclusion)으로 되어 있다.

이하, Declaration 내용 중, '안락사'와 '회복 불가능 환자에 대한 연명치료 중지': 즉 '존엄사' 개념과, '존엄사' 수용과 관련 되여 언급된 항목을 (특히 4 항), 요약해서 정리 하면 다음과 같다. (전문은 부록-Ⅱ에 수록 되여 있음)

■ DECLARATION ON EUTHANASIA ('안락사'에 대한 선언문)

〈Congregation for the Doctrine of the Faith (신앙교리성), 1980〉

** 서론 :

* 제 2차 '바티칸' 세계평위원회는, 모든 형태의 살인, 인종 학살, 낙태, 안락사 또는 의도적 자살 등, 생명을 거역하는 행위는 범죄로 판단한다.
* 최근의 醫科學의 발달은 '안락사'에 대해 아주 새로운 관점의 질문들을 제기하고 있고, 이런 상황이 윤리적 측면에서의 심층 설명(해명)을 요구 하고 있다.
* 더욱이 의학의 발달이, 질병을 치료하거나 임종(臨終)에 임한 환자의 연명(延命)을 시키고 있는 현실에 대해서, 새로운 윤리적 문제를 제기하고 있다.
* '안락사'의 여러 측면에 대하여 전문가 의견을 탐색하고 있는 '교리성'은, 이 '선언문'으로서, 주교(主敎)들의 질문에 답하기를 소망하고 있으며, 그에 따라서, 성실히 위임된 도움을 주기 위한 올바른 가르침에 보탬이 되기 위해, 그리고 이런 심각한 문제에 대한 시민사회 당국에 숙고할 요소(要素)를 제공하게 되기를 소망하고 있다.
* 이 "선언(문)"이, 철학적 '이데올로기'적 차이에도 불구하고 '인간 사람'의 권리를 선명하게 인식하고 있는 많은 사람들의, 호의적인 동의를 얻게 되기를 기대하고 있다.

(1) 인간생명의 가치

* 의도적으로 자신의 죽음을 초래케 하거나 자살하는 것은, '살인'하는 것과 같이 잘못된 것이며, 사람으로서의 그런 행동은 하나님 주권(主權)과 그의 사랑의 계획을 거역하는 것이 된다. 자살은, 때로 책임을 면케 하는 정신의학적인 요인이 있을 수 있지만, 자살은 자신에 대한 사랑의 거부이고 삶(생명)에 대한 타고난(자연) 본능을 거부 하는 것이요, 정의(正義)로 부터의 책임과 이웃과 지역사회 및 온 세상에 빚지고 있는 '사랑(charity love)'으로부터의 도피(逃避)행위 이다.

(2) 안락사:

* 다시 한 번 확언할 필요가 있는 것은, 그것이 태아(胎兒)이건, 배아(胚芽)이던, 영아(嬰兒)이던, 성인이던, 노인이던, 혹은 불치병으로 고통 받고 있는 환자이

던, 혹은 임종에 임한 사람이던, 이런 죄 없는 인간을 살해함이 허락된 일이, 아무에게도 결코 없다. 더욱이, 그것이 자신 스스로를 향한 것이거나, 그에게 돌봄이 위탁된 다른 사람을 향한 것이던 간에, 아무에게도 이런 살인행위의 청부(請負)는 허락되지 않으며, 또 명백하던 암시적이던 간에 이런 행위에 동의할 수 없으며, 어떤 관계기관도 합법적으로 그런 행동을 권하거나 허락할 수 없다. 그것은 신성의(하늘이 내린) 율법을 어기는 행위이며, 인간 사람의 존엄성을 거역하는 것이요, 생명에 대한 범죄이며, 인간성에 대한 공격의 문제가 되기 때문이다.

⑶ '크리스천'에게 주어지는 '고통'의 의미와 '진통제'사용의 문제 :

이 시점에서, 의사(醫師)들의 질문에 답변한, 그리고 아직 그 효력을 유지하고 있는 'Pius XII 교황'의 선언을 상기함이 적합할 것이며; 마약(痲藥) 사용으로, 통증이나 의식(意識)을 억제하게 됨이, (심지어 죽음에 임박해 있어 마약이 생명을 단축시킬 수도 있을 때), 의사나 환자에게 마약 사용이 종교 및 윤리상으로 허용 되는지 ? 에 대한 교황의 답변은, "만일 다른 방법이 없고, 주어진 환경에서 다른 종교적 및 윤리적 의무를 수행하는데 저촉이 아니 된다면, YES" (사용할 수 있다)라고 답변 한다.

이 경우, 물론, 환자의 죽음을, 어느 정도의 위험은 있더라도 절대로 의도하거나 추구하지 않았으며, 의학적으로 가능한 진통제를 효과적으로 통증완화를 위하여 사용한 경우이다. 그러나 의식장애를 일으킬수 있는 진통제사용은 특별한 관심을 필요로 하고 있으며, 사람들은, 자신의 윤리적 의무나 가족에 대한 책임을 수행할 뿐만 아니라, "예수 그리스도"를 만나기 위한 온전한 의식(意識)을 유지하려고 준비해야 한다. 그럼으로 Pius XII 교황은, "임종하는 사람에게는, 중대한 이유 없이, 의식(意識)을 빼앗는 것은 옳지 않다" 라고 경고한 바 있다.

⑷ 치료법 사용에 있어서의 정당한 균형(均衡):

* 만일 다른 충분한 치료방법이 없다면, 새로운 치료방법이 아직 실험단계에 있고 위험성을 내포하고 있다고 해도, 환자 동의하에, 최신의 치료방법의 사용이 허용 될 수 있다. 또한 이런 치료가 기대 이하의 결과를 나타낼 때는, 환자의 동의하에 이런 치료를 중단하는 것도 허락 된다. 모든 치료방법을 수행하고도, 피할 수 없는 죽음이 임박했을 때는, 유사한 경우에 대한 정상규범의 치료가 계속 되는 한, 불확실하고 부담만 주는 연명을 위한 치료를 거부하는

양심상의 결정은, 허용될 수 있다. 이런 경우 의사는 위험에 처한 환자를 도와주지 못했다고 자책할 이유가 없다.

** 결론에서:

* 이 선언문에 포함된 표준은, 창조주의 설계에 따른, 사람(국민, 민족)에게 봉사 한다는 깊은 소망으로 고취 되어 있다.
* 생명은 하나님의 선물인 한편, 죽음은 피할 수 없다. 그러므로, 죽음의 시간을 앞당김 없이, 죽음을, 모든 책임과 존엄성을 가지고 수용 해야 한다.
* 죽음이 이 지구상의 삶을 마감하는 것은 사실이지만, 그러나 동시에 불멸의 영생으로의 문이 열리는 순간이기도 하다. 그러므로 모든 사람은 이런 죽음의 사건을 인간성의 가치면에서, 특히 '크리스천'은 신앙적 측면에서 수용할 준비를 해야 한다.
* 의료직에서 일하는 사람들에게는, 임종에 임한 환자치료에서 모든 의료기술을 이용해야 하지만, 그러나 동시에 기억해야 하는 것은 환자에게 평안과 한없는 친절과 진심에서 우러나는 사랑으로, 얼마나 더 해주어야 할 필요가 있는가를 생각해야 한다. 사람들을 위한 그러한 봉사는, "너희가 내 형제 중에 작은 자 하나에게 한 것이 곧 내게 한 것이니라 (마:25:40)" 라고 말씀하신 주 예수 '그리스도'를 위한 봉사가 된다.

聖下 John Paul II 교황이 이 선언문을 승인하고,
'신앙교리성'에서 채택되고, 발표가 지시되었음.

'신앙교리성', 1980년 5월 5일
Franjo Cardinal Seper
Prefect
Jerome Hamer, O.P.
Titular Archibishop of Lorium
Secretary

로마카톨릭교회는, 안락사와 존엄사에 대해서 기독교 종파중에서는 일찍부터 공론을 제시하고 있으며, 안락사는 반대하지만, 그 대안으로서, 존엄사 수렴의 일환인 "완화 의료(緩和醫療)(palliative care)"와 "호스피스(Hospice)"제

도를 제일 먼저 확대 운영 하고 있고, 미국 '오래곤(Oregon)주'의 "존엄사에 대한 법률(1994)" 입법에도 영향을 미쳤다.
이하, 카톨릭 추기경과 주교에 의한 두 개의 중요 견해를 소개하면 다음과 같다.

1) 미국의 추기경 Joseph Cardinal Bernadin의 신념 (1988년):

안락사(安樂死)를 다룬 로마 카톨릭교회(Roman Catholic Church) 문서 중 가장 중요한 것이 1980년에 발표된 ["The Declaration of Euthanasia" by the Sacred Congregation for the Doctrin of Faith, 1980]이고, 이에 근거해 미국의 추기경 Joseph Cardinal Bernadin은 1988년 5월 24일에 시카고대학병원 Clinical Medical Ethic at the University of Chicago Hospital에서 "Euthanasia : Ethical & Legal Challenge (안락사 : 윤리적 및 법율상의 도전)" 제목 하에 다음과 같은 요지의 강연을 했다.

<- 카톨릭 교회는 안락사를 반대하며, 그 반대의 근거는 "유대교-기독교 세습"에 기초한 "철저한 생명윤리"에 대한 확신과, 생명은 하나님께로부터 왔고 하나님께로 돌아간다고 믿는 종교적 전통(성전,聖傳)에 근거를 두고 있다.

- 이런 문제와 관련하여, 시민사회 / 지역사회와 사회 지도층 인사는, 안락사와 존엄사 문제에 대하여, 입법부서와 사법부서가 합당한 의료적(의학적) 판단이 환자와 그들의 대리인에 의해서 담당의사와의 긴밀한 협의하에 결정될 수 있도록 그 방법을 강구해야 할 것이다.>

카톨릭 추기경은 하나님께로부터의 인간 생명의 존엄성을 인정하며, 안락사 / 존엄사 문제에 대하여, 지역사회의 사법 시스템이 환자와 환자대리인과 잘 소통된 의료진과의 긴밀한 협의하에 이 문제를 결정해 나가야 된다고 강조하고 있다.

이 짧은 결론 속에서도 객관적으로 추출할 수 있는 교리(教理) / 법리(法理)는, ⑴ 지켜져야 할 인간생명의 존엄성과 ⑵ 환자 및 환자대리인의 권리 (자기결정권)를 인정 하고, ⑶ 의료진의 전문성(專門性) / 자율성(自律性)을 포함하고 있다.

Bernadin추기경의 강연 중, 연명치료와 관련하여 "인공영양" 및 "수분" 공급치료에 대한 내용이 있어, 영문 원문과 (번역상의 오해를 피하기 위한 것임) 필자의 번역 문을 함께 인용하면 다음과 같다.

〈인용 시작〉

[Cardinal pointed out that "we are not morally obliged to do everything that is technically possible. In other words, there are cases where we would not be obliged artificially to provide nutrition and hydration."]

[번역: 추기경이 지적한 것은, 우리는 의료기술적으로 가능한 모든 수단을 수행해야 한다는 윤리적 의무가 우리에게 있는 것은 아니다. 다시 말해, 인공적으로 영양공급과 수분공급을 공급할 의무가 없는 경우들이 있다.] 〈인용 끝〉

2) Bishop of Oregon Catholic Conference and Washington State Catholic Conference on October 10, 1991.

1991년에 미국 Washington 주에서, Initiative 119 (일명 醫師助力安樂死法) (또는 일명 Death with Dignity initiative of Washington 이라고도 함)이 발의되어, 주(州) 의회에서 표결을 앞둔 시점에서, Oregon 주 추기경이 "Living and Dying well(삶과 존엄사)" 제목 하에 주교 교서(主敎 敎書)를 발표 했다 (1991, 10,10.).

이 교서는 "Making End-of-Life Decision", Christian Perspective, and "Suffering and Pain in Human Life" [생명 종말의 결정(기독교적 시각)과 인간의 고통 및 아픔의 문제]라는 세부 제목과 내용을 담고 있으며, 다음과 같은 중요한 내용을 담고 있고, 1994년 미국 '오래곤'州의 미국 최초의 "존엄사에 관한 법률(The Oregon Death with Dignity Act)"에 큰 영향을 미쳤고, 안락사는 반대하고 대안으로서 호스피스(hospice)와 가정간호 프로그램(Home care Program)의 사회적 지지를 호소하는 중대한 교서를 발표 했다.

- 오늘날의 많은 사람들은, 자기스스로의 생명이나 남의 생명을 직접적으로 죽게하는 행위와, 회복이 어려운 중병으로 죽음에 임박했을 때에 적절치 않은 의료치료를 거부하는 행위 간의 차이에 대해서, 조심스러운 구별을 하지 않고 있다.
- 안락사(Euthanasia)는 약자에 대한 치명적이고 난폭하고 용납할 수 없는 의료시술의 결말이며,

- 우리는, 적극적으로 생명을 끊는 것을 거부한다는 원리 아래, "호스피스"와 "가정간호 프로그램"을 위한 사회적 지원의 확대 증대를 요청 한다.
- 우리는, 의료계에 대해서, 죽음의 고통으로 고생하는 환자를 위한 보다 낳은 통증관리를 위해 의료 종사자들에게 교육해 줄 것을 간청(implore) 한다.
- 우리는, 각 교구(敎區)에 대하여, 질병으로 종말을 맞는 환자와 그의 가족에게, 고통의 의미와 죽음을 전후한 문제에 대한 믿음에 대해서 교육하고 도움이 될 지원팀(support group)을 개발 육성할 것을 요청 한다.

이상 1991년에 발표된 Oregon주 주기경의 발표문은, 안락사는 반대하고 존엄사는 수용하는 내용을 담고 있으며, "호스피스" 개념과 완화의료(통증관리와 죽음을 전후한 문제에 대한 포괄적인 지원)시술을 권장하고 있어, 이는 '존엄사'를 수용하는 중요한 카톨릭 교서라고 할 수 있다. 카톨릭교회는, 생명은 하나님의 선물이고, 죽음은 피 할 수 없는 인간의 숙명인바, 죽음의 시간을 서둘르지 않고, 죽음에 대한 모든 책임과 존엄을 수용 할수 있어야 한다고 가르치고 있다.

죽음이 지구상의 삶을 마감하는 순간이지만, 동시에 영생으로의 관문이 열리는 순간임을 인식할 필요가 있다. 따라서 모든 사람은 이 죽음을 인간의 가치 측면에서 스스로 준비해야 할 것이며, 크리스천의 입장에서는 믿음의 견지에서 더욱 그러해야 할 것이다.

한편, 미국 '펜실바니아'의 주교(主敎)는, 식물인가(植物人間)환자의 가족들의 고통을 이해하면서 "영양과 수분공급에 대한 윤리적 고찰"이란 제목하에 다음과 같은 성명을 발표한 바 있다.

<의식 없는 환자에게서 경관영양(經管營養)을 중지하는 것에 대해서, 물론 적은 동기로 결정하는 경우도 있고, 노여움, 원한(怨恨), 탐욕(貪慾), 책잡힐 만한 관심부족, 그리고 다른 많은 동기가, 이런 인간의 결정에 영향을 줄 수 있다. 이런 이유에서 의식없는 환자 생명의 유지를 위해 "의심의 이득(Benefit of the doubt)"을 주는 것이 바람직하다.>

* 1986년에, 미국의학협회 '윤리 사법위원회'는, < 비가역성의 혼수상태환자에게서, 모든 종류의 연명치료를 중단하는 것은 비윤리적인 것이 아니다. > 라고 발표했다.
* 말기환자(末期患者, terminal patient)가, 죽음을 맞을 수 있게 허용하는 것과 죽음을 앞당기기 위해 무엇을 행한다는 것과는 큰 차이가 있다.
* 연명치료가, 말기환자에게 도움이 되기보다는 부담만 주고 있는 경우, 연명치료를 중지하는 것에 대해서 우리들은 윤리적으로 문제가 없다고 판단하고 있다.
* 우리는, 인공적인 경관영양(經管營養)이, 환자에게 무의미하고 부담만 주는 경우, 영양과 수분공급을 중단하는 것도, 윤리적으로 문제가 없다고 판단하고 있다.
* 인공적인 '경관영양'을 제거하려는 것이, 그런 의료적 노력을 할 만한 가치가 없는 생명이라는 이유에서라면 우리들은 그런 결정을 지지(支持) 할 수 없고 하지도 않을 것이다.
* 환자 개인의 자율성(自律性)을 존중하는 것이 의료윤리의 기본적인 원칙이 된다.

이런 원칙이, 연명치료를 시작하거나 중지하기 전에, 병원 의료전문인들이 환자나 환자 보호자의 동의(同意)를 받아야 할 의무가 있다는 것을 강조하고 있다.

결론

G.A,Laure 설문에 대한 '카톨릭교회'의 답변은 다음과 같이 요약된다.

설문 1 : K 환자에 대한 연명치료 중지(소극적안락사, 존엄사)는 제재(단죄)하지 않음.

설문 2 : M 환자에 대한 연명치료 중지(적극적안락사)는 제재(단죄) 함.

Chapter 2

유대교(Judaism)의 안락사와 존엄사

유대교 종파에는 크게 세 가지가 있고; 즉, 개혁파, 보수파, 그리고 정통파인데, 정통파 유대교가 가장 종교적이다. 유대교 법률체계 또는 유대교 율법인 '탈무드 (Talmud)'에서 발전된 "할라차(Halacha)"는, 능동적인(active) 행동과 수동적인(passive) 행동을, 그리고 연명치료의 보류(withholding, 保留)와 중지(withdrawing, 中止)를 구별하고 있다. 그러므로, '할라차'는 환자가 말기 환자인 경우도, 죽음을 앞 당기는 것을 허용하지 않으며, 그러나 고통속의 임종환자를 적극적으로 생명 연장 하는 것에 대해서 의무가 지워져 있지도 않다. 그러므로, '할라차'는 환자가 죽음을 앞둔 임종과정의 환자인 경우는, 연명치료의 보류(保留)는 허용하나, 그러나 연명치료가 계속 되고 있는 경우 중지(中止)하는 것은 금지 하고 있다.

'적극적안락사'나 '의사도움자살'은, 환자의 요구가 있다고 해도 금지 되어 있다.

이스라엘의 새로운 법은, 생명의 존엄성과 자율성의 원칙간의 균형을 취하고 있다.

법은, 계속되고 있는 연명치료의 중지는 금지하고 있으나, 환자 요구에 의한 간헐적(間歇的)인 연명치료의 보류는 허용되고 있다.

이는 치료 각각의 단위는 독립적인 것이라는 가정에 근거하고, 이에 따라 연명치료를 보류하는 것이 허용 할 수 있는 것이 된다. 여기에 포함되는 것은, 연명치료에 관계되는 모든 행위가 포함 되며, 기도삽관, 기계호흡, 외과적 수술과, 화학요법, 투석(透析)등도 포함된다.

기계호흡치료는 계속되어 오는 형태의 치료임으로, 이의 중지는 생명단축의 직접 원인이 되므로 금지 되어 있다. 그러나 이런 결정은 원하지 않는 고통의 연장을 초래 한다. 그러므로 '할라차'의 법은 인공기계호흡기 치료의 형태를, 기계를 timer 에 연결함으로서, 계속적인 형태에서 간헐적인 형태로 바꾸는 것을 허용하고 있다.

따라서, 환자 자신의 소망에 의한, 종말결과인 환자의 죽음은, 윤리적으로 용인될 수 있게 되며 그것은 목적이 위임(委任)(commission) 보다는 생략(省略)(omission)에 의해서 이루어졌기 때문이다. 이런 혁신적이고 실질적인 해결은, 환자의 소망을 이뤄주기 위한 심리적 문제를 가지고 있는 의료요원들에게도 도움이 된다.

식음(食飮)(먹고 마심)은, 치료(治療)가 아닌 기본적인 삶의 요구라고 판단하여, 식음을 보류하는 것은 안락사의 형태라고 간주(看做)한다. 이는 중환자실(ICU)의 대부분을 차지하는 의식 없는 환자와 관련된 경우이다. 그러나 임종과정에 있는 의식(意識) 있는 환자가, 식음을 거절하는 경우에는 되도록 식음을 취하게 권고해야 하며, 그래도 거절하는 경우는 강제로 취하게 하지는 말아야 할 것이다. 그러나 이런 입장은 변할 수 있고, 환자가 죽음을 앞둔 마지막 몇 일은 음식과 음료도 고통과 합병증을 초래할 수 있다. 이런 경우, 환자의 소망이 있는 경우 식음(食飮)을 보류 하는 것은 허용된다. 환자의 통증과 고통을 덜어주기 위한 윤리적 요구를 위해, 법과 '할라차'는, 환자와 가족에게 '완화의료' 시술을 요구하고 있으며, 이런 치료에는 통증 관리면에서 생명 단축의 위험을 포함하는 이중효과(double effects)라는 부작용이 포함되고 있다. 유대교의 '죽음의 정의'는, 자발호흡(自發呼吸)(자기 스스로의 호흡)의 정지이다.

유대교의 의료윤리는, '안락사'와 '말기환자 치료'에 대해, 1970년 이래 교파에 따라 의견이 분열 되어 있으나, 일반적으로 '적극적 안락사'는 반대하고 (때로는 강하게 반대), '자의적소극적안락사(Voluntary Passive Euthanasia)'에 대해서는 특별한 환경인 경우 유보적인 입장을 보이고 있다.

마찬가지로, 보수적 유대교 운동권에서는, '소극적안락사'에 대해서 지지(支持) 의견이 증가되고 있으며, 개혁파 유대교에서도 근래에 들어와서 '안락사' 반대 정서가 '소극적안락사'에 대해서는 지지하는 쪽으로 의견이 변화하고 있다.

1 '이스라엘'의 '죽을 권리 (Right-to-Die)'

미국 '필라델피아'에서 발행되는 "Jewish Exponent"誌는, 1992년 발행의 기사에시, " '이스라엘'의 '죽을 권리운동' 운동의 확산"이라는 글을 게재 했고, 다음과 같은 내용을 담고 있다.

* '안락사'는 소극적(Passive)이던 적극적(Active)이던 이스라엘에서는 불법 행위로 남아 있다.
* 특수한 의료환경에서 '안락사'를 적법화(適法化) 하려는 세 개의 법안이 1980년에 '이스라엘' 국회(Knesset)에서 부결된 이래, "존엄스러운 죽음 권리 협회(Society for the Right to Die with Dignity)" 는 적법화 실패 이후 대신 교육에 집중 노력을 하고 있다.
* 예를 들어, 국민들에게 '사전의료지시서'를 준비 서명하게 교육하며, 스스로의 의사표시가 불가능하게 중병에 이환 됐을때를 대비해, 불필요한 연명을 위해 의사(醫師)들의 '인공적인 연명치료'를 피하기 위한 촉구(促求)를 하고 있다.
* 사람들은, 전형적으로 그들의 부모에게 일어난 '죽음의 사건'을 경험한 후, 협회 모임에 참여 하고 '사전의료지시서'를 준비하는 경향을 보이고 있다.

2. 유대교 랍비(Rabbi)들의 견해:

유대교에서 '안락사'를 논할 때는 두 가지 법적 테두리에 초점을 맞추고 있다.

즉, goses(또는 gosses)와 terefah이다.

* goses는, 임종기에 있는 사람(a person in the final stages of life)을,
* terefah는, 불치병으로 고통 받고 있는 말기환자 (a person suffering from an incurable terminal illness)를 지층 한다.

'엘리옷 돌프' 박사 (Dr. Elliot N. Dorff)(University of Judaism, L.A.)의 의견은 다음과 같이 발표 되여 있다.

* 유대교는 '적극적안락사'는 살인으로 분류하고 있다. 그러나, 회복이 불가능한 중환자에 대한 '소극적안락사'는 허용 하고 있다.
* '말기환자(末期患者)'를 거론할 때, 효과적인 법적 테두리로서 'goses(임종기 환자)' 보다는 'terefah(말기환자)'를 사용한다는 것에 대해서, Dorff 박사는 다음과 같은 제목하에 광범위한 논평을 'Conservative Judaism (Vol. 1991, XIII,3. pp.3-51)'에 발표했다.
* 유대교의 전통은, 생명의 마지막단계에서 자연적인 죽음의 과정을 방해하는 기계 장치나 약품투여등의 제거를 허용하고 있다. 그리고 이에는 불치(不治)의 말기질환(末期疾患)이 포함된다. 그러나 유대교는 적극적으로 죽음을 초래하게 하는 것은 허용 하지 않는다. 즉 '적극적안락사'는 살인에 해당하기 때문이고, 그런 행동은 의사(医師)이건 환자 가족이건 누구에게도 금지 된다.
* 유대교는, 고통의 문제와 죽음에 이른 환자의 고통을 덜어주기 위한 모든 노력을 확실히 이해하고 있으며, 따라서 근래에 들어와서 유대교는 '호스피스'활동에 적극적이었고, 의료에서의 진통제에 대한 복잡성의 증가에서도, 생명의 신성함을, '적극적안락사'와 무관하게 연민(憐憫)속에 유지할 수 있었다.
* 미국 '워싱턴'주의 Proposition 119(존엄사법)이, 1991년 1월에 발의(發議) 되었을때, 이 제안을 지지하는 많은 유대교회 회중(會衆) 랍비(rabbi, 목사)들이 다음과 같은 의견을 제시 한바 있다.

1) Rabbi, Norman D. Hirsh (Washington Bulletin, Oct 21,1991):

* 나는 Initiative 119를 지지한다. 왜냐 하면, 치료불가능한 환자가 있기 때

문이다.

* 의료기술이 연명을 가능케 하고 있는 이때에, 우리는, 적절한 시기에 생명의 끝맺음을 가능케 하기 위하여, 생명과 죽음을 관장하시는 하나님과 함께 하는 협력자가 되어야 한다. 우리들은 연명의술(延命醫術)에 맹목적으로 심취(心醉)하거나 의존(依存)해서는 안된다.

2) Rabbi Earl Starr (Temple De Hirsh Sinai, Seattle, Washington)

* 나는 이 'Initiative 119'를 지지하며, 그 이유로서, 나의 34년간에 걸친 목사 사역에서 많은 경우에 의문을 경험해 오고 있다. 만일 환자나 환자 가족이 생명의 마지막 순간 까지 연명치료를 원하는 경우, 그것은 그들의 사의적인 결정이 된나.

그러나, 환자가 그런 치료를 원하지 않는 경우는, 선택이 없어지게 된다. 우리들은 환자가 존엄성을 갖추고 죽음을 선택 할 수 있게 허용 해야 하며, 가족으로 부터의 죄책감에서 벗어날 수 있게 해주어야 한다. 그리고 치료하는 의사(醫師)도 법망(法網)으로 부터 보호해야 한다.

* 나는 확실하게 나 자신의 선택과 가족의 선택을 하게 할 것이다. 생명은 선물이고 죽음은 생명의 일부인 것이다.

3) Rabbi Anson Laytner (Director, Seattle Jewish Federation Community Relation Council and the Washington Association of Jewish Communities)

* "Initiative 119", 'the Death with Dignity Initiative'에 대한 <개방적 유대인의 견해>라는 논평에서 다음과 같이 언급하고 있다.

* 20년전에는 가정에서 쉽게 죽음을 맞을 수 있었을 환자가, 현재에는 병원 중환자실에서 각종 기계에 연결된 상태에서 전문 의사들에 둘러쌓여 있게 되어 있다.

* 오늘날의 죽음은, 생명의 자연 현상의 일부라고 생각하기 보다는 현대 의료기술의 실패라고 생각하고 있고, 현대의학은 죽음의 과정에 대해서 무시하고 있다.

즉; 환자의 생명 연장시키는 기술에 대해서만 논의되고 있고, 언제 죽음의 과정에 대한 간섭을 중지하고 환자에게 죽음을 허용 하느냐에 대해서는 별로 교육이 시행 되지 않고 있다.

* 우리들 앞에 놓인 문제는 말기환자에게 언제 죽음을 허용하느냐는 논점이다.
* 생명과 죽음에 대한 논점은, 종교적 의학적 가치의 핵심과 관계하며, 우리는 유대인임으로, 해답은 우리들 각 개인의 양심뿐만 아니라 유대인 전통과 율법과도 관계하게 된다.
* 나는 유대전통과 '할라카'(halakha)를 따르려고 노력할 것이고, 119 initiative를 지지할 것이다.

** 유대전통은, 임종기에 있는 사람(goses)에게 죽음을 재촉하는 행위는 할 수 없으며, 생존해 있는 인간과 같이 모든 치료를 시행할 것을 가르치고 있다.

*** 반면, '임종기에 있는 사람(goses)'의 경우, 모든 회복가능성이 없어진 때에는, 죽음을 억제하려고 노력 하지 말 것이다. 이들 율법의 공통점은, 중환자의 회복가능성이 없어진 불가분(不可分)의 시점에서 임종기에 있는 사람(goses)을, 갈 수 있게(죽을 수 있게) 허용 한다는 것이다.

* 죽음을 재촉하는것은 잘못된 것이며, 자살은 죄에 속한다.
* 마찬가지로, '안락사'는 금지 된다.
* 구별을 한다면, 그리고 의학기술의 발달이 그런 구별을 어렵게 하고 있지만, 그 구분은, "생명의 연장이냐 ? " 아니면 "죽음 과정의 연장이냐 ? "의 차이(差異)이고, 유대전통에서는, 전자(前者)는 의무적이지만, 후자(後者)는 의무적이 아닌 것이다.
* 우리들 앞에 놓여진 문제는 두 겹의 문제인 것이다: 의료기술의 발달은, 사람의 죽음의 과정에 연명의술이 개입 되어 생명을 연장 시킬수 있게 되었지만, 한편, 죽음의 시점을 모호(模糊)하게 만들고 있기도 하다.
* 'Initiative 119' 와 관련된 요점을 말하면서, 결론을 지으려고 한다.
* 원칙이 있고, 원칙이 있다면, '생명 연장의 원칙'은 있지만, '사망과정의 연장' 원칙은 없다. 이것의 의미하는 뜻은, 유대인은, 침습적인 치료 여부, 위험한 치료여부, 또는 병원이나 '호스피스' 시설에서 죽는 선택 등등을 스스로 결정 할 수 있고, 이 모든 결정은 환자 개인 자신이 어떤

것이 자기에게 가장 평안(comfortable) 하냐에 달려 있다.

* 이것이 의미하는 것은, 만일 의료시술이 환자를 회복시킬 가능성이 없으면, 시행하지 말 것이며, 더욱이 치료가 효과 없다고 확인 되었으면 곧 중지할 것이다.
* 이것이 의미하는 것은, 권위 있는 관계당국에 의하면, 진통제 투여로 생명이 단축될 수 있는 이중효과(double effects)에도 불구하고, 진통제로 환자의 고통을 덜어주는 것이 허용 된다.
* 이것이 의미할 수 있는 것은, '수분과 영양공급'이 의료행위에 속한다면, 환자의 회복가능성이 없을 때는, '수분과 영양공급'도 중단될 수 있다.
* 이것이 의미할 수 있는 것은, '지속적식물인간상태(PVS)'나 비가역성의 혼수상태의 환자에게서, '수분과 영양공급'이 환자의 질병 회복에 도움이 않되는 경우라면, '수분과 영양공급'을 중단할 수 있다는 것이다.

결론

G.A.Laure 설문에 대한, 유대교의 답변은 다음과 같이 요약 된다.

설문 1 : K 환자에 대한 연명치료중지(소극적안락사, 존엄사)는 조건부로, (연명치료 보류와 중지를 구분해서) 수용되며, 제재 하지 않음.
설문 2 : M 환자에 대한 연명치료중지(적극적안락사)는 제재 된다.

Chapter 3

장노교회(미국)의 존엄사와 안락사

신교의 교리(新敎의 敎理) : 신교 교파는 '안락사'와 '의사도움자살'에 대해서 교파에 따라 매우 다양하게 접근하고 있다. 자유주의적 신교파는 '안락사'를 멀리 하는데 반해, 개인적 차원의 많은 안락사 주장자와 '안락사'조직에서 활동하는 행동주의자들이 신교의 목사나 평신도 였다. '의사도움자살'은 법적 뒤받임을 받기 시작했고 일부 자유주의적 신교파는 제한된 형태의 '안락사'를 지지하는 종교적 논거(論據)를 제공하기도 했다.

미국장노교회에서 1983년에 발표한 "생명과 죽음의 윤리" 제목하의 성명 중, < 우리는 죽음을 앞둔 환자를 위해, 연명치료 하는 것에 대한 목적과 그 의미에 대해서, 그리고 발달된 특수 의료기술이 있다고 해서, 모든 가능한 의료기술이 이런 경우 사용되어야 한다는 정당성(justification) - 실지로는 책무(obligation) - 에 대해서, 다시 그 의미를 찾을 필요가 있다. > 라고 성명하고 있다.

1983년의, 제195회 미국장노교회총회(General Assembly of the Presbyterian

Church)는 “생명서약과 지역사회 돌봄(The Covenant of Life and the Caring Community)” 제목하에 채택된 성명에서 (1983년 "Church and Society" July /August에 게재), 생물학 신학적 그리고 윤리적 문제에 대한 연구조사를 반영하는 정책성명 발표를 위해 시작한 실무위원회 성명 형식으로, “Decision Making at the End of Life(임종시의 결정사항)”에 대해 예비 성명을 냈고, 다음과 같은 내용을 담고 있다.

현대 신학자들에게 반영된, “죽음에 관한 신학(기독교)”과 “영생(永生)”에 대한 생물의학적 관련성은 다음의 몇 가지로 요약 할 수 있다.

(1) 우리는 사망의 권력(power of death)에 대항하여 하나님(믿음)과 함께 싸운다.
(2) 우리는 역사의 어느 시점에서, 질병과 죽음을 극복하게 될 것을 소망하고 있다.
(3) 우리는 죽음을 삶의 경험(삶의 일부)이라고 수용하고 있다.
(4) 우리는 죽음의 지배(주권)아래 살고 있는 것이 아니고, 약속된 생명(영생)을 향해 살고 있다.
(5) 우리는 모든 것을 하나님께 위탁 한다.
(6) 우리의 삶과 죽음은 하나님과 같이 하고 있다.

이런 예비성명을 발표한 이후, 실무위원회는 “생명과 죽음의 윤리(The Ethics of Life and Death)” 제목하에 일곱 가지 중요한 항목을 기록했는데, 그 중 중요한 다음의 항목이 있다.

- 사람이 아픔, 고통, 의식불명이나 중병으로 고생할 때나, 깊은 진정작용 아래 있어 무력해져 있을 때, 또는 중환자치료실(ICU)에서 생명의 경각에 이르렀을 때에, 그들은 절대로 방치되지 않을 것이다.
- 성경적 윤리가, 자살(자기 스스로의 목숨)이나 타살(남의 목숨)을 포함해 살인(殺人) 하는 것을 용납 하지 않는다는 것이, 회복 가능성이 없는 중병으로 임종과정(죽음의 과정)에 있는 환자의 생명연장을 위해 연명치료가 필요하다는 주장은 절대로 아니다.
- 죽음을 맞는 중병환자들은, 그들의 죽음의 과정이 자기(환자)가 요청하

지 않은 의료기술적 처치방법으로 연장(지연)되지 않을 것이라는 굳은 믿음을 갖을 수 있어야 한다.

- 우리는 죽음을 앞둔 환자를 위해, 집중 치료(연명치료) 하는 것에 대한 목적과 그 의미에 대해, 그리고 발달된 특수 의료기술이 있다고 해서, 모든 가능한 의료기술이 이런 경우 사용되어야 한다는 정당성(justification) - 실제로는 책무(obligation)-에 대해, 다시 그 의미를 찾을 필요가 있다.
- 위험하고 빠지기 쉬운 잘못된 생각은, 육체적인 생명 보존을 위한 노력이 우선되는 목적이라고 우상(偶像)화 하는 생각이다. 예수의 가르침은 <누구든지 목숨을 지키고자 하는 자는 잃을 것이라> 라고 했다.
- 교회는, 죽음에 당면한 개인과 가족이, 죽음과 죽음의 양식(manner), 사망선택유언(Living will)등과 관련된 계획을 위한 장소가 되어야 한다.

1983년 제195회 미국장노교회총회는 교회에 대하여 다음을 요청했다.

(a) 교회의 기획부서에게, "죽음에 임박해(the end of life)" 있을 때, 교회(모임)가 이용 할 수 있는 "정보와 방법"을 계획 수립할 것을 요청 한다.

(b) 전술의 자료와 가능한 자격을 갖춘 인적자원을 이용하여 세미나(연구집회)를 개최 한다.

(c) 사람이 필요로 하는 곳에 선행(자비) 해야 한다는 것은, 죽음 주변에서 자주 일어나는 편의주의(이기적 이용)를 대치한다.

- 중환자치료실과 병원 담당의료진 및 "호스피스"시설 간에는, "임종환자" 진료가 진료상 재판(사법) 관할상의 문제(상충, 충돌) 없이, "완화의료(緩和醫療)(palliative care)치료"가 모든 경우 시행 되는 "호스피스" 간에, 긴밀한 조화(harmony)와 통합(integration)이 이루어지도록 해야 한다.

"Directions for my Care, A Christian Affirmation of Life" and "Declaration Under the Voluntary Euthanasia Act of 1969"에서 제시한 지침서 중, 사망선택유언(Living Will)에는 다음과 같은 내용을 명시하고 있다.

<만일 내가 피할 수 없는 죽음에 임박해, 다른 사람과 소통하는 능력을

상실하고, 소생할 가능성이 희박하며, 나의 고통이 심하고 회복 불가능 하게 될 때, 나는 나의 생명을 연명하는 것을 원하지 않는다. 그러므로, 더 이상의 외과적 수술이나 인공소생술(人工蘇生術)을 시행하지 말 것이며, 인공기계호흡기 치료나 중환자실치료, 항생제나 수혈치료 및 기타 치료를 포함한 '연명치료처치'를 원하지 않는다. >

이상의 내용은 근래에 논의되고 있는 "사전의료지시서"와 내용을 같이 한다.

세계신교회연합회(The World Alliance of Reformed Churches)는, 안락사(安樂死) / 존엄사(尊嚴死) 문제에 대해서 공식 견해를 발표하지 않고 있는데(1996년), 1985년에 미국 장노교회 서기(State Clerk) "안드류(James E. Andrew)" 목사는 그의 의견 발표에서, < 장노교회는 회복이 불가능한 환자 생명의 인공적인 연장에는 반대할 것이다 (The organization would be opposed to the artificial prolongation of life in hopeless situation) > 라고 발표 했다.

결론

G.A.Laure 설문에 대한, 미국장노교회의 답변은 다음과 같이 요약 된다.

설문 1 : K 환자에 대한 연명치료중지(소극적안락사, 존엄사)는 제재(단죄)하지 않음.

설문 2 : M 환자에 대한 연명치료중지(적극적안락사)는 제재(단죄) 한다.

Chapter 4
감리교회의 존엄사와 안락사

감리교협의회(Methodist Conference) 회장(전)이고, “평화공로감리교 세계협의회 포상(褒賞)수상자(The Recipient of the Methodist World Conference Prize for Peace)”인 ‘로드 소퍼(Lord Soper)’ 목사는, 1980년 9월에 있었던 “International Conference on Euthanasia and Suicide at Oxford (<‘안락사’와 ‘자살’> 제목하의 옥스포드 국제 회의)” 에서 연설할 때, <기독교 신앙인의 믿음은, 정적인 것이 아니고 발전하고 있는 것이다 (Christian faith is developing, and not a static thing,)”> 임을 강조하며, 자기는 <자의적안락사(voluntary euthanasia)의 원칙을 열렬히 지지 한다>라고 발표 했었다.

그러나, ‘로드 소퍼’ 목사의 견해가, 영국이나 세계 감리교 교회의 공식견해임은 물론 될 수 없음에, 1981년 가을의 Scotish Exit newsletter는, <안락사에 대한 크리스천의 견해는 아주 다양하다(Christian View on Euthanasia Vary Enormously)라고 발표 한 바도 있다.

그 후, 1980년과 1988년에 이은, 감리교회연맹(United Methodist Church)의

전체협의회(General Conference)는, 다음과 같은 성명을 발표했고, 이 내용은 1988년 "The Book of Discipline of the United Methodist Church"의 "Social Principles, 71H"에 발표 되었고, 그 내용의 요약은 다음과 같다.

[**존엄스러운 죽음(Death with Dignity)** : 우리는 의과학(醫科學)이, 질병을 예방하고 인간의 뜻 있는 생명 연장을 위한 치료를 발전시키려는 노력에 대하여 박수 갈채를 보낸다. 동시에, 의과학적 현실이 당면하는 삶과 죽음의 여러 단계에 있어서, 죽음 앞에 괴로움을 당하는 본인이나 윤리적 결정을 해야 하는 당사자, 담당의료진, 그리고 그들 가족 및 친지들의 괴로움을 인지하고 있다. 그러므로, 우리는, 모든 말기환자에게 "사랑스러운 인적(人的)보살핌"을 하되, 연명의료기술이 있다고 해서 그 것을 말기질환 환자에 적용하려는 노력을 피 하고 "모든 환자의 존엄스러운 죽음의 권리(the right of every person to die in dignity)"를 강력히 주장한다.]

그 외, 통합감리교회 목사인 Rev. Eugene W. Hibbard (Washington)나 Rev. Arthur D. Campbell (Seatle, Washington) 등도 같은 맥락에서, <생명의 권리(right-to-life)는 죽음의 권리(right-to-die)를 함께 한다>라고 설파했다.

1992년 Legislative Committee of General Conference of the United Methodist Church에서 "the issue of death and dying" 제목 하에 채택된 [1992 Book of Resolution of United Methodist Church]가 있는데, 이는 교회의 법률(the Law of the church)은 아니고 "The book of discipline, 징계서(懲戒書)" 의 성격을 띄고 있다.

이 문서는, the United Methodist / Roman Catholic Bilateral Dialogue on End of Life Biomedical Ethical Issues 합동위원회에서, Rev. Janet Lutz (Director of Pastoral Care, Barned Hospital, St. Louis, MO)와 10명의 관련 각계 전문가들로 구성된 전문위원회에서 작성되었다.

그 내용을 요약하면 다음과 같다.

** 성실한 신앙인의 "삶(Living)과 죽음(Dying)의 이해(Understanding Living and Dying as Faithful Christians)":

(1) 죽음은, 공상적으로 묘사함이 없이, 인간 생존의 한 부분임을 인정한

다. 죽음의 과정에서도, 삶의 과정에서와 마찬가지로, 자비와 공정(정의)함이 인간의 필요와 취약함을 위해 공동 대응 되어야 한다.

(2) 죽음에 임박해 있는 사람을 위한 치료에서, 생명연장에 주된 초점을 두기 보다는, 괴로움을 받는 환자의 고통의 완화가 목적임을 수용 할 것이고, 만일 우선이 있다면, 지역사회의 사랑 어린 지지 기반을 둔, 호스피스(hospice)에 의한 통증의 완화와 위로를 주는 방볍 등이, 가능한 인간적이고 금융(재정)상의 수단이 된다.

(3) 죽음에 임박한 사람과 사랑하는 그의 가족이, 연장(지연)되는 임종진료(臨終診療)에 의해서 초래되는 재정상의 위기에서 벗어나게 해주기 위해서, 국가건강보험제도를 포함한 여러 부서 인력자원에 적절한 접근을 할 수 있도록 도움을 주며 독려한다.

(4) 죽음에 임박한 사람과 그 가족을 위하여, 어려운 결정을 하고 시행해야 하는 의료진을 위하여, 목사 도움 팀, 병원과 간병시설의 윤리위원회, 그리고 교회 팀 등, 효과적인 개별 도움 체계를 진행시킨다.

(5) 죽음에 임박한 사람의 치료방침에 대한, 통합된 의견을 모으기 위한, 교회모임, 세계 교회 공통의, 그리고 광범위한 지역사회와의 넓은 대화 소통에 적극 참여할 것이다.

(6) 죽음에 임박한 사람의 치료에서, 사전의료지시서(Advance Directive)를 사용할 것을 독려 한다.

교회모임은, 사전의료지시서를 포함한 차선의 선택기회를 위하여, 정보를 제공하며, 도움을 준다.

결론

G.A, Laure 설문에 대한 감리교의 답변은, 다음과 같이 요약 할 수 있다.

설문 1 : K 환자에 대한 연명치료중지(소극적안락사, 존엄사)는 제재 하지 않는다.

설문 2 : M 환자에 대한 연명치료중지(적극적안락사)는 제재한다.

Chapter 5

미국침례교회(American Baptist Churches)(ABC)

미국침례교회는 1996년 시점에서, '안락사'에 대해, ABC General Board의 공식 의견을 제시하고 있지 않으나, 다음과 같은 중요한 기구(機構) 의견이 알려져 있다.

(1) Resolution on Death and Dying

(2) The Baptist General Conference

(3) The General Association of General Baptist

(4) The Southern Baptist Churches

(5) The Farewell Baptist Churches

이하, 이상의 기구에서 발표된 문서 중, 안락사 / 존엄사와 관련된 부분을 발췌해서 소개하면 다음과 같다.

1. Resolution on Death and Dying ('죽음'과 '죽어가는것'에 대한 결의문) (General Board Reference #8182:6/90) (1990년 통과 됨)

* '크리스천'의 믿음은, '생명'은 창조주의 신성한 선물이며, 창조주는 우리들의 생명이 충만할 때 까지 살 것을 원 하신다는 것을 확인 한다.

* 하나님은, 우리들에게, 선택하는 능력을 주셨고, 좋고 올바르고 정의로움(정당함)을 선택하게 하시고, 예수 '그리스도'를 통한 하나님의 선물은, 우리로 하여금 생명을 갖게 하시고 그 생명에 풍성(풍족)함이 있게, 하려 하고 있다 (요:10;10).
* '죽음'이후의 '영생'의 삶을 믿는 우리들은, 또한 '죽음'은 '이승 삶'의 일 부분이며, 자신이나 남의 죽음에 임해서 선택과, 결정을 내려야 함을 확인한다.
* 최근에 이뤄진 복잡하고 정교한 의료기술의 발달은, 전 같으면 사망할 환자의 생명연장을 가능케 함으로서, 이 선택과 결정이 더 복잡하고 어렵게 되었다.

  아주 많은 경우에, 특수한 연명치료가, 죽음에 임박한 환자의 '삶의 질(quality of life)'이나 '소망'에 대한 배려(配慮) 없이, 실시 되어 왔다.

  더 나쁜 상황으로, 이런 연명치료로 연장된 환자의 생명 기간이, 만성적으로 쇠약하고 치매가 된 또는 의식불명 상태로서 점철된 기간으로 채워졌다는 것이 된다.
* 법적, 윤리적 및 도덕상의 논쟁(쟁점)들이, 이런 문제와 관련해서 파생됨으로서 Karen Ann Quinlan 환자의 예를(1976년) 시작으로, 미국의 전국적인 관심을 모으게 되었었다.
* 일부 미국침례교회는, 임종(臨終)에 임한 사람을 함께 괴로워하며 도웁기 위한 교회모임 지원 체계를 발전시켰고, 또 일부 교회에서는 '호스피스'프로그램을 실시하고 있다.
* 이와 같은, 가장 취약한 경지에 있는 각 개인의 존중과 존엄을 지켜주기 위한 적극적인 관여의 '모델'은, 미국 침례교회에서 주장되고 장려되어야 한다.

** 따라서, 우리는 미국 침례교회와 그 유관 기관들에게 다음을 상기 시킨다.

1. 각 기관이 속한 '州 정관(州 定款)'의 '사망선택유언(living will)', '사전의료지시서', '대리인 위임장' 및 '자연사 법' 등등 항목에 대해서 숙지 할 것과, 적합한 경우, 각 환자(개인)의 권리를 보호하고 연명치료에 대한

스스로의 결정을 도웁기 위해 강화 촉진할 수 있는 관련법안 통과를 위한 로비(lobby, 통과운동)를 지원한다.

2. '죽음에 임박한 말기환자' 치료를 위한 가능한 선택 등에 관련된 쟁점 해결을 위한, 관할 기구 내 교회 모임, 직원 및 환자들을 위한 교육을 실시 할 것.
3. 임종을 앞둔 말기 중환자의 필요 사항과, 관할 기구 내 직원 및 환자의 치료를 위한 '위기관리 방침'을 수립할 것.
4. 의료관련모임에서는, 환자의 고통을 줄여주고 존엄성을 지켜주는 의료의 목적을 강조하는데 노력 한다.

Romney 목사는 1990년 5월 9일 "Thc Pastor's Column"에서 발표한 의견에서 다음과 같은 내용을 제시하고 있다.

* '의안(議案) 119' [Initiative 119 (Initiative for Death with Dignity, Washington state)][워싱턴州의 "존엄사" 의안 119]는, '임종시기 말기중환자(terminally ill patients)'가 그들의 죽엄에 대해서 자의적인 결정(선택)을 할 수 있는 권리에 관한 것이다.
* 나의 개인적인 소신은, 죽음에 임박해 있는 환자가, 자비로움과 존엄스러움을 갖춘 죽음의 과정을 선택하는 권리행사를 할 수 있게 허락해야 한다고 생각하며, 이 과정에 의사들의 책임감 있는 행동을 신임해야 할 것이다.
* 회복가능성이 없는 환자에의 연명치료에 의한 생명연장은, 우리들 인간의 종말을 설계한 하나님 뜻에 역행 하는 일이다.

또한 1991년 10월 30일 발표한 의견에서 다음과 같은 내용을 제시하고 있다.

* "존엄사 법"이라고 알려져 있는 "Initiative 119(존엄사 입법안 119)"에 대해서 나는 그 시작부터 찬성하고 지지해 왔다.
* 의학기술은, 우리들 인간의 수명을 연장하는데 크게 기여했는데, 그것이 때로는 생명이 무의미 해지고 생명이 있음이 소용없어진 단계 이상으로 생명을 연장하는 연명의료기술에 까지 이르렀다.

* 우리들은, '임종시기의 말기중환자'들이, 그들의 죽음의 과정 선택에 있어서의 권리를 거부해서는 아니 될 것이다.

2. The Baptist General Conference

"The Standard"誌의 편집자인 Donald E. Anderson은, "침례교회협의회(Baptist General Conference)"를 정의하기를, "800개의 자치적인 침례교회의 단체이며 각 교회가 '안락사'나 다른 문제에 대해서 스스로의 성명을 채택하는 것은 자유 이다" 라고 했고, 그중 다음과 같은 의견을 제시하고 있다.

* 안락사(euthanasia)에 대해서는, "특히 적극적안락사(Active euthanasia)"는 대부분의 우리들은 죄, 죄악, 잘못(sin)이라고 생각한다,
* 소극적안락사(passive euthanasia)에 대한 카운슬링에 대해서는, 침례 교파(敎派)본부의 의견이 아닌 성직자(목사)로서의 의견에서, 적극적안락사에 참여하는 것을 동의하지 않으나, 소극적안락사에 참여하는 것에 대해서는, 경우에 따라서는 관대(편견이 없음) 할 수 있다.

Dr. Robert V. Rakestraw (Prof. of Theology at Bethel Seminary, St. Paul, Minnesota,USA) 교수는, 1991년 11월 'The Standard'誌에 발표한 그의 글에서 '인공경관영양'과 '죽음의 정의'에 대해서, 다음과 같이 기술했다.

* 1990년 미국 '미조리'주 대법원의 Nancy Cruzan 환자(식물인간 상태)의 '경관영양' 제거와 관련된 판결과, 그 도덕성(morality)에 대해서 논하고,
* '인공경관영양' 제거와 관련해서는, '기독교 복음주의 공동사회' 내에서 조차, 두 가지 의견이 있다고 제시 했다.

  즉: Joseph Foreman 목사(아트란타)(Founder of the anti-abortion group Operation Rescue)는, ["Nancy Cruzan"의 죽음은 비극적인 죽음이며, 이는 안락사의 죽음이며 윤리적으로 잘못된 것이다] 라고 했다.

  그러나, 다른 반대편의 의견으로서, Kenneth Schemmer 박사(외과 의사이고, member of First Evangelical Free Church of Fullerron)는, "'Nancy Cruzan'의 살아있는 시체(屍體)는, 죽음을 맞을 수 있게 허락되어야 한다(should allow Nancy Cruzan's living corpse to die)"는 존엄사의 임종을 지

지하고 있다.

K. Schemmer 박사의 의견은, Nancy Cruzan 은 1983년 자동차 사고 당시 이미 심폐정지와 그에 따른 무산소증(無酸素症, anoxia)으로 실질적으로는 사망했고, 의식(意識), 추리능력(推理能力), 가치판단(價値判斷)등과 인격(사람됨)과 관련된 모든 기능을 관할 하는 대뇌피질(cerebral cortex)의 광범위한 파괴로 인한 기능상실로 그 환자의 삶은, 오직 동물적 육신의 삶(living animal body)만 남아 있을 뿐이어서, 그 여자환자의 포유동물적 육신의 몸(mammanlian body)의 사망은 허락되어야 한다는 확신이였다.

* 미국의학협회(American Medical Association)에 의하면, 미국에는 10만 이상의 식물인간환자(PVS, Persistent Vegetative State Patient)가 있는데, 이들 환자에 대한 '크리스천'의 합당한 대처는 무엇이겠는가? 이들 환자에게서 '크리스천'들은 수분과 영양공급을 중단하는 것에 대해서 어떤 결정을 할 수 있는가?

  이들에게 수분과 영양공급을 중단하는 경우, 육체적 기아를 초래함이 확실하고, 수분과 영양공급을 계속하는 경우, 질병 회복됨이 없이 수년간 (37년 생존한 기록이 있음) 육체적(동물적)인 삶의 과정이 계속됨이 확실해 어떤 결정이 옳은 결정이겠는가 ?
* 식물인간(PVS)인 경우에 대해서는 많이 논의된바 있으나, '크리스천'의 견해로서 확실하게 의견 제시된 경우는 그리 찾을 수가 없다.
* 그러나 가장 널리 수용하는 "사망에 대한 과학적 정의"는 "심폐기능을 포함한 각 장기기능의 완전 소실과 의식기능과 사회적 상호관계 기능의 완전 상실"을 포함한 죽음을 "죽음의 정의"로 수용하고 있다.
* 그러나, '크리스천'의 입장에서 "뇌신피질사(腦新皮質死)(neocortical death)(뇌사, 腦死)"를, 육체가 죽지 않았는데도, 신학적으로 '사람'의 '죽음' 이라고 정의 할 수 있는가 ?
* 이것에 대한 답변은, 우리들이 '사람'이라는 단어를 신학적으로 어떻게 이해하고 있느냐에 달려 있다.
* '사람'의 지구상 생명은 수태(受胎)(임신)됨으로서 시작되고, 뇌사상태가 되면 인간성의 상실로, 개인 생명의 종말과도 같은 상태가 된다.
* 식물인간(PVS)은, 장기(臟器)와 기관계(器官系)의 육체가, 이승에서의 하

나님을 대신하는 "육체-영혼 단위(body-soul unit)"를 유지할 수 있게 하는 인간성의 혼(魂)(spirit)이 없이, 인공적으로 유지하고 있는 상태인 것이다.

* 인간성을 유지하기 위해서 필수인 것은, 말하자면, 하나님의 형상(形象)을 갖는 역량(力量)이 비가역성으로 소실된 것이다.
* 이런 이유에서, 영양과 수분공급의 중지는 정당화 될 수 있다.
* 그러면, '크리스천'으로서, "남아있는 신체움직임을 가진 육체의 죽음"과 "사람(인간 됨)"의 죽음을 구별하는 신학적 근거를 가지게 된다.
* 인간의 육체는 항상 존경 받아야 하고 - 죽음을 맞는 말기 생명도 살아있는 생명과도 같이 - 그것은, 지상(地上)에 있을 때 하나님의 형상을 입은 육체를 통한 하나님의 대리인으로 역사(役事) 했기 때문이다.
* 그러나, 인간다운(인간성의) 삶이 상실된 육체 생명의 연장은, 생명을 존중하는 '크리스천'의 원칙에서 의무(義務) 지워진 것이 아니다.
* '크리스천'의 윤리에서는, 어떤 행동의 윤리(도덕)성을 결정하는 요인으로서 그 행동의 의도(意圖)가 관건(關鍵)이 된다. 지속적식물인간(PVS) 상태의 환자로부터 인공경관영양(tube feeding)을 보류/중단 하는 것을, 환자의 생명을 끊기 위한 의도가 있는 행위로서는 절대로 해서는 아니 된다. 우리들의 태도는, 그 개인환자의 생명을 "하나님의 섭리(God's providence)"에 맡겨 그 말기환자 질병 자체의 경과를 자연스럽게 맞게 해 준다는 것이다. 그러나 - 인간 의학(醫學)의 표준에 의한 "회복가능성 없음"이라는 판단과 같이 - 하나님께서 그 환자에게 최선이고 영광이 된다면, 소망에 대한 모든 이유를 넘어, 사랑하는 한 사람을 택하여 가실 것이라는 희망을 우리는 가질 수 있다. 여기에 표출된 입장은 '안락사'가 아니고, 나는 적극적이던 소극적이던 '안락사'는 반대하고 있는 입장이다.

** 만일, '지속적식물인간상태(PVS)'가 비가역성이고 전체적인 것이라고 판단 되면, 그리고 인간성(人間性)의 상실을 신학적으로 '죽음'이라고 수렴한다면, 인공경관영양공급을 중단하는 것에 대해 적극적인 지지를 표명할 수 있다.

* '지속적식물인간상태'의 환자가 사랑의 대상이 되어 있고, 이런 기계적

연명치료를 계속하기를 원하는 사람에게는, 그들의 결정을 존중해, 그 선택을 허용해야 할 것이다. 동시에, 성서적 견지에서 기도와 신중한 묵상속에 인공경관영양을 제거하기로 결정하는 것도 또 다른 선택이 될 수 있고, 이 결정도 존중되어야 한다.

3. The General Association of General Baptist.

1) Dr. Glen O. Spence (Denominational Executive Director)**는 해당 종파문서인 "침례교신자의 사회적 원칙**(The Social Principles of General Baptist)"**의 "삶의 종말**(Termination of Life)" **항목에서 다음과 같이 기술하고 있다.**

< Termination of Life (삶의 종말)>

* 우리는 삶의 종말은 하나님께 맡겨져 있다고 믿고 있다.
* 사람에게 어떤 환경이 주어지던, 그에게 하나님이 생명을 주어 존재할 수 있게 했고 그 생명을 다스리는 책무(責務)는 하나님께 있다는 것을 알아야 한다.
* 우리는 의과학(医科學)이 질병을 예방하고 생명을 유지하기 위한 치료의학 발전을 위해 많은 노력을 하고, 병든 환자에게 도움을 주는 성과를 이룩한데 대하여 감사 하고 있다.
* 그러나, 불치병(不治病)에 이환 되어 고통 속에 더 이상의 생명 유지가 어렵게된, 하나님의 섭리 범위를 넘어선 환자인 경우가, '크리스천'의 깊은 관심이 되어 있다.
* 환자가 고통으로부터 구출(구제)되기 위해 죽음을 선택할 권리가 있느냐에 대한 질문이 있을 수 있다.
* 우리는 '안락사'를 반대 한다.
* 우리의 해답은, 하나님과의 소통과 믿음, 인내 속에서 해답을 찾아야 한다고 생각한다.
* 우리는, 고통을 덜기 위한 진통제가, 의식을 흐리게 하는 부작용이 있다고 해도, 그 사용을 인정한다.
* 우리는, 모든 사람이 존엄성을 가추고 죽을 수 있는 권리가 있음을 주장(확언)한다.

* 우리는, 연명의료기술(延命醫療技術)이 있다고 해서, 그것을 말기환자에게 연명을 위해 사용하려는 것을 거부한다.

2) Rev. W.P. Bauman (The Association of Regular Baptist, Canada):

* 우리들의 생각은, 생명은 하나님께서 내리신 선물이며, 하나님께서 거두기 전까지는, 그 생명을 유지하기 위해 우리가 할 수 있는 최선을 다해야 한다고 믿고 있다. 그러나, 인공적인 방법으로 부당하게 생명을 연장하는 것에 대해서는 찬성하지 않는다.

3) Rev. Leon Maltby (Chairman of the Christian Social Action Committee of the Seventh Day Baptist General Convention)**가 문서로 기록한바에 의하면;**

* 내가 알고 있기는, '안락사' 문제에 대해서 우리들 위원회에서는 심층연구를 하고 있지 않으며 그 문제에 대한 토론 모임을 갖지 않은 것으로 알고 있다. 그 이유로서 실질적으로 아무도 '안락사'를 찬성하고 있지 않기 때문이다.

4. The Southern Baptist Churches :

1) Dr. C. Ben Mitchell (Director of Biomedical and Life Issues for the Christian Life Commission of the Southern Baptist Convention) :

* 교회 평위원들은, '안락사' 문제에 대해서 다음과 같은 방침을 명시(明示)했다.
  " '적극적안락사'를 반대하는 노력을 해야 할 것이며, 이에는, 일부환자에게 인공적인 식음(食飮)공급을 '비정상적인 치료방법'이라고 지정하는 것을 단념 시키려는 것도 포함 된다 (Christian Life Commission Annual Minutes, Sept. 16, 1987, p.40)" (인공경관영양은 비정상적인 치료방법에 속한다는 것)
* 우리들은, 교인들을 위한 '사전의료지시서'를 작성 중에 있다.
* 대부분의 남부침례교회는 생명 존중하에 '적극적안락사'와 '의사도움자살'을 반대한다.

2) 1977년 여름, 'Baptist Professor of Religion, Southern Baptist Theological Seminary, Louisville, Kentucky'에 의해서 발행된, 'Perspectives in Religious Studies'에 "Death with Dignity: Christians Confront Euthanasia" 제목 하에 다음과 같은 성명 내용을 담고 있다.

* '존엄스럽게 죽을 수 있는 권리'가, 아픈 환자를 치료하는 정력과 책임감과 동일하게, 지지(支持) 되어야 한다. '인간성(인간다움)'을 상실하는 범위를 넘는 한도까지 연명치료를 유지하는 것을 원하지 않는 환자의 소망은, 의학적으로 가능한 한 까지 치료계속 하기를 소망하는 환자의 경우와 똑같이 존중 되어야 한다.
* '크리스천'들은, 사랑하는 환자의 참을 수 없는 고통을 줄여주기 위해 행동한 의사에게 주어 질 수 있는 형벌을 경감 시켜주기 위해 노력해야 할 것이다.
  동시에, 그런 결정이 '의사/환자가족' 만의 결정이 아님을 열심히 납득시키는데도 노력해야 한다. 아무도 환자의 죽음을 수렴하는 결정에 대한, 정신적/영적인 부담을 혼자 가지게 해서는 아니 된다
* '크리스천'은, '안락사'에 대한 문제에 대해서 활발한 토론을 해야 한다. "생명의 신성함"과 "생명의 질" 윤리 문제에 대한 토론은, 기독교 신학에서 상당한 논제(論題)를 제기하고 있다.
* 성경적 증언은, 육체적 기능으로만 표출되는 그 이상의 기능을 가진 생명에 대해, 큰 희망을 한결 같이 유지하고 있다. 그런 큰 희망이, 죽음에 대한 토론에서 주어져야 할 희망의 배경(背景)이 되는 것이고, '사도 바울'은 이렇게 기록하고 있다.< 만일 그리스도 안에서 우리가 바라는 것이 다만 이 세상의 삶 뿐이면 모든 사람 가운데 우리가 더욱 불쌍한 자이리라> (고전:15;19)

3) Professor Simmons은, Bioethics yearbook (Kluwer 1991)에 발표한 "Baptist-Evangelical Biomedical Ethics" 제목하의 평론에서, 다음과 같이 말하고 있다.

* '복음주의자(Evangelicals)'와 '침례교인'은, '육체의 죽음'이 임박했을 때, 연명치료를 거부하는 환자의 권리를, 사실상 전원 합의로 지지(支

持)하고 있다.

더욱이, 환자가 회복가능성이 없거나, 혼수상태에 있거나, 또는 죽음에 임박해 있는 환자에게 인공적인 연명치료를 유지/계속 하는 것에 대해서도 윤리적 의무가 없음을 밝히고 있다.

* 후자의 경우, 연명의술(延命醫術)의 발달에 따른 문제와 관련하여, 과거라면 이미 사망했을 환자도, 계속 연명할 수 있는 현 시대에 와서, 큰 문제를 제기하고 있다.

  두 가지 중요한 윤리적 의문을 제기할 수 있다. 첫째는, 연명치료를 거부하는 성경적/신학적 근거는 무엇이겠는가 ? 둘째는, 사랑하는 가족 환자가 고통 받지않고 죽음을 앞 당길수 있게 도움 주는 것이 자연적인 죽음을 기다리게 하는 것보다 더 윤리적으로 책임성 있는 결정이 아니겠는가 ?

  이런 문제에 대해서 복음주의 문헌은 부족(빈약)한 상태이다.

4) 1991년 11월 Geyer Springs에서 개최된 1991년 Arkansas Baptist Convention에서, Derek Humphry는 'Fianl Exit'라는 발표문을 통해 다음과 같이 공포했다.

결의문 제 7 : 안락사

하나님은 생명의 창조자이며, 하나님의 형상을 따라 인간생명이 창조 되었고, 하나님의 형상은 신성하므로; 그리고, 하나님의 권위(權威)에, 인간 육신의 '삶과 죽음'이라는 영역(領域)에 침해하는 것을 허용 하려는 철학이, 죄 없는 인간 생명을 불분명한 '삶의 질' 결정에 근거해 생명을 전단적(專斷的)으로 뺏는 것을 합리화 하려는 것은, 그 발단이 인본주의적인 것이며, 그 본질은 죄악에 속함으로; 그리고, "최후의 출구(Final Exit)" 제목의 책이, 자살방법과 약물을 이용해 다른 사람의 목숨을 끊을 수 있는 방법을 기술한 책으로서, 최근 '뉴욕 타임스' 책 부분 '베스트셀러' 책이 되었음에; 그리고, '죽을 권리'운동이 '안락사'와 구별하기 어렵지 않다는 점에서; 그리고 '적극적안락사'를 수용할 수 있게 하는 변수(變數)/지표(指標)가, 증가하고 있다는 점에서; 그리고, 그러므로, 우리는, 1991년 11월 19-20일 Geyer Spring First Baptist Church 에서의 침례교회 '알칸사스' 州총회의 결의로서, 어떤 상황에 있던 인간생명의 신성함을 확인한다.

그러므로, 우리는, 인본주의적인 인위적인 '생명의 질' 판단에 의거한, 그리고 그런 결정은 환자개인의 생명을 단축시킬 뿐만 아니라, 인간의 삶과 죽음의 정황에서 하나님의 권위에 대한 침해(侵害)가 되기도 하는, '적극적 안락사'에 의존하게 되는 것을, 반대 하는 입장을 결의한다.

5. The Freewill Baptist Church

Dr. Laverne D. Miley, M.D. (Professor of Bible and Science in the Freewill Baptist College, Nashville, Tennessee)는 1981년에 'Euthanasia: Mercy or Murder ?' 라는 제목하에 발표된 그의 논문에서, The Freewill Baptist Church 의 공식의견은 아니지만 그 교파의 많은 사람들의 의견 일것이라는 전제하에, 다음과 같은 내용의 성명을 발표 했다.

< 말기질환(末期疾患)을 앓고 있는 환자가 죽음에 임해 있을 때는, 어려운 문제를 제시한다. 그러나 말기환자를 '돌보는 것(care)'은 '산(living) 사람을 돌보는 것'의 중요한 일부분이 된다는 것을 기억할 필요가 있다. 그것은, 죽어가는 임종의 과정은 사망되기(죽기) 전까지는 삶의 일부분이 되기 때문이다.

때로 의사(醫師)는, 어려운 결정 앞에 '딜렘마'(궁지, 窮地)를 겪게 된다. 그것은 환자의 생명을 연장해야 하는 고통스러운 연명치료를 해주어야 할 뿐만 아니라, 환자의 고통을 덜어주어야 하는 의무도 있기 때문이다. 때로 이 두 가지 목적은 서로 상충(相衝)되기도 한다. 말기환자에서 연명치료같은 비정상적인 치료를 할때는, 환자의 인공적인 연명은 이룩할 수 있지만, 동시에 환자에게 주어지는 고통은 증가하기 때문이다. 또한 환자의 고통을 덜어주기위한 약물 투여는, 부작용으로 죽음을 앞당길 수 있는 위험을 내포하기도 한다. 의사는 어떻게 해야 하나 ? 이런 입장에서, 연명치료에 의해서 연명을 계속할 것이냐 ? 아니면 환자의 죽음을 수용해 자연사(自然死)의 죽음을 선택 할 수 있게 할 것이냐 ? 하는, '크리스천 의사(Christian physician)'가 택할 수 있는 지혜는 / 올바른 결정은, 환자 스스로의 소망에 따라 환자의 죽음을 수용하게 하는 것이고,

이는 ‘안락사’가 아니고 “건전한(정상적인) 의술(sound medicine)”이라고 수용되고 있다.>

결론

G.A.Laure 설문에 대한 미국침례교회 여러 기구(機構)의 답변은, 다음과 같이 요약된다.

설문 1 : K 환자에 대한 연명치료중지(소극적안락사, 존엄사)는 제재되지 않는다.

설문 2 : M 환자에 대한 연명치료중지(적극적안락사)는 제재 된다.

Chapter 6

'그리스' 정교회(The Greek Orthodox Church)

'스탠리 하라카스' 신부(Prof. of Orthodox Christian Ethics, Holy Cross Greek Orthodox School of Theology)가, '현대의 윤리문제(Contemporary Moral Issue)' 라는 제목으로 1982년에 발표한 논문(Light and Life Publishing Co.)에 의하면, '그리스' 정교회의 '크리스천' 전통은, 특별한 지침을 마련하고 있지 않지만, 다음과 같은 기본적인 윤리적인 전통을 가지고 있다고 했다. 즉: [하나님은 생명의 창조자이시고 우리는 그 생명을, 살아계신 하나님의 뜻에 따라 보호하고 함양(涵養)해야 할 책임을 가지고 있다. 하나님은 생명을 주셨고, 욥 12:10은 다음과 같이 기술하고 있다. < 모든 생물의 생명과 모든 사람의 육신의 목숨이 다 그의 손에 있느니라>. 그러므로, 죄 없는 사람의 목숨을 불법적으로 빼앗는 것은 살인(殺人)이며, 이는 마땅히 죄악으로서 벌 받아야 한다. (출: 20;13)

한편, 인간의 육체적인 죽음은 불가피한 것으로, 우리들이 아무리 생명을 지키려고 노력해도 인간은 죽음을 맞게 마련 되어 있고, 히:9;29은 <한번 죽은 것은 사람에게 정해진 것이요, 그 후에는 심판이 있으리니>라고 가르치고 있다.

그럼에도 불구하고, 인간의 생명을 의도적으로 제거하려는 야만적인 행위가 자행 되고 있다. 따라서 그리스 정통교회는 '안락사'에 대해서 전적으로 변화 없이 반대 하고 있다. 그것은 오류에 빠지기 쉬운 인간에 의해서 '하나님 역할'을 하는 위험스럽고 두려운 행위라고 할 수 있다.

그러나 현대의학은 또 다르게 극단의 방향으로 발전하고 있어, 하나님이 거두어 가실 인간의 생명을, 더 길게 유지 할 수 있게 하고 있다. 여러 가지 종류의 의학적으로 개발된 대치장기(代置臟器)는 치료적으로 효과를 내어 인간의 생명을 연장 할수 있게 하고 있다. 예를 들어, 인공신장(人工腎臟)이나 인공폐(人工肺)는, 외과의사들에 의해서 병든 장기의 치료에 수술 중 효과적으로 사용되고 있다. 때로 이들 인공장기(人工 臟器)는, 수술 이외 기간에도 장기간에 걸쳐 치료적으로 사용 되어, 환자의 생명 유지를 위해 사용 되고 있다. 이런 모든 경우에 인간의 생명은 함양 유지 되고 있고, 이런 인공장기의 사용은 치료 목적으로 유용하며 건강과 생명 유지에 유용하고 필요 하다.

때가 되어, 신체 기능이 되 돌릴 수 없게 완전히 파괴 소실되고, 인공장기에 의해서 죽은 신체가 생존해 있는 신체 같이 기능하고 있을 때는, 교회는 육신이 죽음에 이르렀음을 받아들이며, 동시에, 마지막 날에 '다른 형태의 육신(transfigured flesh)'으로 다시 살아나게 됨(부활 함)을 믿고 있다. 동시에, '그리스'정통교회는, 육신의 죽음의 불가피성을 부인하며, 죽은 육신의 의미(의식) 있는 생명 유지 회복이 불가능한 환자의 생명 유지를 위하여 모든 '비정상적인 치료'를 주장하는 교인들과는 믿음의 관계가 단절 되고 있으며, 이런 치료는 의료자원의 오용(誤用)일 뿐만 아니라 하나님의 뜻에 거역하는 것이라고 생각하고 있으며, 교회는, 임종을 맞고 있는 말기환자의 '고통이 없고 빠른 죽음(육신과 혼의 빠른 이탈을 위한 기도)'을 위해 기도하고 있다.

실지로, 이런 전통을 위해 마련된 예배의 기도문이 있다. 통상의 의술로 생명 유지가 불가능해지고 육체가 죽음과 고투(苦鬪)하고 있을 때 교회는 다음과 같이 기도한다.

<....하나님께서, 인간의 혼(魂)과 육신의, 표현 할 수 없는 결속(結束)의 분리(分離)를 명하시고, 오! 신령(神靈)한 하나님이여, 하나님의 신성한 의도에 따라 혼이 육신에서 떨어짐을 명하셨나이다. 따라서 육신은 그것이 만들어졌던 성분(成分)으로 돌아가고, 혼(魂)은 모두의 부활이 있을 때 까지, 그가

있었던 근원으로 돌아 가나이다.

이럼으로서, 영원하신 아버지 하나님, 독생자이시고 성령(聖靈)이신 하나님께 간청하나니, 하나님의 종, 000의 육신으로부터 혼이 떠날 때, 평화로운 떠남이 되게 하여 주시옵소서..... >]

이상으로서, '그리스' 정통교회는 확실한 "그리스 정통교회 지침"이 있다고 말 할 수 있으며 그 내용은 다음과 같다.

1. 우리들에게는, 하나님으로 부터 내려진, 우리의 생명을 유지 보호하고 지킬 의무가 있다.
2. 질병이 있을 때는, 모든 가능한 방법을 이용하여, 우리의 건강과 생명을 유지하고 지켜야 할 의무가 있다.
3. 생명은 매우 귀중한 것이므로 존중되어야 하며, 건강이 완전하지 못하고 질병이 있을지라도 보호되고 유지 되어야 한다.
4. 그러나, 육신의 질병이 진행하여 신체 기능이 회복할 수 없는 경지로 파괴되고, 그것이 모든 치료에도 회복할 가능성이 없어졌을 때는, '그리스' 정통교회는, '비정상적인 인공적인 기계치료(extra-ordinary mechanical devices treatment)의 제거(除去)를 정당하게 허용한다. 육신이 죽음과 고투(苦鬪)하고 있을 때, 신체장기의 많은 기능이 파괴 되어 생명유지를 위해 회복할 수 없게 기능을 상실하고 있을 때, '그리스' 정통 교회는, '비정상적인 기계적 치료'의 사용의무를 지우지(부과하지) 않는다. 교회는 '안락사'와 회복가능성이 없는 환자에 대한 비정상적인 연명치료를 구분 한다.
5. 이런 결정은 단독적인 결정이어서는 아니 되며, 가능한 한 가족과 함께 이뤄져야 한다. 그리고 물론 담당의사와 의료전문가와의 자문 후에 이뤄져야 한다.
   또한 성직자와의 상담, 충고, 그리고 기도 속에 이뤄져야 한다. 그리고 이런 행동은, 통상의 치료로 유지하고 지킬 수 있는 생명을, 의도적으로 죽게 하는 '안락사'와 혼동해서는 안 되며, '안락사'는 사람을 죽이는 것이며 살인이며, 육신과 혼(魂)의 평화스러운 이탈(離脫)을 하게 하는 행위와는 완전히 다른 것이다.

이는 인간생명의 신성함과 그 생명을 유지하는 인간에게 주어진 하나님으로 부터의 책임을 확인하고 있다. 그러나, 인간 육신 죽음의 불가피성을 부인하는 태도는 거부하며, '그리스'정교회의 '좋은 죽음(good death)'은, 믿음과 하나님의 신뢰 속에 부활에 대한 언약을 믿으며 지구상의 삶의 마지막인 죽음을 평화스럽게 받아들이는 것이라고 설파하고 있다.

결론

G.A.Laure 설문에 대한 " '그리스'정통교회 "의 답변은, 다음과 같이 요약된다.

설문 1 : K 환자에 대한 연명치료중지(소극적안락사, 존엄사)는 제재하지 않는다.

설문 2 : M 환자에 대한 연명치료중지(적극적안락사)는 제재 한다.

Chapter 7

러시아 정교회(The Russian Orthodox Church)

1985년, 미국 Russian Orthodox Church의 St. Vladimir 신학교의 Thomas Hopko 교수와 A. Mileant 주목사는, 제출된 설문에 대해서 다음과 같은 답변을 제출했다.

* 우리들은, 인간의 생명은 하나님의 선물이며, 아무도 그 생명을 가져갈 수 없다고 믿고 있다. 그러나, 회복이 불가능한 말기 질병으로 임종을 맞은 환자에게, 비정상적인(영웅적인) 치료(연명치료)를 시행하여 육신의 생명을 연장하는 것이 필요하다고 교회에서 가르치고 있지는 않으며, 우리는 그것은 하나님의 결정 사항이고 하나님이 거두어 가실 생명이라고 믿고 있다.

1989년에, St.Vladimir's Orthodox Theological Seminar의 Prof. New Testament and Ethics인 John Breck 신부는, 'Orthodox Christian Association of Medicine, Psychology and Religion' 모임에서, 'Selective Non-treatment of the Terminally ill; An Orthodox Moral Persepctive' 라는 제목 하에 연설하였으며, 이 논문은 St. Vladimir's Theological Quarterly (vol.33,No. 3, 1989, pp.261-272)에 게재되

어 있다. Breck 신부의 발표 내용의 요약은 다음과 같다.

1. 죽음의 과정은 인간 생명의 자연현상임을 인식할 필요가 있으며, 그 과정에 관련된 모든 사람들의 그에 합당한 돌봄과 존경을 필요로 한다.
2. 교회는, 임종을 맞는 사람(신자)들의 치료 또는 치료중지의 중요 결정에 있어서 도움을 줄 수 있는 인적 재원(財源)의 network 를 만들어 유지할 필요가 있으며, 이에는 의료인, 목사, 윤리학자 등등이 포함된다.
3. 교회는, 전국 및 지역 단위로, 말기질환을 앓고 임종을 맞는 교인의 영적(靈的) 삶과 죽음의 과정을 돕기 위해, '호스피스' 프로그램을 개발할 것을 장려할 필요가 있다. 이런 '호스피스' 프로그램은, 죽음을 앞둔 임종환자의 심신의 고통을 완화해 주고 평화로움 속에 환자스스로 처신하게 하는데 도움이 됨이 이미 증명된 바 있다.
4. 교회는, 또한, 말기환자의 생명이, 의학(기구) 발달의 실험대상이 되지 않고, 또 의사(醫師)들의 '활력논적 철학(vitalist philosophy)(생명유지를 위해 모든 수단을 동원)'의 실험대상이 되지 않게 하기 위하여, '자연사'법(自然死法) 입법에 지지를 할 수 있으며, 이를 통해, 말기환자가, 무익하고 비정상적인치료방법(인공호흡기등)을 부당하게 부과(賦課) 받는 것을 막을 수 있는 '사전의료지시서'의 효력을 증가시킬 수 있게 된다.
5. 교회는, 교육과 적절한 방법을 통해, 오늘날 미국에 횡행(橫行)되고 있는, '히포크라테스' 선서에 반하는 의료계의 경향, 즉; 병든 환자의 의료 시혜가 사회(국가)가 해주어야 할 국민의 권리와 혜택이 아니고, 의료비 지불능력이 있는 사람에게만 주어지는 의료 '시스템'의 시정을 위해 영향을 미칠 수 있어야 한다.
6. 마지막으로, 성직자와 종교지도자는, 그들의 설교와 일상의 예배식 생활을 통해 '하나님이 생명과 죽음의 주인(지배자)'이며, 하나님만이 죽음을 앞둔 환자의 궁극적 희망의 원천이 되며, 우리들은 누구나가 때가 되면 예외 없이 죽음을 맞는 말기환자가 됨을 선포해야 된다. 이런 믿음과 전망(展望)이 받아들여질 때, 우리는 신념과 끊기지 않는 희망으로 하나님께 요청할 수 있으며, 하나님께서 우리 모두에게, 이땅(이승)의 생을 마감하는 진정한 '크리스천'에게, 은총을 내리셔 고통없고 결백하

고 평화로운 육신의 죽음을 허락하실 것이다.

1992년 2월에, Breck 신부는, 설문서에 답변하는 형식으로 다음과 같이 기록하고 있다.

* "러시아 정통교회"는, '안락사'에 대한 문제에 대해서 아직 논의 중이지만, 큰 명제에 대해서는 합의된 의견이 도출되고 있으며, '의사도움자살'을 포함한 어떤 형태의 '적극적안락사(active euthanasia)'도 반대하고 있으며, 이런 원칙은, '생명의 신성함'에 기초하고 있다.
* '소극적안락사(Passive Euthanasia)'(귀하의 설문 제 1 항)에 대해서는, 정통교회의 공식 입장은 표명되지 않고 있지만, 죽음을 앞둔 (전문의료인 진단이 6 개월 이내의 수명이 남았다고 진단한 경우) 말기환자에서 연명치료를 중지/제거 하는 것을 수용하는 경향이 정통교회에서 증가하고 있다. 말기환자에서의 감내 할수 없는 통증에 대해서도, 진통제 투여가 부작용으로 생명을 단축 시킬 위험이 있다고 해도, 대부분이 적정량의 '몰핀(morphin)' 투여를 수용하고 있다.
* 만일 환자가 '지속적식물인간상태(Persistent Vegetative State, PVS)'나, 비가역성의 혼수상태(irreversible coma)일 때는 (의료전문인으로부터 회복이 불가능하다는 판정이 있어야 함), 나는 인공호흡기를 포함한 '비정상적인 치료'의 중지를 권고한다.

Dennis R. Rhodes 목사(Archivist for the Orthodox Church in America)는, 1980년 9월에 채택된 교회 문서, "인간생명에 대한 선언문(Resolution on Human life)"의 9, 10 번째 항목을, 다음과 같이 인용하고 있다.

〈인용 시작〉

[9. 인간의 생명은 어떤 형태로 있던 신성한 것이며, 그 생명의 유지 보호를 위해서, 정치적 경제적 법적 그리고 윤리적 차원에서, 모든 방법을 동원 해야 한다.

10. 그러나, 특수한 경우(회복이 불가능한 질병), 생물학적(육신) 생명의 연장을 위해 인공적인 치료(연명치료)를 지속하는 것은, 인간 생명의 신성함에 대한 적합한(합당한) 이해와는 일치하지 않으며, 회복불가능한 환자에 대한 연명치료의 중단은 '안락사'나 '어떤 형태의 살인'과는 분명하게 구별되어야 한다.] 〈인용 끝〉

결론

G.A,Laure 설문에 대한 Russia 정통교회의 답변은, 다음과 같이 요약 된다.

설문 1 : K 환자에 대한 연명치료중지(소극적안락사, 존엄사)는 제재하지 않는다.

설문 2 : M 환자에 대한 연명치료중지(적극적안락사)는, 제재 한다.

Chapter 8

The United Church of Canada

United Church of Canada의 Director of Office of Church in Society of UCC인 Dr. Bonnie M. Greene 은, '안락사' / '존엄사'에 대해 요청된 설문에 대해서, 다음과 같이 답변함으로서 UCC의 공식입장을 대신하고 있다.

<1995년에 개최 되었던, 전체 평위원회에서, 의료윤리에 대한 일반적인 정책이 채택 되었는데, 주로 무뇌아(無腦兒)로 출생한 신생아에 대한 안락사 문제와 관련해서 언급되어 있으며, 낙태(落胎)(유산) 문제, 신생아를 회생시키기 위한 비정상적인 치료방법 등에 대해서 논의 되었다. 전체 평위원회의는 결론내리기를, 의료의 침습적 치료의 제한을 두는 것은 합법적인 정당한 행위라고 했다.>

또 다른 견해를 밝힌, Marylynne Seguin는, 그녀의 책('A Gentle death' 1994, Kew-Porter Book, Toronto)에서, Toronto의 Belefair 목사와 Winnipeg의 John Wesley Oldham 목사의 말을 인용해, 존엄스럽게 죽을 수 있는 환자의 권리를 주장하는 '존엄사'를 지지했고, 또한 해당 환자가 원하는 경우 '의사

도움자살’ 까지도, 인정해야 한다고 주장하고 있다.

결국 UCC는 교회의 공식의견은 공개하고 있지 못하지만, 그 교단/교회에 속한 유력한 목사님들의 의견은, ‘존엄사’를 수렴하고 있으며, 불치병에 이환되어 고생하고 있는 환자를 위한 ‘의사도움안락사’ 까지도 환자의 요구가 있고, 의료적절차적 정당화 수순을 따라 수용될 수 있다고 의견제시를 하고 있다.

결론

G.A.Laure 설문에 대한 The United Church of Canada 의 답변은, 다음과 같이 요약할 수 있다.

설문 1 : K 환자에 대한 연명치료중지(소극적안락사, 존엄사)는 제재 하지 않음.

설문 2 : M 환자에 대한 연명치료중지(적극적안락사)는 제재한다.

Chapter 9

The Unitarian Universalist Association

The Unitarian Universalist Association (유일신교 보편구제설 신봉자 연합회)의 1988년 6월 총회(미국 켈리포니아 팜스프링)에서, 말기환자에서 '존엄사'를 수용하는, 다음과 같은 결의문을 참석자 2/3 이상의 투표 하에 채택하였으며, 종교단체로서는 처음으로 '죽음의 권리'를 확인한 종교 단체로 기록 되어 있다.

* **존엄스럽게 죽을 수 있는 권리 – 1988** : <인간의 생명은 타고난 존엄성을 가지고 있다는 유일신교의 믿음에 따라, 인간생명이 본인의 의지와 다르게 또는 그 존엄성을 유지할 수 있는 범위를 넘어 연장 손상되고 있으며; 그리고 극심한 육체적 및 정신적 장애로 인해 회복이 불가능한 경우 모든 사람이 스스로 미리 결정할 수 있는 불가침의 권리가 있음을 믿고 있으매 ; 의학지식과 기술은, 인간생명을 연명치료에 의해서 인공적으로 연장할 수 있으므로, 그러한 인공적인 생명연장은, 환자에게 아무 도움 줌이 없이 불필요한 고통과 생명 존엄성의 상실(喪失)을 초래할 수 있으므로, 그러한 연명치료는, 의료계의 의료전달시스템에도 영향을 미

쳐 한정된 의료자원의 불균형의 배치를 초래하며, 환자의 맑은 정신상태하에 요구되는, 죽음을 앞둔 환자의 도움 요청은 종교적, 윤리적, 법적 의미에서 차이가 있을 수 있으므로, 우리사회에는, 죽음을 앞둔 환자의 소망을 지켜주는데 대해서 장애 요건이 있으며, 많은 법률인, 성직자 그리고 의료인들이, 환자 생명의 질(質)과 죽음을 원하는 환자자신의 소망에 불문하고 생명은 연장해야 한다고 평가함에, 그럼으로 결의하기를: "유일신교연합회"는, 전체 총회를 소집하여, 임종에 관한 우리사회의 실태와 의견 등을 다른 국가 문화와 함께 조사할 것을 결의하고, 또한 결의하기를: '유일신교연합회'는 1978년 전체총회 결의문에서 선포한바와 같이, '사전의료지시서'의 지지(支持)를 재확인 하며, '항구성대리인 위임장(恒久性代理人委任狀)'의 지지를 표명하며, 두 가지 방법 모두 받아들여져야 한다는 확신을 구하고 있으며, 재차 결의하여: '유일신교연합회'는 임종시(臨終時) 환자의 자기결정권을 지지(支持)하며, 적절한 의료적절차하에 말기환자가 스스로의 죽음을 선택할 수 있게 도움 준 사람(의료인)에게 대한 법적 형벌로부터 해제(解除)되어야 한다고 주장하며, 재차 결의하여: '유인신교연합회'는, 환자 스스로의 의지(소망)에 반(反) 하여, 환자 죽음을 앞당기게 하는 행위 방지를 위한 조치를 주장하며, 마지막 결의로서: "개인 스스로의 선택에 의한 존엄스러운 죽음"의 권리 보호를 위해서, 유일신교연합회, 기념회 모임, 적합한 단체 등을 통해, 관련 법령의 입법화를 위해서 지지하고 노력할 것을 결의 한다.>

그러나, 유일신교연합회 회원은 전체회의 결의를 반드시 지지해야 할 의무를 갖지 않으며, 신자 스스로의 의견을 가질 수 있다고 부기 되어 있다.

예를 들어, Rev. Edgar Peara, Park Forest Illinois는 동의 하지 않는다는 다음과 같은 내용을 1988년 11월에 발표한바 있다.

* 우리들은 안락사(자비살인, Euthanasia)에 대해서, 신학적 및 종교적으로 반대를 표명해 왔다. '자기결정권'이라는 법률적 이론은, 통증으로 고생하는 환자의 생명을 의사에게 끊어달라고 의뢰하는 것을 포함하지 않는

다. 우리는, 인간의 생명은 신성한 것임으로 그 것은 금지 되어야 한다고 믿는다.

한편, Don Beaudreault 목사는 미국 '켈리포니아'의 'Pacific Unitarian Church'의 교회집회에서 다음과 같이 설파하고 있다.

* 나는 '안락사'와 '적극적안락사'는 반대 한다.
* 그렇다면, 기계로서 죽을 육신을 연명하고 있는 경우의, '소극적안락사'도 반대한다는 뜻인가? 나의 답변은, 이런 형태의 '소극적안락사'는 찬성한다, 그 이유는 이런 형태로 살아 있는 육체의 생명은 절대로 인간의 존엄성(신성)를 갖추고 있지 못하기 때문이다.
* 그렇다면, '존엄사법(Death with Dignity Law)'을 찬성 하는 입장이며, 그러면, '워싱턴'州의 Initiative 119 (워싱턴 주 '존엄사' 입법안)도 찬성할 것인가 ? ..... 찬성하고 있다.

* Marvin Evans 목사 (Minister Emeritus, Bellingham Unitarian Fellowship in Bellingham Washington)는, 워싱턴 주 Initiative 119 의 확실한 찬성자이고 지지자로서, 워싱턴 주 '존엄사 시민모임'의 간사와 "유일신교연합 '존엄사' 기구"의 집행부를 맡고 있다.

** B. L. Loverly 목사 (Pasadena Neighborhood Church)는, 다음과 같이 설교하고 있다.

* 교회의 투표(1992년 실시)에서 89.5%의 신도가 '켈리포니아'주의 "존엄사 법(California Death with Dignity Act)"을 지지하고 있다.
* 그 목사는, 말기의 혼수상태 환자에서, 인공적인 방볍으로 연명하고 있을 때의, '자의적인 안락사(voluntary euthanasia)'는 지지(支持)하며, 그 이유는, 식물인간으로 남아있는 환자의 인간성의 존엄성을 유지하기 위함이라고 말하고 있다.

그는 믿기를 인간의 생명은 온전한 정신이 있는 사람(인간) 스스로의 것이고, 우리들은 이런 경우 서로 도움을 주고 사랑을 나눌 때, 우리들 자신들의 인간성 보전(保全)에 위배(違背)됨이 없을 것이라고 말하고 있다.

결론

G. A. Laure 설문에 대한 '유일신교연합회'의 답변은, 다음과 같이 요약된다.

설문 1 : K 환자에 대한 연명치료중지(소극적안락사, 존엄사)는 제재되지 않는다.

설문 2 : M 환자에 대한 연명치료중지(적극적안락사)는 제재 된다.

Chapter 10

여호와의 증인(Jehovah's Witness)

'여호와의 증인' 측은, 요청된 설문에 대한 직접적인 답변을 피하고, 1991년 10월 22일 발행의 종파 기관지 "Awake(깨여 있으라)"를 제출했으며, 그 내용에는 "현시대의 죽음을 맞는 사람을 위한 도움"이라는 제목하에, 고도의 의료기술 발달을 이룩한 현시대에, 회복할 수 없는 질환으로 말기를 맞은 환자를 어떻게 도울 수 있는가에 대한 질문과 해답을 제시하고 있다. 이 잡지는 64개 국어로 번역 되어 출판되고 있으며, 서로 다른 국가의 문화가 반영 되어 있다고 믿고 있다.

여기에 지적되어 있는 내용의 일부는 다음과 같다.

[일부 사람들은 병든 환자에게는 의학적으로 가능한 모든 방법을 동원하여 치료해야 한다는 견해를 가지고 있고, 미국외과의사협회는 다음과 같은 내용의 성명을 발표한 바 있다. <혼수상태나 식물인간 또는 발육부전의 장애 환자 등을 치료하는 의사의 책임은, 그 환자의 회복가능성의 예후에 의거해 치료 하는 것이 아니고, 모든 수단을 다 해서 치료 해야 한다.>

이는, 훌륭한 환자 치료에 대한 원칙일 수 있지만, 말기환자의 경우 회복가능성이 없는 환자에 대해서도 이와 같이 모든 가능한 치료를 동원하는 것이 환자에게 최선의 길이 되겠는가?

지나간 세기(世紀) 동안 이룩한 현대 의학기술의 발달은, 새롭고도 다른 견해를 가지게 하고 있다.

1984년에 발표된, 회복가능성이 없는 환자에 대한 의사의 책임에 대한, 10명의 경험 많은 의사 위원단의 종합의견은, 다음과 같이 획기적(그 년대에서는) 결론을 짓고 있다: < 회복가능성이 없는 환자에 대해서는, 환자에게 고통을 주고 죽음의 과정을 연장만하고 있는 침습적인 치료를 점차적으로 줄이는 것이 바람직하다. >

5년 뒤인 1985년에 같은 전문의사 위원단(패널)은, 같은 제목의 의견 발표 결론에서, 더 평이하고 확실한 성명으로 : < 많은 의사와 윤리학자들의 결론으로......... 회복가능성이 없거나 혼수상태로 말기에 와있는 임종환자에게서, 영양과 수분공급을 중단하는 것은 윤리적으로 어긋나지 않는다. > 라고 발표하고 있다. 많은 '크리스천'들이, 이와 유사한 문제와 관련하여 고민스러워하고 있다.

사랑하는 사람이, 회복가능성이 없이 인공기계호흡기에 의존해 생명을 유지하고 있을 때, 인공호흡기를 계속 유지 해야 하나 ? 말기환자에게 정맥주사나 인공영양을 계속해야 하나 ? 이러한 질문이 쉬운 질문이 아님을 모두가 알고 있다.

어떤 종류의 지침이 '크리스천'들에게 주어져 있는가 ? 어디가서 이런 문제에 대한 도움을 얻을 수 있는가 ? 또 중요한 것으로 성경은 이에 대해서 어떻게 답변하고 있는가 ?

두 번째 항목은, " 말기환자를 위해 어떤 가료(加療)가 필요 한가 ? "

그리고, 현대의 의료인들은 의료기술과 치료의학에 집중하고 있고, 환자가 사망하는 경우 '의료기술의 실패'라고 받아들이는 경향이 있어, 모든 노력을 다해 죽음을 끝까지 방지하려는 노력을 해오고 있다고 Awake 誌는 지적하고 있고, 다음과 같은 한 의사의 기사를 익명으로 게재 하고 있다.

< 대부분의 의사들은, 한때 의학의 진주라고 할 수 있는 인간성(humanism)을 상실한 시술을 하고 있으며, 각종 첨단 의료기구와 그 정확성에 의존한

의료시술은, 약한자에 대한 온정, 인정, 동정 등을 몰아내고 있다. 의료(의학)는, 이제 얼음과 같은 과학(icy science)이고, 임종하는 말기 환자들에게는, 기계적인 의사에게서 평안을 찾아 볼 수 없게 되었다. 그러나 점차적으로 다른 목소리를 듣게 되었다. 말기의 임종환자가, 냉혹한 의료기술의 침습(간섭)의 대상이 되지 않고, 자연스럽고 존엄스러운 죽음을 맞을 수 있게끔 허용 되어야 한다는 의견이다.

'타임' 잡지가 시행한 최근의 여론 조사에 의하면, 설문에 답한 사람의 2/3가 말기 환자에서의 연명치료 중단은 허용되어야 한다고 답변하고 있다. 그리고 이 여론조사는 결론 내리기를, 환자들은 일단 회복이 불가능하고 죽음이 불가피한 입장일때는, 사람들은, 중환자실에서 각종 기계에 매달려 실험동물 같은 형태에서 보다는, 존엄스러운 죽음을 원하고 있다고 결론짓고 있다. 귀하는 동의 하십니까 ?

이 기사는 또한 말기환자들의 소생술금지(DNR) 정책과 '사전의료지시서' 약속 등의 병원내 반응을 기록 소개하고 있으며, '호스피스'의 중요성을 강조하고 있다.>

세 번째 항목은, 성경적 안내로 독자를 인도하고 있으며, 다음과 같은 내용이 있다.

* "인간생명은 어떤 대가를 치루더라도 보존(유지) 되어야 한다."는 철학은, 이 세속 철학의 산물이며, "지금(이승)의 세상과 생명이 전부이다" 라고 가르치는 것은 세속적 철학이다.
* "여호와의 증인"에서는, 생명은 신성한 것이라고 가르치며, "생명의 원천이 주께 있사오니 주의 빛 안에서 우리가 빛을 보리이다.(시:36;9)" 를 믿고 있다.
* 그렇다면, '크리스천'은 '안락사'에 동의 하고 있나 ?
* '크리스천'은 말기환자의 연명을 위해서 의료기술적으로 할 수 있는 모든 것을 해야 하나 ?
* 죽음의 과정을 가능한 모든 방법을 동원하여 연장하여야 하나 ?
* 성경은 가르치기를, 죽음은 인간의 친구가 아니고 원수이며(고전:15;26), 죽음은 고통도 아니고 기쁨도 아니고, 잠자는 것과 같다고 했다.

(욥:3;11-13)

* 임종을 앞둔 환자 삶(생명)의 앞으로의 전망은, 예수 '그리스도'(요: 6;39,40)를 통한 그들의 부활을 이룩하시는 하나님의 역량에 전적으로 의존 해야 하는 것이며, 그러므로 하나님께서 우리들에게 이에 필요한 지식을 내려주신 것을 찾게 될 것이다.

  죽음은, 갖게 되기를 원하는 것도 아니고 또 죽음의 과정을 연장하려는 노력에 의지해야 할 대상도 아닌 것이다.

* "여호와의 증인"은, 사랑하는 사람이 임종을 맞은 말기환자인 경우 어떠한 지침으로 도움을 주고 있는가 ?

* 먼저, 우리들이 이해할 것은, 모든 환자의 경우가 차이가 있으며, 일률적인 지침이 모두에게 적용될 수는 없다는 것을 인지할 필요가 있다.

* 임종을 맞고 있는 말기환자(末期患者)라는, 확실한 전문의료인의 진단이 있을 때만(회복가능성이 없음이 확실한 경우에만), 연명치료 중지를 고려할 수 있다.

  그런 경우, 죽음의 과정을 연장시키기만 하는 의료기술의 계속 유지를 주장할, 성경적 이유가 없다.

* 때로 이런 입장은 매우 어려운 결정을 필요로 하며, 예를 들어, 어떻게 그 환자가 회복 할 수 없는 말기환자라고 결정할 수 있는가 ? 하는 질문에 이르게 되며, 실지로, 아무도 정확하게 그 환자의 말기상태와 죽음의 시간을 예측할 수 없다.

* 한 의료전문가의 의견은, " 만일 환자의 말기 진단과 예후에 대해서 의견이 일치하지 않으면, 연명치료는 계속하는 것이 이치에 합당한 처사이며, 환자의 고통기간은 지연 될 수 있다." 라고 말하고 있다.

* 유사한 조건에서 아주 희귀한 예로서 생환(生還)한 극히 드문 한 두 가지 예(例)가, 침습적인 연명치료가 필요하다는 이유가 될 수 없으며, 그런 무시할 수 있는 통계상의 희귀 가능성은, 지침에 나타난 예후 결과 가치를 능가 할 수는 없는 것이다.

* 이 의료 보고 기사는 결론에서, 어려운 경우를 당면한 환자(신자)에게, 많은 종류의 의학 자료나 서류를 제공하며 결정을 요구하는 것은 옳지 않다고 결론 짓고 있다. 지역 장노나 경험 있는 목사님 등이 큰 도움이

될것이고, 물론 가족과 친지들의 간곡한 도움이 필요할 것이다.

** 그러나 '크리스천'으로서 우리의 기도는, 우리 인간의 육신은, 모두 말기 질환에 이환 되고 죽음을 당면하게 될 것이며, 단지 '그리스도' 안에서, 그의 풍성한 은혜를 입어, 그의 피로 말미암아 속량 곧 죄의 사함을 받게 될 것이다(엡:1;7)라는 믿음이다.

** 적극적안락사에 대해서는 세 가지 근거에서 금지 되어 있다.

* 첫째, '살인하지 말라' (출:20;13) 라는 십계명을 어기는 행위이다.
* 둘째로, '선한 양심을 가지라....' (벧전 3:16) 라고 하는, 성경에 어긋난다.
* 셋째로, '크리스천'은 위에 있는 권세인 하나님께 복종해야 한다. (롬: 13;1)

* '여호와의 증인'은, '적극적안락사'는 살인이라고 판단하여 반대 하며, 성경은 '적극적안락사'를, 절대로 수용하지 않는다.
* 그러나, '여호와의 증인'은, '소극적안락사(passive euthanasia)'는 반대하지 않는다.
* 그러나, 이 결정에는, 환자의 질환이 회복불가능하고 죽음에 임박해 있어야 하며, 이런 경우 성경은, 죽음 과정을 연장만 하는 비정상적인 치료(연명치료)의 필요를 말 하고 있지 않다. 그런 경우, 질병의 경과에 따라 죽음을 허용하는 것은 하나님나라의 법을 어김이 아니다.
* '여호와의 증인'은, 현세의 마지막 세대에 우리는 살고 있으며 (마:24;3-34, 딤후:3;1) 하나님의 새로운 세상이 도래하여, 질병이 없는 세상이 도래함을 믿고 기도하고 있다. (사:33;24)

결론

G.A. Laure 설문에 대한 '여호와의 증인'의 답변은, 다음과 같이 요약함.

설문 1 : K 환자에 대한 연명치료중지(소극적안락사, 존엄사)는 제재하지 않는다.

설문 2 : M 환자에 대한 연명치료중지(적극적안락사)는 제재(단죄) 한다.

Chapter 11

안식일 재림교회(The Seventh Day Adventists)

G. A. Laure 박사의 설문에 답변한, "안식일재림교회" "말빈 하딩 박사(Dr. Marvyn G. Hardinge)" (Director, the Health and Temperance Dept of the General Conference of Seventh Day Adventists)는, 안식일재림교회 교파에서는 설문 내용에 대한 조사 연구가 되어 있지 않음을 밝히면서, 그러나 교파내의 몇 몇 관련 전문가의 의견을 제출 했다.

* Dr. David Larson (Loma Linda University)에 의하면, SDA (Seventh Day Adventisits, 안식일재림교회) 소속의 임상의사나 신학자들은 '소극적안락사'에 대해서는 수용하고 있으며, 그 종교적인 이론적 해석은, <말기환자의 죽음과정을, 합당한 이유 없이 연장하는 의료행위는 무의미하고 잔인한 행위이다.>라고 말하고 있다.
* Gerald R. Winslow 박사(미국 '켈리포니아' Pacific Union College의 윤리학교수) 는, <대부분의 SDA 소속 의사들은, 말기환자가 회복 가능성이 없다고 판단 될 때는 연명치료 중지에 동의할 것이라고 믿는다. 그리고 이 환자가 뇌사(腦死)(정확하게 표현해서 식물인간상태) 상태라고 하면, 더 이상의 연명치료를 계속해야 할 윤리적 및 신학적 책임의무가 지워

지지 않는다. > 라고 말했다.

* Dr. Jack Provensha(의사이고, Loma Linda 대학 명예교수)는, < 만일 '뇌사'환자에서 생명유지 장치를 제거하고, 환자가 사망 했다면, SDA 는 그 생명유지장치 제거에 대해서 처벌을 결정할 것이다. > 라고 말했다. 그리고, '안식일재림교회'는, '말기환자'의 '의사조력자살'도, 인정하지 않는다.

** '소극적안락사'를 수용 주장하는 Dr. David Larson 교수는 이어 말하기를 ;

* 미국에는, 오늘날 5천 내지 만 명의 식물인간상태(PVS) 환자가 의료시설에 수용되어 있고, 일 개월에 2천 내지 만 불에 해당하는 의료비를 소비하고, 살이 있으나 죽어 있는 (죽어 있으나 살아 있는) 식물인간 상태로 생명을 유지하고 있다.

  식물인간상태(PVS) 환자는, 혼수상태의 환자와는 달리, 잠자는 것과 깨어남의 주기를 나타내며, 통증을 감지하는 뇌피질(腦皮質) 기능이 소실된 상태인데도, 때로 눈을 뜨고, 아픈 자극에 반응을 나타내고, 목속 깊숙이 넣어 준 음식을 받아들이는 반응을 보이기도 한다. 이 환자들은 영구적으로 의식이 없는 상태이다.

  만일 침습적으로 치료한다면, 특히 인공적인 영양공급을 계속한다면, 수 개월 내지 수년 동안 생존할 수 있다. 이들을 위한 의료비는 일년에 $ 1.2 billion 에 육박한다.

* 이제 법원 결정의 현저한 경향으로서, 이런 연명치료의 중지를 허용하는 판정이 증가하고 있으며, 이는 불치병환자의 존엄스러운 임종을 수용하는 것이다.

* 어떻게, 교회는 이와 같은 죽을 권리 (존엄스러운 죽음의 권리) 토론에 기여할 수 있는가? Larson 교수는 다음과 같이 제안 하고 있다.

* 예를 들어, '크리스천'의 믿음은, 회복할 수 없는 질병으로 고통 받고 있는 환자에게 연명치료는 필요하지 않으며, 고통만 연장 시킨다는 것을 신자들이 알게 하는 것이 도움이 될 수 있다.

* '사전의료지시서'가 쓰일 수 있게 교육하고 독려 하고, 대리인 위임장을

준비하게 지도 한다.

* 그러나 실제로 모든 ‘크리스천’은, 예수 그리스도를 통해서, 죽음을 이겨내고 승리의 좋은 소식을 접하게 된다는 믿음을 유지하고 있으며, ‘크리스천’ 교회는 이 좋은 소식은 우리 모두의 것임을 확인하고 있다.

결론

G.A. Laure 설문에 대한 “안식일재림교회”의 답변은, 다음과 같이 요약 된다.

설문 1 : K 환자에 대한 연면치료중지(소극적안락사, 존엄사)는 제재하지 않는다.

설문 2 : M 환자에 대한 연면치료중지(적극적안락사)는 제재 한다.

Chapter 12

'루터'교회(The Lutheran Church)

1979년 10월에, '루터'교 CTCR (신학 및 교회 위원회, the Commission on Theology and Church Relation)는, '안락사'와 관련된 '지침 원칙'을 발간했고 (1977년 결의문 3-30 이라고 부름), 그 중 세 가지는 다음과 같다.

(1) '안락사'는 '자비살인'과 같은 의미이며, 자살과 살인을 뜻한다. 그러므로 이는 하나님의 법을 어기는 것이다.

(2) 하나님은 생명의 창조자로서, 하나님만이 질병이나 상처가 회복하지 못함을 알고 계시다.

(3) 하나님이 내리신 육신의 생명이, 질병으로 스스로의 생명을 유지하지 못하게 되고, 의사가 생명유지장치를 사용해도 회복가능성이 없다고 판단될 때는, '크리스천'은, 자연스럽게 생명이 지나갈 수 있게 한다. 그리고 '지침'은 환자와, 담당의사, 목사 그리고 가장 가까운 친족이 이 결정에 관여하는 것을 권하고 있다.

(4) '그리스도'교는, 육신의 생명연장이 인생의 가장 중요한 목표가 아니며, 이 세상의 실존이 인간 생명의 마지막이라고 생각하지도 않는다.

** 1987년에, 미국의 Lutheran Church와 Evangelical Lutheran Church, 그리고 Lutheran Church in America 가 합쳐, The Evangelical Lutheran Church in America (ELCA)가 되었다.

* ELCA 는 회복불가능한 말기환자에 대한 대응에 대해서 다음과 같은 의견을 제시하고 있다.

* 회복 불가능한 질병의 말기(末期) 환자가 임종(臨終)을 맞을 때, 생명유지장치에 의존해 생명을 인공적으로 유지하려고 노력하는 것은, 생명을 존중함과 같이 죽음도 존중해야 하는 '크리스천' 윤리에 합당하지 않는다.

** Dr. James M. Child, Jr. (Prof. theology and ethics at Soncordia Senior College, Fort Wayne, Indiana)는, ' 안락사, 윤리적 궁지(dilemma)' 제목의 논문에서 다음과 같이 밝히고 있다.

* 치료의학면에서, 통상치료(ordinary means)와 비정상치료(extra-ordinary)를 구별하는 질문이 흔히 제출되어 왔지만, 일반적인 의료행위에 있어서 질병을 회복하는데 특별한 효과가 없는 비정상치료를 통상치료에 시행할 의무는 없다.

* 만일 환자가 혼수상태에 빠져 있으면, 치료 방향의 결정은 의료진에 의해서 가족과 목사님과의 상의하에 결정 될 수 있다.

* Child 교수는, 이런 상황에서 '사전의료지시서'(living will)가 도움이 됨을 인정하고 있다.

* 임종을 맞은 환자를 치료하는 의료행위에 있어서, 비록 짧게 남은 생명이지만 뜻있게 유지시켜야 하는 말기환자의 생명을, 죽음의 과정만 연장시키며 생명 자체를 공략(攻略)하는 연명치료 같은 영웅적치료 행위를 피해야 함을 요구하고 있다.

** 그는 다음과 같은 결론을 제시하고 있다.

<인간 육신의 죽음이 임박해 불가피하게 되고, 의미 있는 삶이 없어졌을 때, 우리는 환자의 고통을 완화해 주는데 노력해야 하며, 환자의 죽음의 과정에 도움을 줄 필요가 있다. 이에는, '비정상적인' 생명유지장치의 제거와 통증을 완화하기 위한 진통제의 사용이 포함 되고, 뇌사(腦死)환자와 비가역성혼수(非可逆性昏睡) 상태의 환자도 해당 된다.>

결론

G.A. Laure 설문에 대한, 미국 루터 교회(ELCA)의 답변은, 다음과 같이 요약 될 수 있다.

설문 1 : K 환자에 대한 연명치료중지(소극적안락사, 존엄사)는 제재하지 않음.

설문 2 : M 환자에 대한 연명치료중지(적극적안락사)는 제재 함.

Chapter 13

영국성공회, 국교

(The Episcopal Church, The Church of England)

1980년 11월, 영국 성공회는 다음과 같은 성명을 발표 했다.

<영국성공회는, 의사(醫師)의 임무는 죽음을 앞둔 그들의 임종환자가 존엄성을 갖추고 죽을 수 있게 도움을 주는 것도 임무의 하나라고 믿고 있으며; 인공적인 방법으로 환자의 생명을 연장하거나 단축시켜야 하는 의무도 없으며, 진통제가 환자의 생명을 단축시킬 위험이 있더라도 환자의 고통을 완화하기 위하여 사용할 수 있으며, 이상의 어떤 행위도 '안락사'라고 평가하지 않는다.>

* 1985년에, 그러나, David Scott 목사 (Protestant Episcopal Church)는 다음과 같은 의견을 제시하고 있다. <영국 성공회는 '안락사'와 관련된 문제에 대해서 어떤 종류의 공식 입장을 표명한 바가 없다.>

** Dr. Susan R. Hiatt (Professor of Pastoral Theology) 교수는, 1991년 전체 총회에서 '안락사' 문제와 관련된 두 가지 결의문이 결정됨을 지적하고 있다.

첫 번째(C-008) 결의문은, '사전의료지시서(living will)'에 관한 1991년 결의문을 재확인하고, 평안한 죽음의 개념과 환자가 존엄을 유지할 수 있게 해주기 위한 노력의 독려와, 임종환자의 '삶의 질(quality of life)' 문제에 대한 계속적인 연구 문제를 확인 거론 했으며, 두 번째 결의문 (A-093a) 중, 몇 항목은 다음과 같다.

* 죽음을 앞두고 있는 말기환자가 회복할 가능성이 없다는 판단이 있을 때는, '비정상적인 치료방법'에 의하여 연명치료를 계속해야 한다는 윤리적 의무가 없으며,
* 혼수상태에 빠진 환자의 경우, 회복할 가능성이 없다고 판단될 때는, 교회 지도자들은 교회의 원로와 지도자들에게 자문을 구해, 인공적인 영양과 수분공급을 포함한 생명유지 치료의 중지 및 보류에 대해서 고려해 보아야 할 것이다.
* 생명유지장치의 제거 또는 보류 결정은 아주 중요하고 힘든 결정이며, 궁극의 결정은 환자 자신에 의해서, 환자 스스로 결정하지 못하는 경우에는 환자 가족의 결정으로 이뤄져야 할 것이다.
* 사전에 작성된 '사전의료지시서 (living will)'와 '대리인위임장'은, 연명치료 중지 및 보류에 대한 환자의 사전 의사(意思)를 나타내는 중요 문서로서, 교회의 지도자는 이 문서에 대한 교육과 지도에 동참해야 할 것이다.
* 우리들은, 신학교 학장평위원회(Council of Seminary Deans)와 각 관구(管區) 교육위원회에 대해서, 그들의 교육 프로그램에, '연명치료' 문제와 '존엄사' 문제를 다루는 기초훈련을 위한 교육과정을 포함할 것을 독려한다.

결론

G.A. Laure 설문에 대한 영국 성공회(국교)의 답변은, 다음과 같이 요약 된다.

설문 1 : K 환자에 대한 연명치료중지(소극적안락사, 존엄사)는 제재 하지 않는다.

설문 2 : M 환자에 대한 연명치료중지(적극적안락사)는 제재 한다.

Chapter 14

영국 '스코트랜드' 교회 (The Church of Scotland)

** 1977년에, '스코트랜드'교회 전국위원회에서, '안락사'에 대해서 보고한 발표문은, 다음과 같은 내용을 포함하고 있다.

* '스코트랜드' 교회에 속한 각 교역자는, '소극적안락사'를 시행할 수 있게 하는 '사전의료지시서(living will)'의 사용을 독려한다.

** 1978년에, Evan Simpson 목사(Kerse Church, Grangemouth, Stirlingshire)는 '스코트랜드'교회 총회에서 행한 연설에서 다음과 같이 설교했다.

* 나는, 안락사를 원칙적으로 반대하는 의사와 환자가 있음을 알고 있으며, 그들의 의견과 주장을 존중한다. 그러나 같은 맥락에서, 의사로서나 교역자로서나, 말기환자가 임종을 맞고 있을 때 고통 없는 평화스러운 죽음을 존엄스럽게 맞을 수 있는 권리가 있음을 똑 같이 존중 받아야 한다고, 우리는 소망하고 있다.

** McGallum 목사(Member of Scottish Exit)는, 1981년에, 종파 기관지에 다음과 같은 내용의 기사를 게재 했다.

* "때가 되면, 모든 사람(육신)의 죽음이, 그의 친척과 친지가 부담(고통)으로부터 자유스러워지고, 영혼(靈魂)이 고통스러운 육신과 상처 받은 마음으로부터 해방되어, 각자가 하나님 나라의 아버지의 집으로 들어갈 수 있게 허용 되고, 존엄성을 갖추고 죽을 수 있게 허용 받게 될 것이다."

결론

G.A. Laure 설문에 대한 영국 '스코트랜드' 교회의 답변은, 다음과 같이 요약 된다.

설문 1 : K 환사에 내한 언명치료중지(소극직안락사, 존엄사)는 제재 하지 않음.

설문 2 : M 환자에 대한 연명치료중지(적극적안락사)는 제재 함.

Chapter 15

The United Church of Christ (UCC)

1972년 6월 25일, UCC 제 9차 전체총회는 다음과 같은 성명을 채택 했다.

* <어떤 유대교/ 기독교 전통도, 회복가능성이 없는 말기환자에게 환자 본인이 원하지 않는, 고통만 수반하고 효과 없는 연명치료를 의사(醫師)가 부과(賦課)(강요, 强要) 해야 한다는 윤리적 의무가 없다. 임종환자(臨終患者)도, 살아 있는 사람과 마찬가지로, 의료치료가 그들의 질병치료에 도움이 안 되면, 거절하거나 받아들일수 있는 환자의 권리가 있는 것이다. 그러므로, 환자는 남은 그의 여생을 어떻게 어떤 방법으로 죽음을 마감할 것이냐에 대한 선택의 자유가 강화 되어야 한다.>
* 이 성명은 사전의료지시서(living will)를 시인(是認)하며, " 이는, 인공적이고 환자에게 부담을 주고 환자를 침습(侵襲)하는 연명치료의 피해로부터 면하기를 소망하는 말기환자를 위하여, 윤리적으로나 신학적 견지에서 적합한 것이다" 라고 기술하고 있다.
* 우리들은, 이 땅에서의 다만 육신의 생명유지가, 윤리적 사회적으로 지켜야 할 대상이라던가 하나님의 뜻이라고는, 믿지 않는다.

** 1979년 6월 29일의 제 18차 전체총회는, 1973년의 성명을 재확인하고, '사전의료지시서(living will)'의 중요성을 강조하고 지지(支持)를 재천명 했다.

* UCC는 확실하게 소극적안락사(passive euthanasia)를 지지 한다. 그러나, 말기환자가 '사전의료지시서'의 작성 및 서명을 할 수 없을 때, 말기환자의 자연사(自然死)를 허용할 것이냐에 대한 질문에 대해 해결해야 할 일이 남아 있다.

** 그리고 그 성명은, 다음과 같은 항목을 포함하고 있다.

* 그럼으로, 제 18차 총회는, 인간 육신의 죽음의 결정에 있어서, 각 개인과 ᄀ 대리인의 권리를 지지 한다.

* 그리고 재차 결의함은, 제 18차 전체총회는, 각 개인이 스스로의 결정(소망)에 따라, 비정상적인 치료방법에 의존한 불필요한 연명치료를 받지 않고, '존엄스러운 죽음'을 맞을 수 있는 환자의 권리가 있음을 확인 한다.

결론

G.A. Laure 설문에 대한 United Church of Christ (UCC)의 답변은, 다음과 같이 요약된다.

설문 1 : K 환자에 대한 연명치료중지(소극적안락사, 존엄사)는 제재하지 않음.

설문 2 : M 환자에 대한 연명치료중지(적극적안락사)는 제재 함.

Chapter 16

The American Human Association (AHA)

1991년 11월 21일 채택된, AHA 이사회의 '안락사에 대한 성명'의 일부는 다음과 같은 내용을 포함하고 있다.

* 연명치료를 제거/중지 하는 것에 대해서, '소극적안락사'라는 명칭이 부쳐 왔고, 현금에 와서는, 특수한 환경(회복하지 못하는 중병상태)에서, 환자 스스로의 '사전의사표시'가 확실하게 이뤄진 경우, 윤리적으로나 종교적 측면에서 일반적인 지지를 받아오고 있다.
* 환자 개인의 권리를 보호하기 위해서, 여러 가지 형태의 사전 의사 표시 방법이 개발 되어 왔고, 그 중의 하나가, 대리인 위임장, 대리인 임명, 그리고 '사전의료지시서' 등이다.
* 이런 '사전의료지시서'는, 말기환자에서 뿐만 아니라, 지속적식물인간 상태(PVS)나 회복이 불가능한 다른 질병상태의 환자에서도 적용될 필요가 있음을 유의해야 한다. 1990년 미국 대법원 판례로 유명한 Nacny Cruzan 환자가 예시 하듯이, 미국에는 만 명 이상의 PVS 환자가 인공 경관영양에 의존해서 연명하고 있다.

*** 다음은, 당대의 유명인들이 서명한 1973년 "Plea (탄원, 청원)"의 내용이며 다음과 같다.

존엄사 (Dying with Dignity)

* 사람을, 환자 자신의 의지(소망)에 반(反)하여, 존엄과 아름다움 약속을 갖춘 진정한 삶의 의미를 위해 고통으로 부터 면하고저 하는 환자의 탄원을 거부하고, 고통속의 연명기계에 의존하게끔 요구하는 것은, 잔인하고 야만스러운 행위인 것이다.
* 불필요한 고통을 부과 하는 것은, 문명사회에서는 피해야 할 죄악(evil)이다.
* 때가 되어, 평화스럽고 존엄스러운 죽음을 맞기를 소망하는 것은, 인간의 자연스러운 희망이다.
* 윤리적 관점에서, 죽음은 삶의 일부분이라고 보아야 한다. 모든 사람이 존엄을 갖추고 살 권리가 있듯이, 모든 사람이 존엄스러운 죽음을 택할 권리가 있으며, 때로 이 권리가 침해 당하고 있는 것이다.

적극적안락사

우리는 모든 사람들에게, 건강할 때 '사전의료지시서'를 작성하여, '존엄스러운 죽음'을 원한다는 의사표시를 마련해 둘 것을 권장한다. 그리고, 이 '사전의료지시서'를 각 개인의 담당의사(擔當醫師)에게 통지해 둘것이며, 만일 담당의사가 그런 행위에 동의하지 않으면, 다른 담당의사를 선택해 두어야 할 것이다.

소극적안락사

소극적안락사는, 환자가 회복불가능상태의 말기 환자일 때, 비정상적인 연명치료를 중지하는 것을 의미한다.

환자의 질병이 회복 불가능한 상태에 이르렀음이 확실한 경우, 이런 결정은 환자의 존엄스러운 죽음을 위해 받아들여져야 한다.

뇌피질사(腦皮質死) (腦死) (Cortical death)

'안락사' 문제와 관련하여 가장 어려운 경우는, 환자가 의식불명 혹은 혼수상태가 되어 스스로의 소망을 표시 하지 못하게 될 때이며, 환자의 상태가 뇌사(腦死)로 판정되면, 의료진은 연명치료 중지와 관련 되어, 가족과 친지 및 적합한 법적 보호를 위한 자문을 받아야 할 것이다. 이런 경우, '안락사'는, 아주 특별한 환경에서만 수행할 것이며, 안락사 남용에 대한 만반의 법적 대비를 위한 절차적 수순을 지켜야 할 것이다.

결 론

우리는, 자의적(自意的)인 자비 안락사는, 말기(末期) 인간의 복리(행복)를 증진시키며, 법적보호조치를 취한다면 인간에게 권장할 수 있는 행위라고 믿고 있으며, 우리 사회는, 임종을 맞은 말기환자를 그들의 의사를 거역하며 간수(看守)할 필요가 없다고 믿고 있고, 적법한 절차적 안정 조항으로 남용을 방지할 수 있다고 믿고 있다.

■ **서명자**

노벨상 수상자 : 3명, 의사: 5명, 종교지도자: 11명, 철학자: 6명, 법률가 및 사업가 : 5명, 학자 : 5 명, 추가서명자: 5명.

결론

G.A. Laure 설문에 대한 American Human Association (AHA)의 답변은, 다음과 같이 요약 된다.

설문 1 : K 환자에 대한 연명치료중지(소극적안락사, 존엄사)는, 제제 하지 않음.

설문 2 : M 환자에 대한 연몇치료중지(적극적안락사)는, 적법한 절차적 수순을 취하는 경우, 제재 되지 않음.

제 4 부

존엄사와 관련된 중심단어(key word)

Chapter 1

연명치료

1. 인공호흡기 (Respirator)

인간의 호흡은, 심장의 박동과 함께 생명의 시작이며, 호흡의 정지는 생명의 종말의 시작이라고 할 수 있다. 따라서 육신의 사망을 진단하는 * 심장박동 정지, *호흡정지, * 동공확대(瞳孔擴大) 등 세 가지 징후(徵候)중 으뜸이 호흡정지(呼吸停止)이고 호흡정지가 30분 경과 후 까지 지속되면 사망으로 확인 할 수 있게 된다.

주기적인 호흡에 의해 산소(酸素){평지(平地) 공기중의 산소농도는 21%}가 폐장을 통해 흡입됨으로서 폐포(肺胞)를 둘러싸고 있는 세정-동맥(細靜-動脈)간에 산소 공급이 이뤄지고, 폐에서 산소공급을 받은 동맥혈이 뇌, 심장(腦, 心臟)을 포함한 모든 신체 각 부위에, 심장의 혈액박동의 힘을 받아 순환 공급을 함으로서 생체기능이 유지해 삶을 지속할 수 있게 된다.

그러므로 인간 육신의 생명의 시작은 호흡의 시작과 심장박동의 시작으로 시동(始動)이 되는데, 호흡을 조절하는 호흡중추(呼吸中樞)는 뇌중추 하부에 있는 뇌간(腦幹)에 위치해 있고, 심장박동을 조절하는 심박조율기(心搏調律器)는 심장에 위치하고 있어, 질병이나 외상으로 손상부위가 대뇌피질(大腦皮質)-뇌간(腦幹)의 어느 부위가 해당 되느냐에 따라서, 식물인간과 같은 사람다움(인간성)의 소실이 대뇌피질 손상시 나타나지만 뇌간부위가 손상을 면했다면 호흡과 심장기능은 잔존(殘存)해 호흡하고 심장이 뛰는, 육신의 삶은 남아 있지만 대뇌피질의 기능이 없는 "지속적식물인간상태(持續的植物人間狀態, Persistent Vegetative State)"라는 특이한 인간 생명현상이 나타나게 된다.

호흡의 80%는 뇌간에 있는 호흡중추에 의해서 조절되고 있지만 나머지 20%의 호흡 조절기능은, 말초화학감수기(末梢化學感受器)(peripheral receptor)로서, 총경동맥분지에 위치한 경동맥소체(carotid body)와 대동맥궁 아래 위치한 대동맥소체(aortic body)등에 의해서 나머지 20%의 호흡이 조절되고 있다.

인공호흡기(人工呼吸器)(Artificial Respirator)는, 기계적으로 조절할 수 있는, 호흡의 일분간 회수(回數), 흡입산소 농도 (21%부터 100% 까지 조절가능), 흡입공기의 압력 등 여러 가지 호흡 내용을 인공적으로 조정할 수 있게 만들어져 있으며, 뇌간 (腦幹)에 있는 호흡중추의 기능 상실로 자발호흡(自發呼吸)이 없는 환자에게 인공 호흡기를 부착해 인공적으로 호흡을 조절해 주는 역할을 하게 된다. 인공호흡기의 부착은 보통 일시적인 인공기계호흡기 치료를 위해 비강(鼻腔)을 통해 기도관(氣道管)을 삽입해 인공기계호흡기를 연결하는 경우도 있으나, 대부분의 경우는 기도절개(氣道切開)(목의 앞부위)를 한 후 기도관을 삽입 후 인공기계호흡기를 연결 해 장기간에 걸쳐 치료에 사용할 수 있으며, 몇 개월 몇 년간을 인공호흡기에 의존해 생존하는 환자의 수가 증가하고 있고, 이를 연명의학기술(延命醫學技術)이라고 하고 있다.

호흡기능을 상실한 호흡부전 환자에게 인공호흡기 치료를 시작하는 적응증(適應症)은 환자의 진찰 소견 및 검사소견에 기초하여 결정하는데, 반드시 의사의 진찰에 의한 호흡부전이 임상적으로 진단되고, 동맥천자(動脈穿刺)에 의한 동맥혈'가스'분석(動脈血 '가스'分析)에 의해서 '동맥혈산소분압(動脈血酸素分壓)(PaO2)'과 '흡입산소-동맥혈산소분압차(吸入酸素-動脈血酸素分壓差) (PA-aDO2)'를 계산 확인 후, 주어진 적응증에 따라 인공호흡기 치료를 시작 해야 한다.

인공호흡기는, 때로 호흡기능을 회복시키고 생명을 회생 시키는데 결정적인 역할을 하지만, 모든 호흡기능 손실 환자에게 일률적으로 적응 되는 것이 아니며, 엄격한 '의학적 적응증(Medical Indication)'에 해당할 경우에 한해서 시행 되고 있다. 때로는, 심각한 호흡기 질환이 있는데도 인공호흡기를 거부하는 환자도 있으며, 또는 일단 장착된 인공호흡기를 중지 또는 보류하는 문제가 복잡해지고 어려워지는 경우가 많아, 처음부터 인공호흡을 선호하지 않는 환자도 있다.

인공호흡기를 거부하는 환자측의 주요 이유는 다음과 같다.

* 인공호흡기를 장착(裝着)하면, 환자는 스스로 말하지도 삼키지도 못하게 된다.
* 인공호흡기는, 앓고 있는 질병자체의 경과/치료와는 관계없는 연명치료(延命治療) 장비이다.
* 인공호흡기는 환자에게는 매우 불편함을 준다.
* 환자가 매우 중환자이고 회복가능성이 희박한 경우, 인공호흡기의 제거는 불가능해 진다.
* 인공호흡기의 계속적인 부착을 위해 추가 진정제의 사용이 불가피 할 때가 있다.
* 인공호흡기를 장착한 상태에서는, 빈번한 혈액검사, 방사선 검사 등이 필요하다.
* 그러므로, 인공호흡기를 장착하기 시작할 때에, 이상의 모든 사항을 생각하고, 장착 시작 여부를 결정해야 한다.

인공호흡기의 적응증은 환자의 중증(重症) 정도에 따라 다르며, 또 환자의 의식상태(意識狀態)와 가족의 동의 여부(同意 與否)에 따라 다르게 결정 될 수 있으며, 환자가 의식이 없을 때는 사전의료지시서(事前醫療指示書)등의 본인의 사전 의사 표시가 있는냐에 따른 결정 여부가 중요하다.

* 인공호흡기의 장착을, 담당의사에게, 한시적(限時的)으로 한 두 주일동안 장착하고 더 이상의 인공호흡이 필요시에는 기관절개를 통한 인공호흡이 적응하게 됨으로 그 때에 새로운 선택을 담당의사에게 요구할 수 있다.

연명치료의 중요 부분인 인공호흡기는, 처음 장착을 시작하는 것을 결정하는 것도 중요하고 어려운 결정을 요구하고 있지만, 환자가 회복하거나 회생가능성이 없어진 단계에서 인공호흡기를 제거(除去)/중지(中止)할 때도 쉽지 않은 문제를 제기 하고 있다.

특히 인공호흡기의 제거시에는 일정한 단계의 표준 의료시술로서의 지침이 있으며 담당의사가 필요한 처치를 진행하면서, 신중하게 환자에게 부담을 주지 않으면서 표준의료시술지침(標準醫療施術指針)하에 진행해야 한다.

연명치료의 중요 부분인 '인공호흡기'를, 의학적으로 회복 가능성이 없는 환자에게서 제거한다는 것은, 환자를 죽음으로 유도한다는 의미와는 엄밀하게 구분해 다르며, 의학적으로 자발호흡이 없다고 판단하여 인공호흡기 치료를 시작했던 환자가, 인공호흡기를 제거하고도 자발호흡이 잔존(殘存)하여 스스로의 호흡으로 상당 기간 호흡하면서 생존하는 실예가 있다. 따라서, 인공호흡기 제거가 곧 죽음으로 가게 하는 길이라는 인식보다는, 인위적(인공적)인 침습적인 인공호흡을 제거하고 완화의료의 계속 시술하에, 자연사(自然死)과정을 밟게 해 준다는 것이, '소극적안락사'와 다른 새로운 '존엄사'의 개념이 된다. (참고: 제2부-Ⅲ)

2. 경관영양(經管營養)(Tube feeding)과 수액 공급:

임종(臨終)을 맞아 죽음의 과정에 임했을 때, 의료진이 연명치료(延命治療)를 실시 하는데, 이 연명치료에 포함되는 치료의 종류가 어떤 것인가에 대한 논란이 우리나라의 2009년도 연세의료원 김 할머니 환자의 경우에 심각하게 논의된 바 있었다.

김 할머니의 보호자는, 법정 송사에 연명치료를 중지해 달라는 청원을 낼 때 '인공기계호흡기'의 제거는 요구했으나, '경관영양'의 제거는 연명치료에 포함하지 않음으로서, 결국 전국을 뒤흔든 '존엄사' 송사(訟事)에서 이기고 '인공기계호흡기'는 제거 했으나, '경관영양'을 유지함으로서, 인공기계호흡기를 제거하고도 210여일을 너 생존 하고 사망하는, 본래 의도 했던 존엄스러운 죽음을 이루지는 못했던 기록을 남겼다.

그 후, 일부 국내 의료기관이나 관련 회의에서, 연명치료 중에서, 인공기계호흡치료와 '경관영양'을 분리해, '경관영양'은 "일반연명치료"로 분류해 연명치료는 중지하더라도 '경관영양'은 계속한다는 결정을 추진하고 있어, 연명치료에 포함되는 치료의 종류에 대한 정확한 판단과 인식이 필요하다.

미국 '켈리포니아' 州의 '존엄사 법' (California Death with Dignity Act)에 정의 되어 있는 "연명치료 (Life-sustaining procedure)"는 다음과 같은 의료(치료)행위로 정의 되여 있다. (원문 포함 전재) 즉:

< "Life-sustaining procedures" means any medical procedure or intervention which utilizes mechanical or other artificial means to sustain, restore, or supplant a vital function, including nourishment and hydration which, applied to a qualified patient, would serve only to prolong artificially the moment of death. "Life-sustaining procedure" shall not include the administration of medication or the performance of any medical procedure deemed necessary to alleviate pain or reverse any condition. >

['연명치료'는, 생명기능의 유지, 회복 또는 대체(代替)를 위해, 해당 환자에게는 죽음의 순간만 인공적으로 연장시키는 '경관영양'이나 수분공급을 포함한, 기계적(機械的) 또는 다른 인공적 수단을 이용한, 의료적 처치(處置)

또는 중재(仲裁)를 하는 의료 행위를 의미한다. '연명치료'에는, 동통치료나 증상의 완화를 위한 약물치료나 의료적 처치는 포함 되지 않는다.]

즉, 미국 '켈리포니아' 주 최초의 "존엄사법"에는, '경관영양'을 "연명치료"에 포함 시키고 있고, 미국 '워싱턴' 주의 존엄사법(Initiative 119)은, 말기 질환에 지속적식물인간상태(PVS, Persistent Vegetative State)를 포함시키고, PSV 환자에서, '경비위(經鼻胃) 경관영양(naso-gastric tube feeding)'의 제거를 허용하고 있다.

임종치료(臨終治療)(End - of - Life Care, ELC)에서의 수분공급 / 영양(Hydration / Nutrition) 문제는, 국내외 의료계와 종교계를 막론하고, 연명치료와 관련해서 많은 논의가 되고 있다.

연명치료와 관련된 미국의 법정 판례 중 다음과 같은 판례가 경관영양(tube feeding)과 관련된 송사였음에, '경관영양'은 미국의 경우, 연명치료에 속하고 있음을 확인 할 수 있다. 즉: (1) 1985년의 Claire Conroy 판례와 (2) 1990년의 Nancy Cruzan 판례는, '경관영양' 제거와 관련된 연명치료 중단 송사였으며, 특히 Nancy Cruzan 사건은 미국의 연방대법원 까지 상고 되는 큰 법정 송사 사건이었다.

그러나 '카톨릭' 교회에서 발표한 " '안락사'에 대한 선언문(Declaration on Euthanasia)" 의, IV 항 (치료법 사용에 있어서의 정당한 균형) 후미(後尾)에는, 다음과 같은 문구가 있어, '경관영양'에 의한 영양공급이, '연명치료'에 속하는지, 아니면 '일반치료(정상규범의)'에 속하는지를 가늠하는데 도움을 주는 항목일수 있다.

〈인용 시작〉

[When inevitable death is imminent in spite of the means used, it is permitted in conscience to take the decision to refuse forms of treatment that would only secure a precarious and burdensome prolongation of life, so long as the normal care due to the sick person in similar cases is not interrupted. In such circumstances the doctor has no reason to reproach himself with failing to help the person in danger.]

〈인용 끝〉

〈저자 번역〉[모든 치료방법을 수행하고도, 피 할 수 없는 죽음이 임박했을 때는, 유사한 경우에 대한 정상 규범의 치료(normal care)가 계속 되는 한, 불확실하고 부담만 주는 연명을 위한 치료를 거부하는 양심상의 결정은, 허용될 수 있다. 이런 경우 의사는 위험에 처한 환자를 도와주지 못했다고 자책할 이유가 없다.]

즉: 원문에서 말하는 '정상 규범의 치료(normal care)'에, '경관영양'치료의 포함 여부(與否)에 대한, 윤리적, 법적, 의료적, 전문적 판단이 필요 하게 되었다.

그러나, 교황 '요한 바오로 2세'는, 2004년 발표문을 통해서, 생을 마감하고자 하는 소망을 분명히 밝힐 수 없는 환자에게는, 영양소와 수분을 중단해서는 안 된다는 점을 지적했었다.

미국의 법정 판례는, '경관영양'을 '연명치료'에 포함시키고 있음에, '카톨릭'에서는 '경관영양'을 일반 치료에 포함시키고 있어, 이의 근거를, 미국 '카톨릭' 주교회의 의장인 William S. Skylstad가 카톨릭 교회에 질문한데 대한 답변으로, 2005년 7월 11일, "신앙교리성"에 의해서 발표된 공식논평(Commentary)을 소개하면 다음과 같다.

■ 논평 (論 評) (가톨릭 '신앙교리성'(2005년 7월 11일)

"신앙교리성"은, 보통 일컬어지고 있는 "식물인간상태(植物人間狀態)"의 환자에게 공급 되는 '인공영양과 수분공급' 문제와 관련하여, 미국 카톨릭 敎會 議長 William S. Skylstad 이, 2005년 7월 11일에 제출한 질문에 대한 공식답변으로 이를 발표 한다. 질문의 목적은, 식물인간상태의 환자들에게의 영양과 수분공급이, 특히 인공적인 방법으로 수행 되는 것이, 환자에게나, 환자 가족에게, 의료관리 시스템에, 또한 교회의 윤리 교육 측면에서도, 특별하거나 불균형(不均衡)을 초래하는 치료행위가 됨으로서, 꼭 수행해야 할 윤리적인 의무가 주어지는 치료가 아니라는 관점으로 까지 과도한 부담이 되고 있는지 여부에 대한 질문이 목적이였다.

(著者 註: "지속적식물인간상태(持續的植物人間常態, Persistent Vegetative State, PVS.)": 두뇌(頭腦)의 대뇌피질(大腦皮質 Cerebral cortex) 기능이 완전 손상 됨으로서, 인간성의 기능은 소실되었으나, 뇌간(腦幹 brain stem)의 기능은 남아 있는, 비가역성뇌손상(非可逆性腦損

傷) 상태를 지층하며, 남아 있는 자발호흡(自發呼吸)으로, 적당한 영양공급과 간호가 가해지면, 몇 년간도 생존 가능한 상태를 의미한다. 미국의 유명한 Nancy Cruzan의 "죽을 권리" 송사(訟事)가 PVS 환자 관련이였다. 영양공급은 비강영양튜부(鼻腔營養튜부)나 복벽(腹壁)을 통한 위루설치(胃瘻設置)에 의해서 이뤄진다. PVS 환자는, 오래 동안 눈을 뜨고 반사 움직임을 나타내며, 이런 움직임은, 생각하고 있다는 증거나, 주변 환경에 대한 정신적인 의미 있는 반응이 아닌 것으로 확인되고 있다. PVS 환자는 통증이나 고뇌(苦惱)등, 그런 것을 인지하지 못하는 상태임으로, 느끼지 못한다고 믿어지고 있다.)

1957년 11월 24일, 마취학회 학술대회에서, 교황 Pius XII 께서 행한 연설이, 때로, 인공영양과 수분공급의 포기 가능성을 찬성하는 것으로 인용되고 있지만, 교황께서는 이 연설에서, 두 가지 일반적 윤리 원칙을 재언 했다. 한편으로, 자연적 이유나 '크리스천'적 윤리는, 중병을 앓고 있는 환자인 경우, 환자 스스로나 환자를 돌보는 사람에게는, 건강과 생명을 유지해 주어야 한다는 권리와 의무가 있음을 가리키는 반면, 다른 한편으로는, 이런 의무는 일반적으로 모든 처지를 고려하여 통상의 치료방법만을 포함하며, 말하자면 통상(通常)의 치료가 환자와 그 주변사람들에게 보통 이상의 큰 부담을 부과하지 않는 치료만을 사용한다는 의무도 포함된다. 더 심한 의무(책무)는 모든 사람들에게 너무 지나친 부담이 되며, 따라서 더 중요한 것을 이루기 위해 어려움을 주게 된다. 생명, 건강 그리고 모든 속세의 활동은 영혼의 종말에 종속되어 있다. 자연히, 생명과 건강을 유지하기 위해서, 더 중요한 의무를 소홀히 하지 않는다면 꼭 해야 할 의무 이상으로 수행하는 것은 금지 되어 있지 않다.

무엇보다도, 교황 Pius XII 께서 주신 답변은, 소생술 시술의 중단과 관련하여 언급했음을 주목해야 한다. 그러나 문제의 논점은 그런 의료기술과는 관계가 없다.

"식물인간상태"의 환자는, 자발적인 호흡을 하며, 자연스럽게 음식을 소화하며, 다른 신진대사기능을 수행하는 안정된 상태에 있다. 그러나 환자 스스로 음식을 섭취 하지 못한다. 만일 음식과 음료가 환자에게 인공적으로 제공되지 않으면, 그들은 사망하며, 이 사망의 원인은 질병도 아니고 '식물인간상태'도 아니고, 단지 굶음과 탈수가 원인이 될 뿐이다. 동시에, 영양과 수분을 인공적으로 공급하는 것은, 일반적으로 환자나 가족에게 큰 부담을 부과하지 않으며, 과도한 비용 부담이 아니며, 통상 건강관리 시스템의 기능 내의 치료이며, 입원이 필요하지 않으며, 환자를 기아와 탈수로 사망 하지 않게 하려는 그 목적 달성에 어울리게 균형 잡혀 있다. 그것은 환자를 치료한다는 의도가 아닌 다만 환자 생명을 보존하기 위한 목적의 통상수단(通常手段)이다.

뚜렷한 부담이 되는 것은, 가족의 부담이 "식물인간상태"가, 오랜 시일로 연장될 때이다. 그것은 사지마비 환자의 돌봄 같이 부담이 되며, 심한 정신질환 환자, 진행된 노인성치매(老人性癡呆) 등등과 같은 경우이다. 이런 환자들은 몇 개월 또는 몇 년간의 계속적인 도움을 필요로 한다. 그러나, Pius XII 교황이 공식으로 언급한 원칙이, 분명한 이유에서, 통상치료가 그의 가족에게 큰 부담을 부과하는 환자의 경우, 환자 스스로 돌보게 해 죽게 방기하는 것이 정당하다는 의미로 해석 될 수는 없다. 이는 Pius XII 교황이 "비통상적(非通常的)치료" 라고 지적한 인식(관념)이 아니다.

교황 Pius XII 에 의해서 발표된 원칙의 첫 부분의 결론은, "식물인간상태"의 환자에 적용 되어야 한다: 중병일 때 건강과 생명을 보존하기 위한 치료를 제공할 권리와 의무가 있다는 것이다. 의학(醫學) 발달과정을 면밀히 추구(追究)하고 있는 교회 교학권(敎學權) 교육의 발전은, 제기된 질문에 대응한 이와 같은 결론에 대해서 전적으로 비준(批准)한다.

1980년 5월 5일에, '신앙교리성'에서 발표한 " '안락사'에 대한 선언" 은, '균형잡힌(proportionate)' 치료와 '불균형(disproportionate)'의 치료간의 차이와, 환자에 해주어야 할 '치료적 처치'와 '통상적 처치'간의 차이를 설명해주고 있다. 즉: "치료를 수행했는데도 불구하고 죽음이 임박했을 때, 유사한 질병상태의 환자에게 주어지는 통상적인 치료가 중단되지 않는다면, 불확실하고 부담만 주는 생명 연장에 집착된 치료방법의 시술을, 양심적 상태에서, 거부할 수 있음이 허락된다.(Part IV)"

죽음에 임박해 있는 환자에게, "식물인간상태"의 환자에서와 마찬가지로, '통상적인 치료(ordinary means)'를 중단 할 수 없으며, 이들에게 '통상적인 치료'의 중단은 곧 죽음의 직접적인 원인이 되기 때문이다.

1981년 6월 27일, 주교협의회(主敎協議會)(Pontifical Council) (Cor Unum)는, "중병 환자의 죽음과 관련된 윤리적 문제" 라는 제목의 문서를 발행 했으며,

그 문서에서, 생명유지를 위해 보통으로 필요한 조건(영양공급, 수혈, 주사 등등), 즉, "최소한"의 치료를 어떻게 해서든지 제공 해야 할 엄격한 의무가 있음을, 진술하고 있다. 이 "최소한"의 치료를 중단하는 것은, 환자의 생명을 끝마감 시키려는 의도가 있다는 의미가 된다. (no. 2.4.4.)

1985년 11월 15일, 백혈병 발생에 대한 국제 모임에서, John Paul II 교황께서, '안락사에 대한 선언'을 상기하며 연설한 것에 의하면, 아무도, 균형의 치료 원칙에 의하여, "식음(食飮) 제공을 포함하는 생명유지를 위한 통상적인 치료로 도움 주는것 못지 않게, 생명유지를 위한 효과적인 치료를 책임지는 것"을, 포기하지 말아야 할 것을 확실하게 진술하고 있다. 또한, 교황은 환자나 환자 가족의 고통을 줄이기 위해 생명을 단축시키려는 이런 치료 생략(태만)은 정당하지 못함을 지적했다.

1995년에, 의료종사자(醫療從事者)의 목회자 지원을 위한 '주교평위원회(主教評委員會)'가, "의료종사자를 위한 헌장(憲章)"을 발표했고, 그의 120항은 다음과 같이 명백하게 단언하고 있다. : "먹을 음식과 액체를 제공하는 것은, 그것이 인공적일지라도, 부담이 되지 않는 한, 환자에게 필요한 통상적 치료의 일부분이고, 이의 부당한 중단은 진정한 실질적인 안락사의 의미를 가질 수 있다."

1998년 10월 2일, 'visit ad limina'의 미국의 주교모임에서 행한 John Paul II 교황의 연설은, 매우 명백하게 : "영양과 수분 공급은 통상 치료이고, 생명유지를 위한 일반적인 치료로 간주되어야 한다. 그러므로 이 치료를 중단하거나 보류 하는 것은 수용될 수 없으며, 이 중단으로 죽음이 도래되는 경우 이는 생략(등한)에 의한 '안락사'가 되는 것이다." 라고 연설 했다. (4항 참조)

2004년 3월 20일에, "연명치료와 식물인간상태: 과학의 발달과 윤리적 딜렘마" 제목하에 국제학회에서 연설한 John Paul II 교황은, 아주 분명한 용어로서 상기 문서에서 언급 된 것을 확인한 바 있으며, 그의 올바른 해석을 명백하게 한바 있다. 그리고 다음과 같은 점을 강조 했다.

(1) '영구식물인간상태(永久植物人間常態)' 라는 용어는, '식물인간상태' 가 일 년 이상 계속되는 환자의 경우만을 지층 한다. 실지로 그러한 정의에 일치하는 다른 진단은 없으며, 환자의 회복과 관련하여 통계적으로 말해서, 통상의 예후 판단이 식물인간 상태가 오래 계속 될수록 어렵게

된다 (no 2).

(2) "영구식물인간상태" 환자의 "인간성의 자질(human quality)"에 대해 의심 하는 것에 대해서, 다시 확인할 필요가 있는 것은, "모든 인간 본인의 존엄성과 본질적 가치는, 그의 현실의 환경이 어떠했던 간에 변하지 않는다. 인간이 중병에 걸려 있거나 최선의 운동능력에 있어서 무능하다고 하더라도, 인간은 언제나 인간으로 남아 있으며, 결코 '식물성'이거나 '동물적'이 될 수 없다 (no.3)."

(3) "질병의 회복이나 자연적인 종말을 기다리고 있는 식물인간상태의 환자는, 기본 적인 건강관리(영양, 수분공급, 청결, 온기(溫氣) 등등)와, 병상(病床)에 국한된 생활로 인한 합병증의 예방조치를 받을 권리가 있다. 그는 또한 적절한 재환치료를 받으며, 가능한 회복의 임상증상을 '모니터' 받을 권리가 있다. 나는, 특히 음식과 수분 공급 방법에 대해서, 인공적인 공급이더라도, 그것은 생명 보존을 위한, '통상 치료'이고, '전문 의료행위'가 아님을 특히 강조하고 싶다. 더욱이 그것은, 적합한 종말의 완수를 나타내고, 논의되고 있는 환자의 고통을 완화하고 영양공급을 제공하고 있는 한, 원칙적으로, 윤리적으로 의무가 되는 '평상적이고 균형을 유지한' 조치로 간주 되어야 한다." (no. 4)

(4) 전술의 문서는 다음과 같이 처리 해석 된다: " 환자에게 주어져야하는 통상치료와 같은 것['신앙교리성', '안락사'에 대한 선언, IV 항]은, 사실상, 영양과 수분 공급을 포함 한다. (참고: 주교평의원회 Cor Unum, '중환자와 임종환자와 관련된 윤리적 문제들' no.2,4,4; 주교평의원회의 의료인을 위한 목회지도, 의료인 헌장, no.120) 식물인간상태가 일 년 이상 계속되는 상황에서 회복 가능성이 희박해 진다는 이유에 근거해, 영양과 수분 공급을 포함한 최소한의 가료(加療)를 중단한다는 것은 윤리적으로 정당화 될 수 없다. 굶음과 탈수에 의한 죽음은, 실지로, 그들의 중단으로부터 초래되는 결과일 뿐이다. 이런 의미에서, 그것을 알고도 의도적으로 시행되었다면, 태만(생력)에 의한 진정한 안락사가 되는 것이다 (n.4).

그러므로, '신앙교리성'에 의해서 제시된 대답이, 전문(前文)에 인용된 '교황청 문서'의 지시를, 특히 2004년 3월 20일의 John Paul II 교황의 연설을 계속 존속 유지한다. 기본적인 요점은 다음의 두 가지다. 첫째로, 수분과 음식의 제공은 그것이 인공적인 방법에 의한다고 해도, "식물인간상태"의 환자에게는 생명유지를 위한 통상(通常)적이고 균형에 입각한 치료라는 원칙임이 성명 되어 있다 : "그러므로, 환자의 영양과 수분공급은, 합당한 종말의 수행이 나타나고 있는 범주 안에서 의무적인 것이 된다." 둘째로, 이 생명유지를 위한 통상의 처치는 "영구식물인간상태" 환자에게도, 그들의 기본적인 인간 존엄을 위해, 제공 되어야 한다.

원칙적으로, 음식을 제공하는 것이 의무적인 것임을 천명한 '신앙교리성'은 심한 빈곤과 궁벽한 지역의 입장에서, 인공적으로 음식을 제공하는 것이 실지로 어렵다는 (ad impossibilia nemo tenetur) 사실을 간과하지 않았으며, 가능한 한의 생명유지를 위한 최소한의 치료를 제공할 의무가 있음이 제시 되어 있다. 또한, 합병증 발생으로 인해, 환자는 음식을 소화시키지 못함으로서 음식 제공이 도움이 못되는 상황의 가능성을 제외하지 않았다. 마지막으로, 드문 예로, 제공되는 처치로 합병증을 일으키는 예시(例示)로, 인공적인 영양과 수분 공급이 환자에게 과도한 부담만 되며 육체적인 불편함의 원인이 될 가능성이 있음이, 완전히 제외 되지 않았다.

그러나, 이들 예외적인 경우도, 일반적인 윤리적 기준에서 멀어질 수는 없으며, 이 기준에 의한 식음(食飮)의 제공은 그것이 인공적인 방법에 의한 것이라도, 생명유지를 위한, 의료적(醫療的) 치료가 아닌 평상적(平常的) 치료임을 나타내고 있다. 그것은 통상(通常)의 치료이고 균형을 이루고 있는 치료로 간주 되어야 하고, 이는 '식물인간상태'가 연장되는 경우에도 수렴되어야 한다. (문서 끝)

이상, "인공 '경관영양'(Artificial feeding)"에 대한 '카톨릭' 교회의 중요 문서의 하나를 번역 소개 한바 (著者 번역), '식물인간상태(vegetative state)'를 주로 대상으로 논평한 지침으로서, 임종직전에 있는 '회복 불가능한 죽음직전 환자'의 경우에 꼭 해당하지 않을 수 도 있으며, 또한, 이 문서에서 반복적으로 지적한 "통상의 치료(ordinary means)"나 "평상적 치료(natural means)"

에, '경관영양'에 의한 인공영양공급 처치가, 의학적 관점에서 '의료적처치(醫療的處置)'에 속하느냐, 아니면 일반인이 할 수 있는 비의료적처치(非醫療的處置)에 속하는가 여부에 따라서, 해석이 같지 않을 수 있음을 지적할 수 있다.

교황 John Paul II 이, 2005년에 선종(善終)하기 얼마 전에 발표한 이 논평은, '많은 논쟁(much controversy)'을 유발시킨 바 있다고 전하고 있다. (참고문헌: 70,72)

미국 최대 개신교 교단인 침례교회의 의견은, '경관영양'의 중단을 수용한다는 뜻으로, 다음과 같은 의견이 발표 되어 있다.

〈인용 시작〉

[뇌사(腦死)는 '인간 생명의 끝'과 같음이 분명하다. '지속적식물인간상태(PVS, Persistent Vegetative State)'의 환자는, 이 땅에서의 "육체-영혼 단일 체(單一體)"로서 하나님을 표현할 수 있었던 인간의 영혼(靈魂)이 없어진, 인공적으로 생체기관의 기능이 유지되고 있는 환자 상태를 의미 한다. 인간의 육체는, – 죽음과 죽음의 과정에서도 생명과 같이 – 항상 존중받아야 하고, 이는 인간은 이땅(지구상)에 있을 때 하나님의 형상으로 있었고(창:1;26,27), 육체를 통한 하나님의 대리로 기능했기 때문이다 (창:2;28–30). 그러나, '인간성(영혼)이 없어진 육체 생명'의 연장은, 생명 존중의 기독교적 원칙에서 위임(지정)된 것이 아니며, 영혼이 없는 육체를 유지하는 치료 방법이 있다고 해서 그것을 모두 항상 사용해야 한다는 뜻은 아니다. 기독교 윤리적으로는, 그 의도(意圖)가 그 행동의 윤리(도덕)성을 결정 하는 기본 요소가 된다. 영구식물인간(PVS) 환자에서, 경관영양을 중단하는 것을, 환자 생명을 단절 시킬 의도로 시행되여서는 절대 안 된다.

우리(침례교회)들의 의견은, 인간의 생명을 하나님의 섭리에 맡겨야 한다는 것이고, 환자의 상태 질병경과가 그 자체의 추이 과정을 취하게 해야 한다는 것이다.

이런 결정은, 교회가 반대하고 있는 '안락사'가 ('적극적안락사'이던 '수동적안락사' 이던간에) 아니다.]

〈인용 끝〉

우리나라에서는 2010년 10월 현재, 국회에 입법안이 제출 되여 있는 상태에서 두 가지 견해가 중심을 이루고 있어 소개하면 다음과 같다.

(1) 국회 '김세연'의원 발의, '자연사법안'에는, '연명치료 중단의 범위'에서, '경관영양 공급' / 수분공급을 통상적인 연명치료에 포함시키고 있어, '특수(예외적)연명치료'(인공호흡기 등)는 중단해도 일반 연명치료

는 중단하지 못하게 규정하고 있다.

(2) 보건복지부(연명치료중단 제도화 관련 사회적 논의 추진 협의체)의 '연명치료 중단의 대상 환자와 중단의 범위'에서는, 대상은 '말기환자'와, 중단 가능한 연명치료의 범위는 '수분 영양공급 등 일반 연명치료는 중단 될 수 없으며, 심폐소생술, 인공호흡기 등 특수연명치료에 한하여 중단될 수 있다.' 라고 규정하고 있다.

이에 "완화의료학(緩和醫療學)(Palliative Medicine)" 교과서적 해석을 인용하면 다음과 같다[45, 74].

** 수분공급(Hydration)과 영양공급(Nutrition):

* '먹는다는 것'과 '마신다는 것'은, 두 가지 명백한 목표를 이루는 수단이다: 즉; 영양과 수분과 칼로리 보급으로 생명을 유지하는 것과, 굶주림과 갈증(목마름)으로 부터의 괴로움과 생체 기능저하를 완화시켜 준다.
* '먹는다는 것'과 '마신다는 것'은, 또한, 삶의 기본적인 즐거움이기도 하다.

** 완화의료(緩和醫療)에서는, 연명(延命)치료(life-prolonging)와 생명유지(維持)치료(life-sustaining)간의 차이에 대해서 구별할 필요가 있다.
* 이 분야의 치료 목표에 대한 혼란이, 완화의료학과 임종의료 분야에 큰 고민거리의 원인이 되고 있다.
* 만일 치료목표가, '생명을 연장해 주는데' 있지 않고, 환자를 '편안하게 해 주는데'에만 있다면, 생명연장 목표는 관계 없어지게 된다. 그렇게 되는 경우, 모든 형태의 영양공급에 대한 결정은, 고통을 줄여주고 생명의 질(質)을 높여주는 목표와 관련하여 평가되어야 할 것이다.
* '숟가락으로 떠먹임(spoon-feeding) 같은 평상(平常)의 조력급식(助力給食)은, '배고픔'이나 '목마름'을 완화 시킬 수 있고, 보통 단순한 즐거움을 제공해 줌으로, 이는 기꺼이 받아 들여 진다.

** 그러나, '억지로 받아들이게 하는 영양공급(force-feeding)'은, 특히 식욕과 갈증의 감각을 손실(損失)한 환자에게, 고통의 원인이 될 것이며, 특히 잘 해주려는 가족이나 간병인(看病人)의 손에 의해서, 일정하게 정해

지지 않은 양(量)의 음식을 억지로 환자에게 섭취하게 하는 경우, 환자에게는 고통의 원인이 된다. 이런 강제성(强制性)은, 치료 목표가 분명하지 않거나, 환자 돌봄의 질(質)과 음식 섭취량이 동등하다고 생각하는 가치관의 불확실성 때문에 발생한다.

* 임상의사(臨床醫師)들이, 얼마나 자주, 치료 목표에 대한 데이터(자료) 없이, "'경관'영양(tube feeding)"을 권하고 있다는 것은, 주목 할 만한 사실이다.

** "'**경관**'영양공급"을 할 것이냐의 여부 ?

* '경관'영양공급은, 만성적인 질환이나 임종에 있는(죽어가는) 환자에게 자주 쓰인다.
* 이러한 쓰임(사용)에 대한 증거는 아주 약하다.

*** 다음에 나열되는 항목에, "'경관'영양공급"에 대해 '알려진 것'과 '알려지지 않은 것' 등을 나열 했다.

1) 흡인성폐렴(吸引性肺炎)(Aspiration pneumonia) 예방을 위하여

* 인공경관영양을 사용한 환자와 사용하지 않은 환자간의 '흡인성폐렴' 발생율의 차이를 조사한 세 개의, 후향성'코호트'연구(後向性'코호트'硏究) 결과가 있는데, 경관영양사용의 경우에, 흡인성폐렴 예방 효과가 없다는 결과를 나타냈다.
* '비데오'투시검사 등을 이용한 연하검사(嚥下檢査)(삼키는 검사)에서, 경관 사용 환자에서 폐렴발생율이 감소 되지 않았다.
* 많은 임상관찰연구에서, 인공경관영양 사용 환자군에서 '흡인성폐렴' 발생율이 높게 관찰 되었다.

2) 열량(칼로리) 공급을 통한 생명의 연장을 위하여

* 급성패혈증과 같이 가역성(可逆性)의 이화대사(異化代謝)상태(catabolic state)에 있을 때는 도움이 된다.
* 진행된 암(癌)환자에서는 도움이 못되고, 암생존율(癌生存率)의 개선이

관찰되지 못하고 있다.

* 진행된 치매환자 대상의, 비무작위(非無作爲) 후향성(後向性) 및 전향성(前向性) 연구에서, 생존율이 우월하다는 연구 결과가 없다.
* 인공경관영양은, 다음과 같은 선택된 만성질환에서는 생명연장에 도움이 된다.
  - 암성질환에 의한 '상부 위장관 폐쇄(Proximal G-I obstruction)' 환자.
  - 항암치료나 방사선치료를 받고 있는 '상부 위장관 폐쇄' 환자
  - 일부 후천성면역결핍증환자(AIDS)
  - 근위축성측색경화증(筋萎縮性側索硬化症) 환자

3) '삶의 질'을 높이기 위하여:

* 진정한 '배고픔'과 '목마름(갈증)'이 있다면, '삶의 질'은 높일 수 있다. (상부위장관 폐쇄증때 같이)
* 대부분의 임종환자(죽음 단계에 들어선 환자)는, '입속 건조함(dry mouth)'은 흔한 문제가 되지만, '배고픔'과 '목마름(갈증)'은 느끼지 못한다고 알려져 있다.
* '입속건조함' 증상은, 인공경관영양이나 정맥주사로 개선되지 않는다.
* '완화의료(palliative care)와 소화관내 영양(enteral nutrition)' 제목하에, 최근의 문헌 조사에서도, 인공경관영양이 '환자 삶의 질'을 높인다는 연구 조사는 없다.
* 환자가 식음(食飮)의 즐거움을 거절하는 상태라면, 경관영양은, 환자 '삶의 질'에 부정적인 영향을 미칠 수 있다.
* 인공경관영양 공급은, 환자의 목표와 관련하여 고려되어야 함이, 이해되는 것이 중요하다.
* 담당의사들은, 환자의 그런 목표 달성을 위해, " 인공경관영양공급"이 어떤 증거하에 시행되는 선택인가에 대해서 논의할 준비가 되어 있어야 한다.
* 인공경관영양은, 급성질환이나, 영양공급을 원하는 일부 측색경화증(Amyotrophic Lateral Sclerosis) 같은 만성질환을 가진 환자에서 매우 도움이 될 수 있다.

* 그러나, 아주 중병환자와 죽음에 임박해 있는 임종환자에게, 인공경관영양공급이 유리하게 도움을 주는지에 대해서는 확실하지 않다.
* 환자의 '삶의 질'에 대해서는 어떤가 ? 이 방면의 연구는 아주 적다. 그러나, 인공경관영양공급으로 치료 받은 150명의 만성질환 환자를 대상으로 전향적으로 실시한 지역사회'코호트' 연구에서, 환자의 기능, 영양상태, '삶의 질'등을 평가한 결과, 전혀 개선된 증거를 찾을 수가 없었다는 연구가 있다.

** 다음 표(5)에서, " 경관영양" 치료를 요청하는 가족에게, 그 것이 환자에게 도움이 되지 않을 것이라고 믿는 의사의 입장에서, 다음과 같이 대답을 할 수 있음을 정리 함.

〈표: 5〉 인공경관영양공급치료를 요청하는 가족에게 주는 답변

가족의 이해 상태	답 변	논 평
환자가 먹지도 마시지도 못해서 죽어가고 있다.	죽음에 임박해 있는 환자는 '배고픔'과 '목마름'의 감각을 느끼지 못하는 상태에 있다.	
우리는 환자가 '배고픔'과 '목마름'으로 죽게할수 없다. 그것을 인공경관양양공급할 수 있지 않느냐?	인공경관영양공급이 그런 효과를 낼 수 있다면 좋을 것이지만, 우리들이 알아낸 것은, 유사한 환자에서의 인공경관영양공급은, '생명연장'이나 환자가 좋은 느낌을 갖게 하는데 도움을 주지 못하고 있다.	인공경관영양공급이, 환자를 위한 이런 목적을 성취하지 못한다는 더 많은 정보를 함께 나눔.
그럼, 우리는 아무 것도 아니하고 있어야 하나 ?	이 단계에서는, '입속의 건조'한 증상이 아주 심한 고통이다. 가족이, 얼음 칩, 입안 흠침(swab), 레몬을 입속에 떨어트려줌 등등으로 환자에게 진정으로 도움을 줄 수 있다.	

* ‘펜실바니아’의 주교(主敎)는, ‘식물인간상태’의 환자 가족의 고뇌를 인정하고 있고 그 초점을 “영양과 수분공급 : 윤리적 고찰”에 두고 있다. (1992년 1월 30일)

* ‘식물인간상태’에 있는 사람이, 그런 통증과 불편함을 느끼고 경험할 수 있느냐에 대해서, 현재의 공론은, 그런 통증(심적 및 육체적)의 존재에 대해서, 반대적으로 결론을 내리고 있다.

** 내과의사 모임의 조사에서는, 응답자의 84%가, 진행된 치매 환자에게 인공경관영양 공급을 하는 것은 온당치 못하다고 답변 했고, 정상 의식(意識)의 65세 이상 환자의 95%가, 그들이 심한 치매환자가 될 때, 인공경관영양공급을 원하지 않는다고 답변 하고 있다.

* 미국 신경학 학회의 ‘윤리와 인류 분과위원회’는, 진행된 치매환자에서의 경관영양 공급 문제에 대해서 다음과 같이 의견제시를 하고 있다. 즉 “경구(經口) 수분공급과 영양 제공은, 도움 받아 시행되고 권장 되지만, 인공적인 장관내(腸管內) 또는 비경구적(非經口的) 영양공급은, 환자의 안락(安樂)에 도움이 못되고 환자자신이나 대리인에 의해서 요구가 있지 않는 한, 제공되지 않아야 한다.”

** ‘인공적인 수분공급’ 문제에 대해서, 좀 더 자세히 드려다 보면, 그것은 가능한 이점과 부담을 가지고 있다.

* 대부분의 ‘호스피스’ 종사자들은, ‘인공적인 수분공급’은, 임종 시기 가까이에서는, 환자에게 주는 부담이 환자가 얻는 이득을 능가한다고 믿고 있다.

* ‘입속 건조감’(口腔 乾燥, Dry mouth)은 흔하게 나타나는 증상이며, 목마름(갈증, thirst)증상은 ‘입속 마름증상’보다 덜 힘들며 임종시기가 가까워질수록 적어지는 경향을 나타낸다고 알려져 있다.

* 그러나, 죽음에 임박한 임종 상황에서는, “수분 공급”과 ‘갈증’과 ‘입속 건조감’과는 상관관계가 없는 것으로 알려져 있다.

* Andrew / Levine 이 96개의 ‘호스피스’ 간호사들을 대상으로 조사한 결과에 의하면, “ 죽음에 임박한 임종환자의 수분공급에 대해서 경험이 많은 ‘호스피스’ 간호사들은 대부분, 인공적인 수분공급에 찬성하지 않고 있음”을 나타내고 있다.

* 일부 사람들은, 인공경관영양이나 인공기계호흡기를 중지하는 것은, 그들이 사랑하는 환자를 "죽이는 것"이라고 생각 한다.
* 한편, 현행법은 이런 중단 행위에 대하여, 살인이나 자살의 의심을 갖지 않는다.

질병의 자연경과가 식음(食飮)과 정상호흡을 못하게 하는 것이다. 이런 자연기능을 대치해 주는 치료(인공적인 연명치료)를 중지하면, 질병 자체의 자연경과를 밟게 된다. 이런 치료가 수 개월 또는 수년 동안 계속했었더라도, 그것을 중지하고 질병이 자연 경과에 의해 죽음을 맞게 하는 것은 옳은 일이다.

** 임종시기에 있어서의 탈수의 이점 :

경험 있는 임상의사의 식견과 의학연구결과의 증거는, "죽음에 임박한 환자는, 그것이 인공경관영양에 의하던 정맥주사에 의하던 인공적인 공급이 없을 때 더 평안한 상태이다. 이 시대까지 자연사(自然死)하는 모든 사람은 인공적인 수분공급 없이 죽음을 맞았다.

식음(食飮)을 중단하는 것은, 언제나 임종시(臨終時) 경과기(經過期)의 한 부분이였다. 단지 최근에 와서, 사람들은 인공경관을 통해서 식음을 제공하지 않는 것은 환자를 "굶어죽게 하는 것"이라는 두려움을 갖게 되었다. 인공경관이나 정맥주사를 사용하지 않음으로서, 환자가 더 고통스러운 죽음을 맞는다는, 의학적 또는 임상적 근거는 없다. 실지로, 여러 연구는 그 반대의 결과를 말하고 있다.

죽음을 앞둔 임종시에, 탈수와 관련한 제일 큰 부담은 입안의 건조감이다. 죽을 때 목마름(갈증)을 느끼지 않는 사람은 거의 없다. 올바른 구강 처치(mouth care), 얼음 칩, 또는 젖은 '스포지로 닦아줌(sponge swab)'등으로 구강 건조로 부터의 불편함을 덜어 줄 수 있다.

다음 표는, 임종시 인공경관영양이나 정맥주사를 피하는 것의 장점을 나타내고 있다.

♧ 임종시 인공경관영양과 혈관주사를 사용하지 않는 것이 유리하다는 장점

신체 영향	유익한 점
• 폐장에 수분이 적어짐 • 인후(咽喉)에 수분이 적어짐 • 종양덩어리에 압력이 덜 해짐 • 소변 회수가 적어짐 • 신체내 통증관리와 관련된 내인성홀몬의 분비 증가	• 호흡이 용이해짐 • 흡인술(吸引術)(suction)이 덜 필요함 • 통증이 적어짐 • 욕창(蓐瘡)발생이 적어짐 • 평안함이 증가하고 통증 감소함

** "영구 의식불명환자" 에서의 "경관영양공급" :

* 많은 환자가, 의식이 없는 상태에 있더라도, 인공경관영양공급으로, 생존을 계속 할 수 있다. 유명한 법정 판결의 판례로, Karen Ann Quinlan과 Nancy Cruzan 환자의 경우, 두 환자 모두 주변 환경에 대한 아무것도 인식하지 못하는 상태에서, 인공경관영양 공급으로 수년간 생존했었고, 이런 상태를 '영구식물인간상태(Persistent Vegetative State, PVS)' 라고 부르고 있다.
* 이러한 PVS 환자가, 전혀 회복할 가능성이 없다고 판단 되었을 때, 이런 환자의 생존을 유지해야 할 의무가 우리들에게 있는 것인가?
* 만일 우리가 인공경관영양을 중단한다고 결정한다면, 이 환자는 고통에 찬 죽음을 맞게 될 것인가? 그것이 "환자를 죽이는" 행위가 될 것인가?

** 법정과 의료시술은, 이런 환자에서의 인공경관영양의 중단(中斷) 또는 보류(保留)는 수용됨을 판결했고, 이런 경우는 환자를 죽이려는 행동이 아니고, 환자의 자연사(自然死)를 허용하는 것이라고 판결했다.

* 재언해서, 많은 임종환자에서의 탈수(脫水)의 유리함이, 그들 환자의 마지막 몇일간을 이롭게 할 것이다.
* They will die a very comfortable and peaceful death.
  환자들은 평안하고 평화스로운 죽음을 맞게 될 것이다.
* 이들 환자 가족의 진정한 고심은, 감정적이고 영적인 것이다.

3. 인공소생술(人工蘇生術)을 시행하지 말라 (Do Not Resuscitate: DNR)

인간육체의 죽음은 호흡과 심장박동의 중지로 시작되고, 호흡의 시작은 뇌간(腦幹)에 위치한 호흡중주(呼吸中樞)에 의해서 시작되고, 심장의 박동은 심장에 위치한 동방결절(洞房結節)의 심박조율기(心搏調律器)에 의해서 조절되고 있다. 그러므로, 사람의 심장이 멎으면, 되도록 빨리 심장에 직접적인 영향을 미쳐 심장 박동이 다시 시작하게 하고 혈액순환을 이뤄지게 해야 한다. 이것이 인공소생술(人工蘇生術)이며, 가능하면 빨리 심장 박동이 정지된 직후 빠르면 빠를수록 효과가 있다고 하는 심장소생술을 시행해야 하며, 이에는 앞 가슴을 주기적으로 강하게 눌러줌으로서 심장이 다시 뛰게 물리적 압력을 가해주는 것과, 환자의 입을 통해 입김을 강하게 불어 넣어 주어 심장 박동의 재시작과 함께 호흡의 시작을 시도/자극해 주는 행위를, 인공소생술이라고 말하고 있다. 즉 심폐소생술 (心肺蘇生術)(Cardiopulmonary Resuscitation, CPR)이다.

그러나, 회생가능성이 아주 적어진 중병(重病)인 경우는, 죽음에 임박해 이와 같은 심폐소생술을 시행하더라도, 환자가 심장 박동과 자발 호흡이 회생되는 회복률이 아주 낮으며, 단지 임종을 맞는 환자에게 부담, 괴로움과 임종과정만 지연시키는 경우가 많다. 따라서 환자 자신의 결정으로, 죽음에 임박해 이런 심폐소생술을 시행하지 말아 달라는 고지(告知)를 사전에 치료진에게 해둘 필요가 있게 된다.

병원 안에서도, 담당의사와의 상의 끝에 이런 고지를 할 수 있으며, 병원 밖에 있다가 급하게 병원에 후송된 경우에도 이런 환자의 소망을 고지할 수 있어, 많은 병원이나 의료시설에서, 이런 고지(告知)를 알아 볼 수 있게 하는 표시를 팔찌등에 준비하게 하고 있다. 이런 고지가 환자의 부착물이나 환자 차트에 기록 되어 있지 않는 한 의료진은 심장 정지 같은 응급상황이 생기면, 되도록 신속하게 심폐소생술을 시행 할 의무가 있다.

환자가 중병에 이환 되어 있지 않고, 사고(事故)를 당해 (예 물에 빠지거나 강한 충격 낙상(落傷)등) 일시적으로 호흡이 정지되고 심장박동이 정지 되는 경우에는, 심폐소생술에 의한 회복률이 높으며, 이 시술이 빠르면 빠를수록 회복률이 높아서 사고 현장에서 의료진이 아닌 일반인으로서 사전에 심폐소생술 훈련을 받은 사람이면 누구나 현장의 심폐소생술을 시행해 환자의 회복을 돕게 하게끔 심폐소생술은 일반인에게도 널리 교육 홍보 되고 있는 중요한 의료 행위에 속한다.

Chapter 2
환자의 권리, 환자의 자기결정권(Self-Determination)

2009년 5월 21일의, 우리나라 대법원 '존엄사' 확정판결문을 인용하면 다음과 같은 내용을 포함하고 있어, 진료현장에서의 환자의 "자기결정권"이 헌법에서 규정한 각 개인의 인격권과 행복추구권에 의하여 보호되는, 자기결정권임을 명시하고 있다.

〈인용 시작〉

[환자가 의사(醫師) 또는 의료기관(이하 '의료인'이라 한다)에게 진료를 의뢰하고, 의료인이 그 요청에 응하여 치료행위를 개시하는 경우에 의료인과 환자 사이에는 의료계약이 성립된다..... 자기결정권 및 신뢰관계를 기초로 하는 의료계약의 본질에 비추어 강제진료를 받아야 하는 등의 특별한 사정이 없는 한 환자는 자유로이 의료계약을 해지할 수 있다 할 것이며(민법 제689조 제 1항), 의료계약을 유지하는 경우에도 환자의 자기결정권이 보장되는 범위 내에서는 제공되는 진료행위의 내용 변경을 요구할 수 있을 것이다.......... 따라서 환자의 신체 침해를 수반하는 구체적인 진료행위가 환자의 동의를 받아 제공될 수 있는 것과 마찬가지로, 그 진료행위를 계속할 것인지 여부에 관한 환자의 결정권 역시 존중되어야 하며, 환자가 그 진료행위의 중단을 요구할 경우에 원칙적으로 의료인은 이를 받아들이고 다른 적절한 진료방법이 있는지 강구하여야 할 것이다....... 그러므로, 회복불가능한 사망의 단계에 이른 후에 환자가 인간으로서의 존엄과 가치 및 행복추구권에 기초하여 자기결정권을 행사하는 것

으로 인정되는 경우에는 특별한 사정이 없는 한 연명치료의 중단이 허용될 수 있다.]
〈인용 끝〉

우리나라의 의료법이나 의료행정법에도, 의료 현장에서의 담당의사의 진료권과 환자의 권리(자기결정권)를 유지하는, 진료의 자율성(自律性) (Autonomy)에 대해서 다음과 같이 명시하고 있다. 즉: <의사와 환자의 자율적인 참여 없이는 진료행위가 처음부터가 불가능하고, 법이 치료적 대화를 강요하거나 그 대화의 방향을 일정한 정책적인 목표에 따라 특정한 방향으로 몰고 가는 것은 의료영역 고유성을 파괴하는 폭력이 될 수 있다>라고, 환자의 자율적인 권리를 명시하고 있다.

2005년의 우리나라 보라매병원 사건의 법정 판결문을 인용하면, 환자의 '자기결정권'이 아주 중요하게 인정되고 있고, 이 환자의 자기결정권이 의식이 불명해 환자 스스로 행사 하지 못하는 경우 그 대리인이 누가 될 수 있느냐 하는 것이 문제가 되고 있을 뿐이다.

〈인용 시작〉

[.......죽음을 피할 수 없는 말기상태에서 단지 생명을 연장하는 의미 밖에 없는 치료행위를 '환자의 자기결정권'에 기인한 진지한 치료중지 요구에 응하여 의사의 양심적 결단에 따라 이루어질 경우에만 제한적으로 허용될 수 있을 뿐이고......... 그대로 퇴원을 결정한 점에서, 위 피고인들의 치료중지 행위는 환자의 자기결정권에 기인한 것에 해당하지 아니한 것으로, 의료행위의 중지에 있어서 요구되는 허용요건을 충족하지 못한 것이다.] 〈인용 끝〉

미국에서는 일찍부터 자연사법(自然死法)(Natural Death Act)이 있어서, 1996년 시점에서 '네브라스카(Nebraska)주를 제외한 모든 주(州)에서 실정법으로 유효한데, 이 자연사법은, 환자의 사전의료지시서(事前醫療指示書)나 '대리인 위임'등의 법적 지위를 확보해 주고 있지만, 그 근본 취지와 법정 판례(判例)는, 환자의 자기결정권에 주요 관점을 두고 있다. 즉, <헌법에서 정한 개인의 권리는 치료거부권을 포함하며 나아가 의사의 치료의무나 국가의 이익(생명유지를 중심으로 한 공공 이익)에 우선하는 경우가 있다>라는 판결 법리이다.

이런 입법의 이유는, 환자의 상태가 치료의학적으로 회복이 불가능한 경지로 나빠진 시점에서는, 죽음의 과정을 지연시키는 '비정상적'치료 방법을 적용하지 말고 환자의 자연사(自然死) 과정을 밟게 허용한다는 취지가 있다.

환자의 자기결정권은, 어떤 권리보다 우선할 수 있으며, 다만 환자 본인의 의사결정 능력이 없는 환자의 판단 기준(대리 자격)에 대해서 논란이 있을 뿐이다.

요컨대 자기의 결정에 따라 연명치료를 비롯한 어떤 의료행위도 거부할 수 있으며, 그로 인하여 인공적인 연명치료의 간섭 없이 자연스러운 죽음을 맞을 수 있다는 것이다.

그러나, 자연사법(Natural Death Act) 시행에 있어서, 두 가지 논점이 항상 어려운 결정을 요구하며, 그 두 가지는 '지속적식물인간상태(PVS)'와 혼수상태 환자에 관한 것과, 생명 유지치료에 '인공경관영양'을 포함 시킬 것이냐에 관한 문제이다.

그러나 전문의사의 입장에서, 진료현장에서의 환자의 "자기결정권"의 한계와 허점에 대한 논의가 필요하다고 생각 되어, "무의미한 치료(futile treatment)"의 의미와 정의(定義)를 중심으로, 의료전문인의 소견을 소개하면 다음과 같다.

의사윤리지침이 2001년도 11월에 세상에 공포된 이후 가장 사회로부터 논란과 저항을 받은 항목의 하나가 제 30조 3항으로서, 의사의 입장에서는 당연한 의료 논리의 항목인데도, 일반 사람들에게는 환자나 가족의 의사가 무시 되고 있는 것으로 해석 되고 있는 항목이 있었다. 즉:

〈인용 시작〉

[의사의 충분한 설명과 설득 이후에도 환자 또는 대리인이 회생의 가능성이 없는 환자에 대하여 의학적으로 무익하거나 무용한 진료를 요구하는 경우, 의사는 그것을 받아들이지 않을 수 있다.]

〈인용 끝〉

이런 내용의 의료지침은, 미국흉곽협회(American Thoracic Society)의 공식 성명에도 발표 되어 있는 전문 의료인의 의료윤리 지침이며, 그 내용을 인용하면 다음과 같다. (Ame Rev Resp Dis. 1991;144:726, Ann Int Med.1991;115:78)

〈인용 시작〉

[환자가 자율적인 결정능력이 없는 경우에는, 환자의 연명치료에 관한 결정을 도움주기 위한 결정대리인을 확인해야 한다.........

환자의 담당의사가 결정대리인에게 결정을 위한 도움을 주며, 결정대리인과 연명치료의 보류나 중지에 대한 신중한 공동결정을 해야 한다.........

환자에게 무익(효과 없음)(Fitile)한 연명치료는, 환자나 환자 대리인과의 동의(합의)없이 제한(制限)할 수 있다.......

의료시술의 기본이 되는, "선행(善行)(Beneficence)과 해(害)를 주지 않는다는 (non-maleficence)" 의료의 윤리적 원칙과 의료목적의 정의에 근거해서, 연명치료의 목적은, 환자의 행복(복리)(well-being)을 회복시키고 유지하는데 있어야 하며, 환자의 생물학적 삶(biological life)의 부적당한 연장에만 그의 단독 목적이 있어서는 아니 된다. 이런 근거하에, 만일 연명치료가 무익(효과 없음)(futile)한 것으로 판단되는 경우에는, 연명치료의 보류나 중지를 환자 대리인의 동의(同意)(consent) 없이 시행할 수 있다. 이론과 경험에 의거해서 연명치료가 환자에게 의의(意義) 있는 생존을 가져다 줄 가망이 없다고 지적(판단) 되는 경우 연명치료는 무익(효과 없음)(futile)한 것으로 판단한다. 여기에서 '의의있는 생존'이란, 특히 환자 개인으로서의 가치관에 관련된, 생존의 질(質)과 생존기간에 관한 사항을 의미한다. 계속되는 의식손실 상태로의 생존, 다시 말하면, 인식력(認識力)과 지각력(知覺力)의 완전 소실상태에서의 생존은, 그 환자에게는, '의의 있는 생존'의 가치가 없다고 일반적으로 간주(看做)할 수 있다. 담당의사는, 무익한 치료(futile treatment)로 판단된 연명치료는, 비록 환자대리인의 요구가 있어도, 시술할 윤리적 의무를 지지(갖지) 않는다. 담당의사에게 그러한 무익한 치료를 강요하는 것은, '의료전문인의 윤리적 의무'에 저촉(抵觸)되고 위배(違背)되는 것이다.]

〈인용 끝〉

"중환자의학(重患者醫學)(Critical Care Medicine)"에서의 환자의 회복예후(回復 豫後)/ 사망예후(死亡豫後)의 진단/판정은, 아주 어려운 불확실성의, 의학 통계수치에 근거한 확률상의 예측 수치이며 , 비의료인이 예상/기대 하듯이 그렇게 확실성을 가지고 있지 못하며, 최선의 의료시술 후에도, 최후의 죽음 순간은 생명의 창조주 생명주권자의 권한에 속한다. (참고: 제 1 부: V, VI, VIII).

특히 임종을 앞두고 있는 환자에게 시술되는 여러 가지 정통(正統)/ 비정통 의료 시술, 현대의 연명기술, 및 민간 요법 등 등, 많은 종류의 의료기법이, 담당의료진의 전문적 판단과 환자 측 보호자의 요청에 따라, 동원 될 수도 있지만, 최후의 판단은 전문적 지식을 가지고 있고, 환자 치료의 위임을 받은 담당의사에 의해서 결정되어야 하며, 담당의사가 환자 생명유지 및 환자의 복리를 위한 최선의 결정을 먼저 하고 환자 보호자의 동의를 받는 순서가 되어야 할 것이다. 이 단계에서 문제가 될 수 있는 우리나라의 현실의 한계점과 문제를 몇 가지 거론하면 다음과 같다.

(1) 환자의 질병상태가 중할수록, 현대의료에서는 집중치료 개념으로 특수한 진단술과 치료법이 이용되게 마련이며, 고도의 전문화된 의학지식의 동원이 필요하고, 그 의료기술도 해(年)를 거듭할수록 발달하고 고급화(高級化) 되고 고가화(高價化) 되가고 있다.

(2) 일반인으로서 치료를 받고 있는 환자나 환자 가족은, 이러한 '중환자의학' 및 빠르게 발전하고 있는 구급의료기술(救急醫療技術)에 대해서, 잘 알고 있을 수가 없으며, 또 가령 약간의 지식이 있다고 해도, 담당의사의 전문의료 판단 수준에 미칠수는 없는 의학의 전문분야이며, 처음부터 환자측으로서는 자신들의 선택으로 그 병원을 찾아온 것이고, 그 병원의 담당의사에게 의료시술을 의뢰(의료계약)한 것으로 볼 수 있으며, 또 여러 가지 서류상의 '진료동의서'에 서명했을 것이다.

(3) 또한 담당의사가 환자 가족에게 설명을 아무리 한다고 해도 중병 상황에 대해서 충분한 이해와 온전한 판단력이 환자에게 주어질 가능성은 적은 것이며, 대부분의 경우 담당의사의 전문성과 병원의 시설 사회적 신임도(명성)에 의존해서 환자나 환자 보호자가 결정하는 것이 보통이다.

(4) 그리고 우리나라에서 가장 문제가 되는 것이, 정통의료의 검증된 치료법이 아닌 민간요법이나 사이비(似而非)요법이 우리사회에 우려할 정도로 범람하고 있고 국민을 과대 광고와 개별 접촉 방법등 (심지어는 병원 왜래/병실에서도 환자를 감언이설로 유인하는 경우 등)으로 특히 만성 경과의 치료가 어려운 질환을 앓고 있는 환자나 가족을 대상으로 공략하고 있어, 이를 믿고 이런 치료를 담당의사에게 요구하는 경우가 적지 않은 현실에서, 의사 윤리지침 30조 3항은 당연하고 필요한 항목이라고 할 수 있다.

(5) 또한 국가에서 발행한 의사 면허, 전문의 면허를 획득한 의사의 임무, 책임 및 진료권에 비추어 볼 때도, 자기가 치료하는 환자의 생명과 건간 유지를 위해서, 특히 생명이 경각에 와있는 환자에게, 자기 스스로가 믿지 않는(믿지 못하는) 치료법을 환자나 보호자가 요구한다고 해

서 시술할 수는 절대로 없는 것이며, 모든 치료법과 치료약이 부작용의 가능성과 치명적인 결과를 가져올 수 있다는 의료현장의 전문성과, 환자 생명의 안전성이 법익중 최고의 가치를 가진 법익이라는 법정판결문을 참고하더라도, 검증 안된 치료를 환자가 요구할 때, 이것을 거절할 의무와 권리가 의사에게 주어질 수 있다는 것은 당연한 이치가 된다.

(6) 또 만일 환자나 보호자가 요구한 치료법이나 민간치료약을 환자측 강압에 못이 겨 사용(투약)한 후, 부작용이나 의료사고가 발생할 경우, 그 책임은 또 다시 담당의사에게 떠넘겨지게 될 것이며, 이는 의사의 진료권과 의권의 실종을 의미한다고 할 수 있다.

(7) 그리고 무엇보다도 의료현장, 임상일선에서 일하는 의사를 힘들게 하는 것은, 환자나 가족들이, 신문 잡지나 '텔레비젼' 광고 등을 통해 얻은 짧은 지식, 혹은 사이비 유사 의료업자등의 상술이나 과대광고, 또는 의도적이고 계획적인 입 소문을 통한, 근거 없는 그릇된 의학 상식과, 검사 항목 또는 치료 항목 등을 담당의사에게 요구할 때이며, 이런 경우에는 담당의사로서는 환자에게 올바르게 이해시키고 설득하느라고 힘든 시간과 불필요한 정신적 부담을 겪어야 하며, 환자와의 실랑이가 힘들어 요구대로 검사 (예 CT 나 MRI 등 고가 검사)를 진행하는 경우, 보험공단의 삭감의 위험(횡포)을 받아야 하고 또 삭감되는 경우는 환자를 진료한 병원과 의사가 그대로 의료비 삭감의 손해를 감수 해야 하는 2중의 어려움과 수모를 당하게 되어 있는 것이 현재의 선택 없고 규격화 되어가는 공보험제도(公保險制度)하의 규정이고 일선 의료현장의 어려움이고 한계이다.

이상 환자의 자기결정권과 의료현장의 어려움에 대해서, 즉 환자의 자기결정권의 한계에 대해서 살펴 보았는데, 현재 우리나라의 의료현장에서 겪게 되는 가장 큰 어려움은, 시술하는 의사의 진료 내용에 대해서 환자 측이 믿지 않는 불신감이며, 같은 질환을 여러 병원에서 진료 받는 등, 의료 불신과 상업화 되어가는 의료시설의 중복 등, 환자의 자기결정권의 한계를 내포하는 여러 요인을 가지고 있다.

Chapter 3

자연사법 (Natural Death Act)

자연사법(自然死法)은, 1970년 미국 '켈리포니아'주(州)에서 주법(州法)으로 입법된 이래, 현재는 미국 '네브라스카'주를 제외한 모든 주에서 입법되고 있는, 환자의 '자기결정권 (自己決定權)(Self-Determination)'에 근거한 주법(州法)이다.

이법에 관해서는, 과거의 일을 기록할 필요가 있으며, 1970년대 부터, 임종(臨終)에 임한 말기환자를 위해서, 인공적인 연명치료를 사용해가며 부적절(불필요)하게 환자의 생명을 연장 하는데 대한 우려와 관심이 증대하기 시작 했다. 이것이 '자연사법'의 입법으로 발전 되였으며, 현재는 '네브라스카'州를 제외한 전 미국의 州에서 '자연사법'이 발효하고 있다.

이런 입법 내용에서, 연명치료의 중지 및 보류에 대한 조건을 제시하고 있고, 그 근거는 환자의 상태가 회복 불가능한 중병의 상태에 들어섰을 때는, 질병의 자연경과로 자연사 과정의 죽음을 맞게 허용한다는 것이고, 죽음의 과정을 연장만 시키는 '비정상적인 치료(연명치료)'를 시행하지 않는다는 내용을 포함하고 있다.

대부분의 州法에서는, 모든 성인이 말기질환을 맞을 때는 환자 본인의 의사에 따라서 연명치료를 보류 또는 중지한다는 내용을 포함한 '사전의료지시서(living will)' 등을 담당의사에게 서류로 지시할 수 있게 허용 되어 있다. 이 '사전의료지시서'는, 환자가 의식불명상태이거나 환자 스스로의 의사표시를 할 수 없을 때만 유효하다.

헌법에서 규정하고 있는 개인의 권리 (Privacy Right)는 치료거부권과 연명치료를 포함한 어떤 의료행위도 거부할 수 있으며, 그에 따른 자연스러운 죽음을 맞을 수 있다는 환자(의식이 있는)의 기본 권리를 규정한 법규이다. 환자의 자기결정권은 어떤 권리보다 우선 할 수 있다는 것이며, 다만 환자 본인 자신의 의사(意思)결정 능력이 없는 사람의 경우에 환자대리인의 자격에 대해서 논의가 있을 뿐이다.

이 '자연사법'은 미국의 획기적이고도 역사적인 법정판결로 기록되고 있는 1976년의 Quinlan 판례 이후, 새로이 안출되고 입법 되었었고 ['켈리포니아'주의 '사망선택유언(Living Will)'의 형태], 질병으로 6개월 이내의 생존가능성이 남아 있는 환자가 그들 스스로의 권리 및 결정권으로 죽음을 선택할 수 있음을 허락 하는 법규이다. 즉, 환자가 임종 말기에 있고, 스스로의 의사표시가 불가능한 상황에서 연명치료를 유보하거나 중단하고 "자연스러운 죽음의 과정(natural process of dying)"을 취할 수 있도록, 담당 의료진에게 지시하는 선언을 의미 한다.

'자연사법'으로 통층 되기도 하는 '생전의사표명서' 즉 "사전의료지시서(Medical Directive)에 관한 법률"의 내용은 주(州)에 따라 내용이 다양하고, 많은 주에서는 승인받은 양식의 서면으로 작성된 형태만을 허용하는 반면, 일부 주에서는 구술 진술도 가능한 것으로 규정한다. 나아가 '플로리다'주 같이 증인 입회하의 서면 또는 구술의 진술(witnessed document in writing, witnessed oral statement) 모두 가능하도록 규정한 곳도 있다 (참고 문헌 (9)의 김성수,,,)

이하 자세한 '사전의료지시(事前의료지시)(死前의료지시)의 내용을 담고 있는, 미국 '켈리포니아' 주의 [자연사법' 1976 (Natural Death Act, 1976)]의 내용을 소개 하면 다음과 같다.

* 사전의료지시는, 담당의사가, '자연사과정(自然死過程))(natural death process)'을 연장하는 인공적(인위적)인 방법(즉 연명치료를 의미함)을 하지 말 것을 지시하는 것을, 허용하고 있다.
* '사전의료지시서'를 서명하기 전에, 원하는 누구와도 상의할 수 있으나, 변호사와의 상담이나 공증을 받을 필요는 없다.
* '사전의료지시서'를 서명하면, 담당의사에게 이야기해, 차트(환자기록부)에 첨부토록 해, 의무기록의 한 부분으로 만든다.
* '사전의료지시서'는 성인 두 사람의 증인(서명)이 있어야 하며, 이들은, 혈연이나 혼인관계상 관계가 없어야 하며, 사전의료지시서 내용에 이름이 거명되지 말아야 하며, 재산상의 청구권과 관계가 없어야 한다.
* '사전의료지시서'의 증인으로, 담당의사나 담당의사 도움이는 아니 되며, 병원 입원시에 '지시서'를 서명하는 경우 병원직원은 증인이 될 수 없다. 만일 환자가 '전문양로원' 시설에 입원해 있을 때는, 두 증인 중 한 사람은, 州정부 노인담당부서에서 지정한 환자대변자(patient advocate)나 민원조사관(ombudsman)이어야 한다.
* 만일 환자가, 적어도 18세가 되었고 정상(正常)의 정신 상태에 있고, 스스로의 의지로 행동해온 사람인 경우에는, 두 사람의 자격 갖춘 증인 입회하에, '사전 의료지시서'에 서명할 수 있다.
* 아무도, '사전의료지시서'의 서명에, 강제성 영향을 줄 수 없다. 아무도, '사전의료지시서'에 서명하지 아니 했다고 해서, 보험이나 기타 건강관련 혜택에서 거부 될 수 없다. '사전의료지시서'에 서명했다고 해도, 보험이나 의료관련 치료의 수락/거부하는 권리 행사 등에 영향을 받지 아니한다.
* 환자의 담당의사는, '사전의료지시서'가 다음의 세 가지 조건하에 있을 때 만 지킬 의무가 있다.
  (1) 담당의사가, 환자의 '사전의료지시서'가 확실하다고 납득(확신) 할 때,
  (2) 다른 의사(醫師)가, 환자의 상태가 임종에 가까워 졌음을 인정할 때,

(3) '임종에 가까웠다'는 환자상태에 대한 고지(告知)를 한 후, 적어도 14일은 지난 시점 일 때 (켈리포니아州에서만 적용).

* '사전의료지시서'의 유효기간은 5년이며, 5년이 지나면 다시 서명해야 한다.
* '사전의료지시서'는 임신 중에는 효력이 없다.
* '사전의료지시서'의 취소는, 질병 말기 중 어느 때나 가능하며, 1) 파기하던지, 2) 서면으로 파기한 것을 서명하던지, 3) 담당의사에게 고지 하던지 하는 방법 등으로 취소할 수 있다.

지나간 10여년 동안, '자연사법'의 두 개 부분에 대해서 많은 논란이 있어왔고, 그 하나는, '말기환자(末期患者)'라는 정의(定義)속에 혼수상태(昏睡狀態) 환자나 '지속적식물인간(持續的植物人間狀態, PVS, Persistent Vegetative State)' 환자를 포함 시킬 것이냐 아니냐는 질문과, 두 번 째는, '연명치료'에 인공경관영양(人工 經管營養)을 포함 시킬것이냐 아니냐는 논란이 계속 되고 있다.

Chapter 4

사전의료지시서(事前醫療指示書)(사전의료의향서)

임종의료(臨終醫療)시에, 진료의 자율성(自律性)이 확보된 환경에서 환자가 원하는 진료 내용을 유지 확보해 주기 위한 조치로서, 장차 스스로의 판단능력이 없어질 때를 대비해, 자신이 받게 될 치료 내용을 기록으로 남기는 서류가 '사전의료지시서'이고, 생전 유언(遺言)과 같은 것이 된다. 그 내용에는 자신에 대한 의료행위의 의사결정, 대리인(법적)의 지명, 심폐소생술의 거절과 원하지 않는 치료행위의 거절 등을 구체적으로 기록해서 지시할 수 있다.

"사전의료지시서"라는 명칭에 대해서는, 2005년도 출판된 저자의 "존엄사(尊嚴死)(회복가능성이 없는 환자에 대한 연명치료 중단)"[(1)] 이후 계속 저자는 사용하고 있는 용어이고, 저자는 선진국에서 사용하고 있는 Advance Directive를 번역해서 "사전(事前)의료지시서(醫療指示書)" 라고 번역하였고, 처음 번역 당시 죽음을 맞기 전에 써 놓는 것이지만 사전(死前)으로 해야 하는지 사전(事前)으로 해야 하는지를 고민 했던 기억을 가지고 있으며, 후자인 사전(事前)으로 택한 필자의 소견은, 일반인들의 죽음에 대한 경원(敬遠)함의 인식을 감안해, 큰일(죽음)을 당 하기 전에 써 놓는다는 뜻으로 사전(事前)을 택했음을 고백하고 있다.

그 후, 많은 관련인 또는 민간 사회 단체의 의견이, '사전의료 지시서', '사전동의서', '사전신청서', '사전요청서', '사전의사결정서', '사전의사표시서', '사전지시서', '사전치료거부서', '사전 고지' 등 등 많은 의견이 제시 되어 왔다[27].

그러나 2009년 5월 '세브란스'병원 사건의 대법원 판결문과 2005년의 '보라매병원사건'의 법원판결문이 '사전의료지시서'라는 용어를 판결문에서 계속 사용하고 있어, 이제는 사회 통념으로 사용 되어도 무난할 것으로 생각되어 왔다. 그러나 2010년에 들어와 보건 복지부 '연명치료중단 제도화 관련 사회적 논의 추진 협의체'에 의해서 '사전의료지향서' 가 더 적합하다고 하는 결정하에, 2010년 부터는 '사전의료지향서'가 더 널리 사용될 전망에 와 있다.

2010년 11월에 개최된 '한국죽음학회' 주최의 "한국인의 웰다잉 가이드라인"에는 "사전의료지향서(사전의료지시서)"라고 인용해 '사전의료지향서'를 선호하는 지침을 선택하고 있다.

"사전의료지시서"이던 "사전의료지향서"이던, 명칭에 관계 없이 많은 사람이 이 문서의 본 뜻을 이해 수렴하고, 사전(事前, 死前)에 이 문서를 준비하는 것이 중요한 것이며, 국민들을 향한 이해/교육을 통해, 국가 윤리위원회 등에서 표준 명칭과 형식을 정해서 전 국민을 대상으로 교육 홍보하는 것이 중요한 일이라고 생각하고 있다.

1990년, 미국 대통령과 의회는, 다음과 같은 법령을 공포해 의료에 관한 환자의 권리를 주법(州法)으로 법령화 했었다. 즉 [1991년 11월부터 시작해서, Medicare / Medicaid 환자를 취급하는 모든 병원, 요양시설, 호스피스 시설과 건강유지 관련 기관들은, 그들의 모든 성인환자들에게, 주법(州法)에 의거한 '환자의 권리'로서, '사망선택유언(死亡選擇遺言)(Living Will)'이나 '항구성대리위임권자(恒久性代理委任權者)(Durable Power of Attorney)' 임명 등 형태로, "사전의료지시서(事前醫療指示書) (Advacne Directive)"를 수행할 수 있는 권리를 포함한, 서류로 된 모든 정보와 자료를 제공할 의무가 있다] 라고 법으로 명시하고 있다.

따라서, '환자의 자기결정권법' (Patient's Self-Determination Act)에 근거한

이 주법에 따라, 모든 병원이나 요양원, 양로원 등에서는 - Medicare나 Medicaid에서 지급을 받는 곳이라면 - 반드시 환자가 적법하게 '유언장'이나 '의료위임장'을 만들 수 있는 권리가 있다는 것을 서면으로 환자에게 입원 전에 알려야 할 의무가 있다.

그러나, 보통 사람들은 "죽음"에 대해서 깊게 생각하고 서로의 의견을 나누는 일을 피하고 있을 뿐만 아니라, 죽음에 임박한 치료에서 무엇을 원하고 원하지 않는지에 대해서 잘 알 수도 없고, 또 어떻게 이런 결정을 하고 시행해야 하는지에 대한 지식이 전무한 상태여서, 미국에서도 이 "사전의료지시서"를 작성한 인구가 30%에 못 미치는 것으로 알려져 있다.

"보라매병원사건"의 법정판결문(1998년 1심, 2002년 2심, 2004년 대법원 상고심)을 참고하면 법원에서도 "사전의료지시서"라는 용어와 그 실용상의 위치가 인정 되고 있음을, 다음의 "보라매병원사건 판결문"에서 확인할 수 있다.

〈인용 시작〉

[임상 현장에서의 환자의 자기결정권 행사는, 의식이 명료할 때는 스스로의 의사표시가 가능함으로서 문제가 없으나 의식이 없어진 상태에서의 환자의 자기결정권 또는 의식 소실 전의 환자의 소망(의지)에 대한 내용 또는 그 내용의 인정을 위해서, "사전의료지시서"나 "대리인 지정" 등의 사전절차가 필요하다.] 〈인용 끝〉

2009년 연세의료원 '김할머니' 사건의 대법원의 연명치료중단(존엄사) 확정판결(2009.5. 21)의 판결문에서, '사전의료지시서' 라는 용어가 사용되고 있어, 이 용어의 우리 사회에서의 자리매김을 확인 할 수가 있다. 대법원 판결문의 일부는 다음과 같이 '사전의료지시서'를 계속 언급 하고 있다.

〈인용 시작〉

[환자가 회복불가능한 사망의 단계에 이르렀을 경우에 대비하여 미리 의료인에게 자신의 연명치료를 거부 내지 중단에 관한 의사를 밝힐 경우 (이하 '사전의료지시서'라 한다)에는 비록 진료 중단 시점에서 자기결정권을 행사한 것은 아니지만 '사전의료지시서'를 한 후 환자의 의사가 바뀌었다고 볼 만한 특별한 사정이 없는 한, '사전의료지시서'에 의하여 자기결정권을 행사한 것으로 인정할 수 있다. 이러한 '사전의료지시서'는 진정한 자기결정권 행사로 볼 수 있을 정도의 요건을 갖추어야 한다.] 〈인용 끝〉

국내 연구진(카톨릭대학교 성빈센트병원 호스피스 병동 연구진)이 조사한 '호스피스 병동 말기 암 환자(134명) 및 내과전공의(97명)를 대상으로, 사전의료지시(서)에 대한 인식조사'를 한 바에 의하면(2007년), 환자 128명(95.5%), 의사 95명(97.9%)은, '사전의료지시서'를 찬성하였으며, 환자 79명(59.0%), 의사 96명(99.0%)은 추후 치료에 반응하지 않는 말기 상태일 경우 무의미한 생명연장을 위한 심폐소생술을 원하지 않았고, 환자 85명(63.4%), 의사 75명(77.3%)은 본인이 의사결정을 할 수 없는 상황일 때를 대비한 의료적 권한 법정 대리인 지정에 찬성하였다. 그리고 예로 제시된 유언장 내용에서 설문에 응한 환자 134명(100%), 의사 94명(96.9%)은 말기 상황일 경우, 가능한 평안하게 사망할 수 있도록 자신에게 시행 되는 모든 치료를 중단 보류하기를 원하였다. 그리고 연구의 결론으로서, 말기 암 환자와 의사(醫師)는, 인생의 마지막을 결정짓는 도구로 '사전의료지시(서)'에 대해 긍정적이고 적극적인 태도를 보였고, 이 '사전의료지시서'가 아직 법적, 사회적 합의가 없어 하나의 체계로 정립하지 못하고 있지만, 여러 쟁점이 해결되어, 힘들게 투병하고 있는 말기암 환자에게 사전의료지시서가 보편적이고 합법적인 의료체계로 확립된다면 그들 인생의 마지막을 존엄스럽게 맺을 수 있는 선택이 될 것으로 생각한다고 결론 짓고 있다.

■ "사전의료지시서" 형식

'사전의료지시서'라는 용어 자체가 생소(生疎) 했던 때에 저자가 처음 소개한 우리나라의 '사전의료지시서'는, 여러 가지로 미비한 점이 있을 수 있으며, 하나의 견본 형식으로 제시 했었다. 그러나 그 것이 'KBS 추적 60분[5]'과 'SBS 스페샬[15]'에 소개되었고 인터넷에(daum, naver, 김건열) 예문이 인용됨으로서, 직접 간접으로 저자의 '사전의료지시서'를 요청하는 문의가 많이 있어왔으며, 그 때마다, 이 것은 하나의 예문(例文)이며, 앞으로 '국가 윤리위원회'와 같은 국가 공인 상부 기관에서 표준 사전의료지시서가 작성 되어 전 국민에게 홍보 교육되고, 되도록 많은 사람들이 사전(事前 / 死前)에 마련 하도록 독려해야 할 것이라고 부언 해 왔다.

2010년 후반의 시점에서, 저자가 2005년에 처음 제시 했던 '사전의료 지시서'의 예문과 대리인 위임장의 형식(예문)을 예시하면서, 2010년 한국죽음학회가 제시한 사전의료지시서(사전의료지향서)를, 한국죽음학회의 유언장 예문과 함께 소개하면 다음과 같다.

(1) 2005년 처음 소개된 저자의 "사전의료지시서"와 "대리인 위임장의 예문:
(2) 2010년 발표의 한국죽음학회의 "사전의료지향서(사전의료지시서)"
(3) 2010년 발표의 한국죽음학회의 유언장.

1) '사전의료지시서'

임사의학(臨死醫學)분야를 공부해오는 '임사의학 연구회'는 다음과 같은 '사전의료지시서'를 마련해 관심 있는 사람들에게 나눠주고 있으며, 저자 내외 모두, 이 양식의 '사전의료지시서'를 작성한 후 공증을 받아놓고, 서재 잘 보이는 곳에 보관하고 가족(자식)에게 알려놓고 있다.

이 서류가 공증을 받아놓아야 하는 것은, 이 서류가 본인의 것이라는 것이 증명되어야 법적 기능을 유지할 수 있기 때문이며, 공증인이 공증해주면서 확인하는 것은 단지 이 서류가 본인의 것이라는 것을 확인해 주는 것에 불과하다.

'사전의료지시서' 예문(例文)

[나 ○○ (남) (주민번호:000000-0000000)은 현재 다음 주소에 거주하고 있으며 (현주소:000000000000), 여기에 나의 자의적 소망으로 맑은 정신하에, 앞으로 어떤 부득이한 사정으로 인해, 나의 자의적인 의사표시가 불가능해질 경우를 대비해서, 나를 치료하는 담당의사와 가족에게 다음과 같은 '사전의료지시서'를 남기니, 본인의 소망대로 실행해 주기를 바람.

(1) 내가 의식이 없어진 상태가 되더라도, 기도 삽관이나 기관지 절개술 및 인공기계호흡치료법은 시행하지 말것이며,
(2) 내가 암성질환에 대한 '항암 화학요법'이 필요하다는 의료진의 판단이 있더라도, 항암화학요법은 시행하지 말 것.(이는 항암화학요법의 효과

의 불신에서가 아니라, 나의 연령과 체력의 한계 때문임)

(3) 그 외, 인공영양법, 혈액투석, 더 침습적인 치료술도 시행하지 말 것.

(4) 그러나 탈수와 혈압유지를 위한 수액요법과 통증관리 및 생리기능 유지를 위한 완화의료(緩和醫療)의 계속은 희망하며, 임종시 혈압 상승제나 심폐소생술(心肺蘇生術)은 시행하지 말 것

(5) 그 외 여기에 기술되지 않은 의료 내용은, '대한의학회'에서 공포하고 있는, 최근의 '임종환자 연명치료 중단에 관한 의료지침'에 따라 결정하고, 의료진과 가족 그리고 법의 집행인은, 나의 이상의 소망과 환자로서의 나의 권리를 존중해 주기를 바람.

(6) 나는 이상의 나의 '사전의료지시서' 내용이 누구에 의해서도 변형되지 않기를 원하며, 이 선언이 법적인 효력을 유지하고, 담당의료진에게 법적 면제와 보호 조건을 구비하는데 도움되기를 소망하고 있음.

200 년 월 일

환자 성명 : ○○○ 서명(도장)

가족 증인 : 성명 ○○○ 관계 : ○○○

공증인 도장 (서명)] (예문 끝)

'緩和醫療/支持腫瘍學(Palliative Care & Supportive Oncology)' 교과서, 2002년도 발행(제 2판)(Berger, Portenoy, Weissman 편저, Lippincott William & Wilkins 사 발행)에 소개된, '사전의료지시서'(871 쪽)에는, 다음과 같은 6가지 종류의 질병 상태를 포함시키고 있으며, (1) 지속적인 혼수 상태 (2) 임종 직전 상태 (3) 의식 없는 상태에서 몇 주일의 생명이 남아 있을때 (4) 심한 치매(癡呆) 환자 (5) 결정 능력이 없는 상태 (6) 그 외 당면하게 되는 임상 상황 등 경우이고...

이런 경우를 위해서 다음과 같은 조치가 필요하게 됨을 대비해서, 환자 자신의 의견 제시를 할 것을 요구한다. 즉: (1) 심폐소생술이나 수술요법 (2) 인공기계호흡이나 투석(透析) (3) 수혈이나 혈액제재 치료 (4) 인공 영양과 수액치료 (5) 간단한 진단적 검사나 항생제 (6) 진통제 등등.

이하 '緩和醫療 / 支持腫瘍學'에 소개된 '사전의료지시서'를 소개하면 다음과 같다.

■ **사전의료지시서(事前醫療指示書)**

성　명: ○○○　　　　　주민번호: 000000-0000000
현주소:

만일에 내가 지속적인 혼수상태(또는 임종직전 상태, 의식이 없는 상태, 치매상태, 또는 결정능력이 없는 무능력상태 등등)로, 나의 주치 의사와 두 명의 자문의사의 의견이, 어떠한 치료에 의해서도 의식 회복 가능성이 어렵다는 결론인 경우, 이에 대한 대처나 앞으로의 어떤 추가적인 질병에 대한 나의 소망과 목적은, 의료적으로 합당하게, 다음과 같음을 밝힘.

[다음 중 해당 항목에 표시를 함]

1. 심폐소생술 (임종에 앞서, 앞가슴을 누르고, 투약하고, 전기적 충격을 주고, 인공기계호흡 등을 적용하는 의료 시술):
   원함 □　　　결정하지 못했음 □　　　원하지 않음 □
2. 대수술(大手術) (예 : 담낭 제거수술, 대장 부분절제술 등):
   원함 □　　　결정하지 못했음 □　　　원하지 않음 □
3. 인공기계호흡 (기도삽관후 기계로 숨쉬게 하는 것):
   원함 □　　　치료의 시도를 원하나 확실한 호전 없으면 중지 □
   원치 않음 □
4. 인공투석(人工透析)(복부에 꽂은 튜브를 통한 기계로 혈액을 깨끗하게 정화(淨化)해 주는 의료시술):
   원함 □　　　치료의 시도를 원하나 확실한 호전 없으면 중지 □
   원치 않음 □
5. 수혈 및 혈액제재 투약 :
   원함 □　　　결정하지 못했음 □　　　원하지 않음 □

6. 인공영양 및 수액요법:
원함 □ 치료의 시도를 원하나 확실한 호전 없으면 중지 □
원치 않음 □
7. 간단한 진단적 검사 (예 : 혈액 및 X-선 검사):
원함 □ 결정하지 못했음 □ 원하지 않음 □
8. 항생제(감염증을 치료하기 위한 약):
원함 □ 결정하지 못했음 □ 원하지 않음 □
9. 진통제(비록 의식이 무디고 죽음의 과정을 촉진 하드라도):
원함 □ 결정하지 못했음 □ 원하지 않음 □

□ 생명 연장 : 가능한 모든 것을 시행
□ 병의 치료 시도 계속, 그러나 주기적으로 재 진단(재 평가)을 원함.
□ 침습적이고 부담이 되는 진료 행위를 제한함(하지 말 것).
□ 완화의료(緩和醫療)만 시행 할 것.
□ 기타(자세하게 특기 할 것):

대리인 위임장의 형식(예문)

■ 항구성(恒久性)대리인 위임장 (Durable power of Attorney)

[건강(질병)관리 대리 위임장 (Health Care Proxy)]

나는 나의 대리 결정권자로서 다음 사람 : ○○○ (주소:000000000000)을 지정하며, 나의 건강(질병)관리에 관한 결정에 있어서, 나의 대리인에게 나의 소망과 바램을 대리 평가할 것을 지시한다. 내가 만일에, 스스로 결정할 능력이 없어질 경우에는, 생명유지 치료를 포함한 모든 건강(질병)관리에 관한 결정은 나의 대리인이 결정 권한을 갖는다. 나의 대리인의 권한은, 나의 주치의사가 서면으로 나의 건강(질병)관리에 관한 내 스스로의 결정이 불가능하다고 판단한 시점 이후부터 발효한다.

서명: 성명:
주소: 일자:

증인:
서명: 성명:
주소: 일자:

서명: 성명:
주소: 일자:

---

2) 2010년 발표의 한국죽음학회 사전의료지향서(사전의료지시서)

■ 말기환자의 연명치료에 대한 사전의료의향서(사전의료지시서)

본인(이름:)은 말기 질환 즉, 회생가능성이 없는 질환 상태라고 의료진이 판단할 경우, 가족과 의료진이 아래와 같이 해주기를 요청합니다.

의학적 처치 종류		원합니다	결정을 못했습니다	원하지 않습니다
특수 연명치료				
일반 연명치료(진통제, 영양공급 등)				
기타 (투석, 항생제, 혈액검사, 수혈 등)	투석			
	항생제			
	반복적인 혈액검사			
	수혈			

만약 위에 명시하지 않은 의학적 처치가 필요할 때, 본인이 의사 결정을 할 수 없는 상태이면, 본인의 생명 가치관을 충분히 이해하고 있는 대리인을 아래와 같이 지정하오니 의료진은 대리인과 상의해 결정하여 주십시오. 본인의 의도가 본인의 가족과 의료진에게 구체적이고 왜곡없이 전달되어, 평소의 소망대로 임종을 맞이할 수 있도록 진행하여 주십시오. 또한, 위의 내용이 타인에 의해 변경되지 않고 표기한 대로 법적인 효력을 유지하기를 희망합니다.

본인

이름 (서명)

주민등록번호

주소

전화번호

대리인

이름 (서명)

환자와의 관계

주민등록번호

주소

전화번호

2010년 12월 31일 (서명)

3) 2010년 발표의 한국죽음학회의 유언장

유 언 장

- 이 름 (인)
- 주민등록번호
- 주 소
- 작성일

♣ 임종방식

♣ 시신기증이나 장기기증 여부

♣ 임종시 사전의료의향서 여부

♣ 원하는 장례방식

- 원하는 매장 방식과 매장지가 있으면 밝혀둡니다.
- 종합상조가입여부와 연락처 등을 구체적으로 밝혀둡니다.
- 부고를 보내 초청할 사람들의 범위와 연락처를 적어둡니다.
- 장례형식에 특별히 바라는 내용을 밝혀둡니다.
- 원하는 장례예식이 있으면 밝혀둡니다.
- 사후 제사의 방식을 밝혀둡니다.

♣ 유산 상속

♣ 개인의 금융정보

♣ 남기고 싶은 말

Chapter 5

완화의료 (緩和醫療) (Palliative Care) / 호스피스(Hospice)

Palliation(완화)라는 단어의 라틴(Latin) 어원(語源)은, 방패(shield)를 의미하며, 완화 의료(Palliative Medicine and Care)의 본 뜻은, 질병으로 부터 사람을 보호 한다는 의미를 담고 있고, 본래는 '말기환자(末期患者)의 돌봄을 위한 의료(醫療)'의 뜻이 있고, 현재는 말기환자 여부를 불문하고 '생명의 한계를 가진 임종을 앞 둔 환자의 돌봄을 위한 의료'를 지칭하고 있다. 세계보건기구(WHO)는, '완화의료'의 역할을, <죽음은 삶의 한 과정이고, 죽음의 과정에서의 고통과 괴로운 증상의 완화를 제공해 주고, 죽음의 과정을 연장하거나 앞당기지는 않는다>라고 확인하고 있다. 이 정의는 '호스피스'(hospice) 개념의 정의와 유사하다.

그러나 일부 종약학(腫瘍學) 전문가들은, '완화의료'에 종양의 치료반응이나 생존률의 개선을 위한 완화화학요법(palliative chemotherapy)를 포함 한다.

미국 '호스피스 완화의료학회'의 핵심 교육과정에서는, '완화의료'를 다음과 같이 정의 하고 있다. <질병의 진행이 계속 악화하고 깊어지고 한정된 예후를 가진 환자의 '생명의 질'을 유지하는 돌봄과 치료를 위한 학문 분야> 라고 하고 있다.

우리나라의 '개정 암관리법'에는 '말기환자'를 위한 '완화의료'를 다음과 같이 정의하고 있다. <'말기암환자 완화의료'란 통증과 증상의 완화 등을 포함한 신체적 심리사회적, 영적 영역에 대한 종합적인 평가와 치료를 통하여 말기암 환자와 그 가족의 삶의 질을 향상시키는 것을 목적으로 하는 의료를 말한다.>

우리나라의 경우, '한국 호스피스 완화의료학회'는, "2010 '호스피스 완화의료'에 대한 캠페인 주간 행사"로 "연명치료 중단의 대안으로 완화의료 바라보기" 라는 주제로, 2010년 10월 8일에 학회 행사를 시행하고 있어, "연명치료 중단" 또는 "존엄사"의 대안으로 "완화의료"가, 임종의료(End-of-Life Care, ELC)의 전인치료(全人治療)개념으로, 국민과 관련인들에게 소개 홍보 교육되고 있는 단계라고 할 수 있다.

1967년 영국의 여의사 "선더스 (Cisely Saunders)"에 의해 시작된 근대 '호스피스'는, "말기치료와 죽음 및 사별 까지 포함하여 돌보는 치료"를 말하며, "완화의료"는 '호스피스'뿐만 아니라, 항암제등을 사용하는 생명연장치료를 포함한 치료개념이고, 이는 '의료의 전환'이라고도 설명한다.

▶ **참고**: 이형식; '호스피스, 완화의료 개념', 의협지 4권11호,1998, 1120면

치료(Cure)에 초점을 맞추어왔던 의료는, 환자 중심보다 의사 중심으로, 인간 전체 보다는 국소적 병리과정에 더 비중을 두어 왔다. 그러나 '완화의료' / '호스피스'는, 인간을 신체적, 사회적, 심리적, 경제적, 영적(靈的) 통합체로서, 전인개념(全人槪念)으로 돌봄(Care)의 측면을 강조한다.

일반적으로 호스피스를 '카톨릭'의 전유물로 생각하기 쉬우나 꼭 그런 것은 아니다. 개신교의 호스피스 프로그램과 교육 등 다양한 활동이 나타나고 있으며, 앞으로 더욱 활성화 될 것으로 기대되고 있으며 또 그래야 한다고 믿고 있다.

완화의료는 죽음을 앞둔 모든 사람을 위해, 죽음이 삶의 일 부분이며 누구나 겪는 '정상의 삶'의 과정임을 확인하며, * 죽음을 재촉하거나 연장하지 아니하며, * 통증 완화와 고통을 덜해주고, * 심리적인 영적인 돌봄을 전체

로 조정해 주고, * 가족의 어려움과 사별(死別)의 슬픔을 함께하고 지지해 주고 있다.

■ "완화의료의 5 가지 원칙"은 다음과 같다.

(1) 완화의료는, 죽음을 앞둔 환자의 인생목적, 소망, 선택을 존중한다.
(2) 완화의료는, 죽음을 앞둔 환자의 의료적, 심리적, 사회적, 영적 측면의 요구를 돌보아 준다.
(3) 완화의료는, 환자 가족의 요구를 지지해 준다.
(4) 완화의료는, 의료제공자의 치료를 위한 필요 요구를 위해 도움을 준다.
(5) 완화의료는, 죽음을 앞둔 환자를 위한 최선의 치료와 돌봄을 이루기 위해 노력한다.

"호스피스(Hospice)"는, 임종을 앞둔 환자의 "삶의 질"을 최선으로 유지하기 위한 포괄적인 돌봄(care)을 의미한다.

미국의 "호스피스 메디케어 (hospice medicare)" 프로그램은, 1982년부터 시작된 완화의료 시술의 모델이고, 의료 서비스에 대해 다음과 같은 중요 내용을 담고 있다.

(1) 의사(醫師)는, 환자가 6 개월 이내의 예후를 가진 환자임을 진단 증명한다.
(2) 병원 '호스피스' 부서는, '가정 호스피스 서비스' 이용 가능 및 권고를 하며, 의료비 지불관계를 '메디케어(medicare)' 지불로 포함 해결에 도움을 준다.
(3) 다른 종류의 '메디케어' 혜택은 취소하는데 도움을 준다.
(4) 모든 프로그램에서, 영적, 사별, 및 자원봉사 서비스에 대해, 일당으로 지불할 의무가 있다.
(5) 투약 처방은 완화의료 시술에 도움을 준다.
(6) 치료담당의사는 '메디케어' 지불 규정에 의해 진료비 청구를 한다.

2000년도 집계에서, 미국에는 3000 개의 호스피스 프로그램이 있고 70만 명의 환자가 이 프로그램에 의해서 혜택을 받고 있다.

■ "호스피스 프로그램" 에 등록되기 위한 자격 규정:

'호스피스 프로그램'에 등록되는 대부분의 환자는 , "암(癌)성 질환" 진단을 받은 환자인데, 암성 질환이 아닌 환자의 등록률도 증가하고 있다. 이들 질환은, 말기 심장병환자, 진행된 폐질환, 말기 치매(癡呆)등 신경계 질환, 신장질환 및 기타의 말기 질환 환자가 포함된다.

이 프로그램에 포함되는 환자의 자격은, 의사의 진단으로 6 개월 이내의 생존예후를 가진 환자인데, 만일 환자가 프로그램에 포함 되었다가 6개월 이상 생존하더라도 '호스피스 프로그램' 자격은 연장된다.

우리나라의 '완화의료'는 지나간 몇 년간 많은 발전을 이룩했으며, 최근 입법된 '개정 암관리법'에, 다음과 같이 규정해, 완화의료의 국가적 지원을 시작 했다.

즉 * 보건복지부장관은 완화의료를 위하여 다음 각 호의 사업을 하여야 한다.

1. '말기암환자'의 적정한 통증관리 등 삶의 질 향상을 위한 지침 개발 및 보급.
2. 완화의료전문기관의 육성 및 완화의료전문인력 양성.
3. '말기암환자'에 대한 가정방문 보건의료사업.
4. '말기암환자'와 그 가족을 위한 교육프로그램의 개발 및 보급.
5. 그 밖에 보건복지부장관이 필요하다고 인정하는 사업.

(주: 말기암환자 : 적극적인 치료에도 불구하고 근원적인 회복의 가능성이 없고 점차 증상이 악화되어 몇 개월 내에 사망할 것으로 예상되는 암환자를 말함.)

'세계 호스피스 완화의료 동맹 위원회(A Committee of the Worldwide Palliative Care Alliance)'는, 2005년부터 시작해, 매년 10월 둘째주 토요일을 "세계 호스피스 완화의료의 날"을 정해, 세계 70개국 이상에서 거리 홍보, 음악회, 후원자 모집 등의 행사를 하며, "호스피스 완화의료"를 기념하고 지지하기 위한 행사를 진행해 오고 있고, 우리나라도 적극 참여하고 있다.

다만 일반 국민과 지역사회를 위한 '호스피스 완화의료'에 대한 인식제고와 활성화가 시급한 단계라고 할 수 있다.

Chapter 6

의료행위의 "절차적정당화(節次的正當化)"와 "병원윤리위원회"

우리나라의 획기적인 의료송사였던 보라매병원 사건에서, 담당의사들에게 살인(살인방조)죄가 판결된 주된 원인이, 담당 의사들이 죽음에 임박해 있는 환자를 치료하고 연명치료를 중단함에 있어 "절차적정당화(節次的正當化)" 수순(手順)을 밟지 않았다는데서 비롯된다고 할 수 있으며, 이는 의료형법학자(이상돈)도 대한의사협회 주최 '연명치료 중단의 정책적 대토론회'(2004.8.25. 국회의원회관회의실)의 주제발표에서 다음과 같이 설파하고 있다.

〈인용 시작〉

[치료중단을 법적으로 규율하되 절차주의적(節次主義的) 모델에 따라 규율하자는 것이다. 즉 법은 의사나 환자보호자들이 각자의 의무(윤리적)를 스스로 최대한 실현하도록 유도하는 통로로 만들고, 그 통로를 관리하는 역할을 맡아야 한다. 이 통로는 무엇보다도 의사나 환자보호자들이 치료중단에 관한 결정을 내리는 과정을 다양한 "관점의 교류"가 이루어지는 대화적 구조로 짬으로서 마련될 수 있을 것이다. 그렇지만, 법은 바로 이와 같은 대화의 통로를 제도화 하는데에만 자신의 임무를 끝마치도록 하여야 한다. 그런 통로를 거친 후에도 보호자가 치료중단을 요구하고, 그에 따라 의사가 치료를 중단한 경우에는 어떠한 법적 책임도 부과될 수 없다. 다시 말해서 의무이행을 유도하는 "절차"를 모두 밟는 것은 그 후에 이

루어지는 치료중단을 법적으로 정당화 하는 셈이 된다. 그러므로 이를 치료 중단의 '절차적 정당화' 라고 부를 수 있다.]
〈인용 끝〉

보라매병원 사건의 대법원 판결문에서도, <보호자의 환자에 대한 퇴원 요구를 거부하면서 의사가 치료행위를 계속할 수 있는 근거 등에 대하여 더 이상 생각해 보지 아니한 체 피해자의 퇴원을 위한 조치를 취하게 되었다.>라고 지적하면서, 치료행위의 중지 전에 절차적 수순을 밟지 아니하고 담당의사 단독 결정으로 퇴원 조치한 것에 대한 위법성(違法性)을 지적했고, 서울지방법원 제 1심 판결문에서도, 다음과 같이 서술(敍述)함으로서 생존가능성이 없는 환자의 퇴원을 위해서는, 동료 및 선후배 의사와 의논하거나 "병원윤리위원회"의 결정을 따르는 등의 검증절차(절차적 정당화)를 취하는 경우, 법원의 존중(인정)을 받을 수 있을 것이라고 명시하고 있다.

〈인용 시작〉

[..... 만일 담당의사들이 피해자의 생존가능성 및 더 이상의 치료행위가 의미 있는지 여부를 판단할 수 있는 시점까지 피해자에 대한 치료를 하고 동료 및 선배의사와 의논하거나 병원윤리위원회에 회부하는 등 여러 가지 검증절차를 통하여 더 이상의 치료가 무의미하다고 판단한 한계상황에서 환자 자신의 이익과 의사(意思)를 고려한 양심적 결단에 의한 퇴원을 시킨것이였다면, 법원으로서도 그러한 의료인의 결정을 존중할 여지가 있다고 할 것이나 ....]
〈인용 끝〉

라고 명시함으로서, "병원윤리위원회"의 기능과 "절차적 정당화"의 합법성을 수용하고 인정하고 있다.

우리나라 보건복지부의 관련분야 연구과제에서도, "병원윤리위원회"의 기능과 역할을 이미 2003년 이후 계속 강조해 온 것으로 문헌을 통해 알 수 있으며[27], 의료현장의 실예로써, 서울 '아산병원' 윤리위원회는 이미 수 십 건에 해당하는 연명치료 중지를 결정해, 임종현장의 의료적 절차적정당화 수순을 밟아, 연명치료를 중지한 기록을 발표하고 있다. '서울아산병원' '윤리위원회'의 연명치료 중지 요청에 대한 윤리위원회 결정은, 15명의 위원들로 구성되어 있으며 (의사 9명, 간호사 1 명, 법조인 1 명, 의료윤리전문가 2 명, 병원복지과 직원 2 명 등 15명), 연명치료 중단 요청 건수 중 40.7 %에서 '동의결정'을 했고, 59.3%에서 '반대결정'을 내려, 연명치료 심의과정이 엄격함을 보여 주고 있다.

그러나, 우리나라의 '병원윤리위원회'의 실상과 현실이, 과연 이런 기능을 수행할 수 있는 기초와 수준을 갖추고 있느냐에 대한 현실이, 문제가 되고 있으며, 전국적 규모로 볼 때, '병원윤리위원회'에 대한 통계도 없고, 어떤 수준의 결정을 하고 있는지에 대한 국가적 정도관리가 있어야 하는 분야라고 할 수 있다.

서울대 병원 조사에 의하면[29], "우라나라에는 암(癌)질환 환자만에 국한하더라도, 한 해에 65,000 명의 환자가 사망하고 있고, 그 환자의 4인 가족으로 계산하면, 1 년에 수십만 명이 회복가능성이 없는 환자의 연명치료 문제로 정신적, 육체적 및 경제적으로 고통을 받고 있다" 라는, 그대로 미루고만 있을 수 없는 일종의 어려운 사회(병) 현상이 계속되고 있다고도 할 수 있다. 이런 어려운 '병원윤리위원회'의 구성과 기능회복이 전국 규모의 대형병원을 중심으로 하루 빨리 이룩 되어야 할 시점에 와있고, 병원윤리위원회의 기능활성화와 함께 의료인간의 의료행위의 절차적 정당화 수순이 필수이고 합법적 의료행위라는 지속적 교육이 필요한 사항이라고 할 수 있다.

제 5 부

우리나라 "안락사/존엄사" 법정판결문

Chapter 1

2005년 보라매병원 사건 대법원 판결문

• 대법원 제 1부. 판결

사건　2002도995　가. 살인(인정된 죄명; 살인방조)
　　　　　　　　나. 살인

피고인: 1. 가. 양○○, 의사
　　　　주거 성남시 분당구 00동 00마을 00아파트 00동 00호
　　　　본적 제주 000군 00읍 00리 0000
　　2. 가. 김○○, 의사
　　　　주거 청주시 00구 00동 0000(0000병원 신경외과)
　　　　본적 경북 00군 00면 00리 00
　　3. 나. 강○○, 의사
　　　　주거 서울 00구 00동 3가 64의 6
　　　　본적 제주 000군 00읍 00리 372

상고인: 피고인 1, 2 및 검사(피고인들에 대하여)

변호인: 법무법인 00(피고인들)

담당변호사: 이○○, 황○○, 하○○, 강○○, 임○○, 임○○
법무법인: 율촌(피고인들)
담당변호사: 윤○○, 송○○, 문○○, 박○○

원심판결: 서울고등법원 2002.2.7. 선고 98노1310 판결
판결선고: 2004.6.24
주 문: 피고인 양○○, 김○○와 검사의 각 상고를 기각한다.

이유

⑴ 이 사건 공소사실의 요지와 원심이 인정한 사실관계

가. 이 사건 공소사실의 요지는, 피고인들이 원심 공동피고인 이00과 공모하여 다음과 같이 피해자를 살해하였다는 것이다.

① 피해자는 1997.12.4. 14;30 술에 취한 채 화장실을 가다가 중심을 잃어 기둥에 머리를 부딪치고 시멘트 바닥에 넘어지면서 다시 머리를 바닥에 찍어 경막하출혈상을 입고 보라매병원으로 응급 후송되었다.

② 피해자는 피고인들을 포함한 의료진에 의해서 수술을 받고 중환자실로 옮겨져 의식이 회복되고 있었으나 뇌수술에 따른 뇌부종으로 자가호흡을 할 수 없는 상태에 있었음으로 호흡보조장치를 부착한 채 계속 치료를 받고 있었다.

③ 피해자의 처 이○○은 여러 차례 피고인 양○○ 등에게 집으로 퇴원시키겠다는 의사를 밝혔으나 위와 같은 피해자의 상태에 비추어 인공호흡장치가 없는 집으로 퇴원하게 되면 호흡을 제대로 하지 못하여 사망하게 될 것이라는 설명을 들었으므로 피해자를 집으로 퇴원시키면 호흡정지로 사망하게 된다는 사실을 명백히 알게 되었음에도, 피해자가 차라리 사망하는 것이 낫겠다고 생각한 나머지, 피해자를 퇴원시키는 방법으로 살해할 것을 결의하고, 1997.12.6. 14;20경과 18;00경 주치의인 피고인 김○○에게 도저히 더 이상의 치료비를 추가 부담할 능력이 없다는 이유로 퇴원을 요구하였다.

④ 피고인들은 피해자를 집으로 퇴원시킬 경우 호흡이 어렵게 되어 사망

하게 된다는 사실을 충분히 알고 있었는바, 피고인 김○○는 이○○이 여러 차례의 설명과 만류에도 불구하고 치료비 등이 없다는 이유로 계속 퇴원을 고집하자 상사인 피고인 양○○에게 직접 퇴원 승낙을 받도록 하라고 하였고, 피고인 양○○은 1997.12.6. 10;00경 피고인 김○○로부터 위와 같은 이○○의 요구사항을 보고받은 후, 자신을 찾아온 이○○에게 피해자가 퇴원하면 사망한다고 설명하면서 퇴원을 만류하였으나 이○○이 계속 퇴원을 요구하자 이를 받아들여 피고인 김○○에게 피해자의 퇴원을 지시하였다.

⑤ 이○○이 퇴원수속을 마치자 피고인 김○○는 피고인 강○○에게 피해자를 집까지 호송하도록 지시하였고, 그에 따라 같은 날 14;20경 피고인 강○○과 이○○등이 피해자를 중환자실에서 구급차로 옮겨 싣고 피해자의 집까지 데리고 간 다음, 피고인 강○○이 이○○의 동의를 받아 피해자에게 부착하여 수동 작동 중이던 인공호흡보조장치와 기관에 삽입된 관을 제거하여감으로써 그 무렵 피해자로 하여금 호흡정지로 사망에 이르게 하였다.

나. 한편 원심은, 그 설시 증거들에 의하여, 다음과 같은 사실들을 인정하였다.

① 피고인 양○○은 보라매병원 신경외과 전담의사, 피고인 김○○는 같은 과 3년차 수련의, 피고인 강○○은 1년차 수련의로 각기 근무하던 자이다.

② 피해자는 1997.12. 14;30경 자신의 주거지에서 경막 외 출혈상을 입고 보라매병원으로 응급 후송되어 같은 날 18;05부터 피고인 양○○의 집도와 피고인 김○○등의 보조로 경막 외 혈종 제거 수술을 하였고, 다음날 02;30경 수술을 마친 후 중환자실로 옮겨졌으나 자발호흡이 불완전하여 인공호흡기를 부착한 상태로 계속 합병증 및 후유증에 대한 치료를 받게 되었다.

③ 수술 후 아무런 반응을 보이지 않던 피해자는 1997.12.5. 04;00경 대광반사(light reflex)는 돌아왔고, 그 후 눈 뜨는 반응에서는 부르면 눈을 뜨고 있는 상태(그라스고우 혼수척도, Glasgow coma scale E3)로, 운동반응에 있어서는 통증을 가하면 통증을 가하는 위치로 손, 발을 이동

하거나 제지하는 등의 반응(그라스고우 혼수척도 M5)으로 호전되어 갔고, 그에 따라 피고인 김○○는 뇌 부종에 따른 별다른 문제가 없는 것으로 판단하여 수술 후 매 15분마다 측정하던 의식수준, 동공크기, 대광반사 여부를 매 1시간마다 측정하도록 하였다.

④ 또한 호흡에 있어서는 피해자의 상태에 따라 인공호흡기의 호흡 방법, 호흡 회수, 산소농도, 공기 공급량 등이 조절되었는데 퇴원 당시 인공호흡기에 의한 호흡횟수는 수술 후 16회에서 12회로, 산소농도는 100%에서 40%(일반적인 공기의 산소농도는 20%)로 호전된 상태였으나 1997.12.6. 01;40경 호흡음이 거칠고 양측폐의 아래쪽의 호흡음이 감소되었고, 같은 날 09;20경 폐 우상엽 쪽에서 거친 소리가 들리고 환기능력이 감소한 것으로 보이는 등 퇴원 당시 인공호흡기를 제거할 경우 자발호흡이 정상적으로 이루어지기 힘들었고, 수술 후 수술부위에서 피가 자꾸 베어 나와서 1997.12.5. 21;00경 수술부위를 다시 봉합하였으나 그 후에도 수술부위에서 피가 계속 베어나와 수술상처 배액기구로 피를 배액(drainage)하고 있는 상태였다.

⑤ 한편, 피해자의 처 이○○은 수술 후 피고인 김○○로부터 피해자의 혈종이 완전히 제거되었고 호전될 것으로 예상된다는 말을 들었으나 그때까지 260만원 상당의 치료비가 나온 것을 알고 향후 치료비도 부담하기 어려울 뿐 아니라 금은방을 운영하다가 실패한 후 17년 동안 무위도식하면서 술만 마시고 가족들에 대한 구타를 일삼아온 피해자가 살아남아 가족들에게 계속 짐이 되기보다는 차라리 사망하는 것이 낫겠다고 생각하여 경제적 부담을 빌미로 피해자의 퇴원의 허용을 계속 요구하였다.

⑥ 이에 피고인 양○○, 김○○는 수차례에 걸쳐 피해자의 상태에 비추어 지금 퇴원하면 죽게 된다는 이유로 퇴원을 극구 만류하고 치료비를 부담할 능력이 없으면 차라리 1주일정도 기다렸다가 피해자의 상태가 안정된 후 도망가라고 까지 이야기 하였으나 이○○은 피해자의 퇴원을 고집하였고, 1997.12.6. 14;00경 피고인 양○○, 김○○로부터 퇴원 시 사망가능성에 대한 설명을 듣고, 퇴원 후 피해자의 사망에 대해 법적인 이의를 제기하지 않겠다는 귀가서약서에 서명하였다.

⑦ 피고인 양○○, 김○○는 환자의 보호자가 그 퇴원을 강력히 요구하고 있는 상태에서 퇴원요구를 거부한 후 발생될 치료결과에 대한 책임이나 향후 치료비의 부담이라고 하는 현실적인 문제가 제기되자 보호자의 환자에 대한 퇴원 요구를 거부하면서 의사가 치료행위를 계속할 수 있는 근거 등에 대하여 더 이상 생각해 보지 않은 채 피해자의 퇴원을 위한 조치를 취하게 되었다.

⑧ 피고인 김○○는 피고인 양○○의 지시에 따라 피고인 강○○에게 피해자의 퇴원을 위한 조치를 취하도록 지시하였고, 피고인 강○○은 1997.12.6. 14;00경 피해자에게 부착된 인공호흡기를 제거한 후 이○○과 함께 위 병원 구급차로 피해자를 후송하면서 인공호흡보조장치를 사용하여 수동으로 호흡을 보조하다가 피해자의 주거지에 도착한 후 이○○에게 인공호흡보조장치를 제거하게 될 경우 사망하게 된다는 사실을 고지한 후 인공호흡보조장치를 제거하였다.

⑨ 피해자는 피고인 강○○이 떠난 후 5분도 안되어 목 부위에서 꺽꺽거리는 등의 소리를 내며 불완전하게 숨을 쉬다가 뇌간압박에 의한 호흡곤란으로 사망하였다.

(2) 피고인 강○○에 대한 원심 판단의 당부

원심은 피고인 강○○은 1년차 수련의로서 전문의인 담당의사의 지시에 따라 그의 의료행위를 보조하는 역할을 담당하고 있을 뿐, 피해자의 퇴원결정에 관여한 바 없고, 담당의사인 피고인 양○○의 지시에 따라 피해자의 퇴원절차를 밟기 위한 과정을 도와 인공호흡기 또는 인공호흡보조장치를 제거하였더라도 인공호흡기 등의 제거는 퇴원조치에 따르는 일부 과정에 지나지 않아, 그가 회생가능성이 없는 피해자를 살해하려는 이○○의 의도까지 인식하였다고 보기는 어려우므로, 결국 살인죄의 정범으로서의 고의뿐만 아니라 방조범으로서의 고의도 인정할 수 없다고 하여 피고인 강○○에 대하여 무죄를 선고한 제 1심 판결을 그대로 유지하였는바, 기록에 비추어 보면 이러한 원심의 조치는 수긍할 수 있고, 거기에 검사가 상고 이유로서 내세운 바와 같이 살인죄의 정범 및 방조범의 범의에 관한 법리오해 등으로 판결결과에 영향을 미친 위법이 없다.

⑶ 피고인 양○○, 김○○에 대한 원심 판단의 당부

가. 원심의 판단

원심은 피고인 양○○, 김○○(이하 '피고인들'이라 할 때는 이 두 피고인을 가리킨다)가 피해자의 퇴원을 위하여 취한 조치와 그로 인한 치료행위의 중단은 한 개의 사실관계의 양면으로 서로 결합되어 있는 것으로서, 의사의 관점에서 볼 때 피고인들에 대한 비난은 피고인들이 소극적으로 치료행위를 중단한 점에 있다기보다는 이○○의 퇴원 요청을 받아들여 적극적으로 퇴원에 필요한 조치를 취한 점에 집중되어야 할 것이고, 피고인들은 피해자를 퇴원시킬 당시 이○○이 피해자에 대한 보호 의무를 저버려서 그를 사망에 이르게 하리라는 사정을 인식하고 있었을 뿐 나아가 그러한 결과의 발생을 용인하는 내심의 의사까지는 없었다 할 것이어서 정범의 고의를 인정할 수 없으므로, 피고인들의 행위는 부작위에 의한 살해행위가 아니라 이○○의 부작위에 의한 살인행위 실행을 용이하게 한, 작위의 방조행위로 봄이 상당하다는 이유로, 피고인들을 부작위에 의한 살인죄의 정범으로 처단한 제 1심 판결을 파기하고 피고인들을 작위에 의한 살인방조죄로 처단하였다.

나. 검사의 상고이유 주장에 대한 판단

① 살인죄에 있어서의 고의는 반드시 살해의 목적이나 계획적인 살해의 의도가 있어야 하는 것은 아니고 자기의 행위로 인하여 타인의 사망의 결과를 발생시킬만한 가능 또는 위험이 있음을 인식하거나 예견하면 족한 것이고 그 인식 또는 예견은 확정적인 것은 물론 불확정적인 것이더라도 소위 미필적 고의로서 살인의 범위가 인정되는 것인바(대법원 2003.4.25.선고 2003도949 판결 등 참조), 기록에 의하면, 피해자는 경막하출혈상을 입고 9시간 동안 두개골 절개술 및 혈종제거술을 받은 후 중환자실로 옮겨져 인공호흡기를 부착한 상태로 계속 합병증 및 후유증에 대한 치료를 받고 있었는데 그로부터 불과 하루 남짓이 경과한 상태에서 피해자에게서 인공호흡기를 제거하는 등 치료를 중단하는 경우 종국에는 사망할 가능성 내지 위험성이 있음이 예견되었고, 피고인들 또한 담당 전문의와 주치의로서 이러한 사실을 인식하고 있었는바, 이러한 점에 비추어 보면 피고인들이 비록 이○○의 요청에

의하여 마지못해 치료를 중단하였다고 하더라도 그 당시 피해자의 사망이라는 결과 발생에 대한 미필적 인식 내지 예견마저 없었다고 보기는 어려우므로, 피고인들에게 정범의 고의가 없다고 본 원심의 판단은 잘못된 것이다.

② 그러나 다른 한편, 형법 제30조의 공동정범이 성립하기 위하여는 주관적 요건인 공동가공의 의사와 객관적 요건으로서 그 공동의사에 기한 기능적 행위 지배를 통하여 범죄를 시행하였을 것이 필요하고, 여기서 공동가공의 의사란 타인의 범행을 인식하면서도 이를 제지함이 없이 용인하는 것만으로는 부족하고 공동의 의사로 특정한 범죄행위를 하기위하여 일체가 되어 서로 다른 사람의 행위를 이용하여 자기의 의사를 실행에 옮기는 것을 내용으로 하는 것이어야 하는바 (대법원 2003.3.28. 선고 2002도7477 판결 등 참조), 기록에 의하여 드러난 사정들, 즉 피고인들이 이00의 퇴원조치 요구를 극구 거절하고, 나아가 꼭 퇴원을 하고 싶으면 차라리 피해자를 데리고 몰래 도망치라고 까지 말하였던 점, 퇴원 당시 피해자는 인공호흡 조절수보다 자가호흡수가 많았으므로 일단 자발호흡이 가능하였던 것으로 보이고, 수축기 혈압도 150/80으로 당장의 생명유지에 지장이 없었던 것으로 보이는 점, 피해자의 동맥혈 가스분석 등에 기초한 폐의 환기기능을 고려할 때 인공호흡기의 제거나 산소 공급의 중단이 즉각적인 호흡기능의 정지를 유발할 가능성이 적었을 것으로 보이는 점 등에 비추어 보면, 피고인들은 피해자의 처 이○○의 강청에 못 이겨 피해자의 퇴원에 필요한 조치를 취하기는 하였으나, 당시 인공호흡장치의 제거만으로 즉시 사망의 결과가 발생할 것으로 생각하지는 아니하였던 것으로 보이고(피해자가 실제로 인공 호흡장치를 제거한지 5분정도 후에 사망하였다는 것만으로 그러한 결과가 사전에 당연히 예견되는 것이었다고 단정하기는 어렵다), 결국 피고인들의 이 사건 범행은, 피해자의 담당의사로서 피해자의 퇴원을 허용하는 행위를 통하여 피해자의 생사를, 민법상 부양의무자요 제 1차적 보증인의 지위에 있는 이○○의 추후 의무 이행 여부에 맡긴데 불과한 것이라 하겠고, 그 후 피해자의 사망이라는 결과나 그에 이르는 사태의 핵심적 경과를 피고인들이 계획적으로 조종하거나

저지, 촉진하는 등으로 지배하고 있었다고 보기는 어렵다. 따라서 피고인들에게는 앞에서 본 공동정범의 객관적 요건인 이른바 기능적 행위지배가 흠결되어 있다고 보는 것이 옳다.

③ 따라서 피고인들이 이○○의 부작위에 의한 살인행위를 용이하게 함으로써 이를 방조하였을 뿐이라고 본 원심의 판단은 결론에 있어 정당하고, 거기에 판결결과에 영향을 미친 위법이 있다고 할 수 없다. 검사의 이 부분 상고이유 주장은 이유 없다.

다. 피고인 양○○, 김○○의 상고이유에 대한 판단

① 어떠한 범죄가 적극적 작위에 의하여 이루어질 수 있음은 물론 결과의 발생을 방지하지 아니하는 소극적 부작위에 의하여도 실현될 수 있는 경우에, 행위자가 자신의 신체적 활동이나 물리적 화학적 작용을 통하여 적극적으로 타인의 법익 상황을 악화시킴으로써 결국 그 타인의 법익을 침해하기에 이르렀다면, 이는 작위에 의한 범죄로 봄이 원칙이고, 작위에 의하여 악화된 법익 상황을 다시 되돌이키지 아니한 점에 주목하여 이를 부작위범으로 볼 것은 아니며, 나아가 악화되기 이전의 법익 상황이, 그 행위자가 과거에 행한 또 다른 작위의 결과에 의하여 유지되고 있었다 하여 이와 달리 볼 이유가 없다.

이 사건의 경우 피고인들은 피고인 강○○에게 피해자를 집으로 후송하고 호흡보조 장치를 제거할 것을 지시하는 등의 적극적 행위를 통하여 이○○의 부작위에 의한 살인행위를 도운 것이므로, 이를 작위에 의한 방조범으로 본 원심의 판단은 정당한 것으로 수긍할 수 있고, 거기에 피고인들이 상고이유로 주장하는 바처럼 형법상 작위와 부작위의 구별 및 방조행위의 성립에 관한 법리오해 등의 위법이 없다.

나아가 피고인들의 행위를 작위에 의한 방조범으로 보는 이상 치료위임계약의 해지에 관한 법리오해 및 수임인의 긴급처리의무, 의사의 교체의무 등 피고인들의 작위의무와 관련된 각종 법리오해 등은 어느 것이나 판결결과에 영향을 미칠 수 없다(원심 역시 위와 같은 이유로 피고인들이 한결 같은 취지의 원심 주장을 배척한 바 있다).

② 원심은 피고인들이 피고인 강○○로 하여금 이○○와 함께 피해자를

집까지 데리고 간 다음 인공호흡보조장치와 기관에 삽입된 관을 제거하도록 지시한 사실을 인정한 이상, 위와 같은 원심의 조치에 피고인들이 상고이유로 주장하는 바처럼 범죄사실을 특정하지 아니한 위법이 있다고 볼 수 없다.

③ 원심은, 피고인 김○○가 신경외과 전문의가 되기 위한 수련과정을 밟고 있는 전공의로서 퇴원이나 치료 중단을 결정할 권한이 없고, 또 실제로 퇴원을 지시한 사실이 없다 하여도, 피고인 김○○는 피해자가 처음 응급실로 왔을 때부터 퇴원에 이르기까지 피해자의 치료를 담당하여 피해자의 상태를 누구보다도 잘 알고 있었고, 나아가 피해자가 퇴원하면 이○○이 피해자에게 적절한 치료를 베풀지 아니하여 사망에 이르게 할 가능성이 크다는 사정까지 알면서도 이○○의 범행을 방조한 이상 위와 같은 사정은 살인방조죄의 성립을 좌우할 수 없다는 취지로 판시하였다.

기록에 의하면 이와 같은 원심의 사실인정과 판단은 모두 옳고, 거기에 채증법칙 위배로 인한 사실오인 등으로 판결결과에 영향을 미친 위법을 찾아볼 수 없다.

피고인 김○○의 이 부분 상고이유 주장 역시 이유 없다.

④ 원심이 피고인들에게 정범의 고의가 없다고 본 것은 앞서 본 바와 같이 잘못이나, 방조의 고의를 인정한 조치에는 법리오해의 위법이 있다 할 수 없고, 따라서 피고인들의 이 사건 범행은 방조범의 성립에 요구되는 정범의 고의와 방조의 고의를 모두 갖추고 있는 것이어서, 위와 같은 원심의 잘못은 판결결과에 영향이 없다 할 것이다. 결국 원심의 판단에는 방조범의 고의에 관한 법리 및 의학적 권고에 반하는 환자의 퇴원(discharge against medical advice)에 있어 의사(M.D.)의 고의에 관한 법리를 오해하는 등의 위법이 없으므로 이 부분 상고이유 주장은 받아들일 수 없다.

⑤ 치료를 요하는 피부양자를 방치하여 사망에 이르게 한 이00의 행위가 경제적 곤궁으로 인한 것이라거나, 피고인들이 피해자에 대한 치료를 계속 지속하기 위하여 이○○을 설득하는 등 최선을 다하였으나, 이○○이 마음을 바꾸지 아니하여 불가피하게 이 사건 범행에 이르게 되었다

는 것은 모두 형의 양정에 참작할 사정에 불과하므로, 피고인들의 상고 이유 주장과는 달리 이○○을 살인죄의 정범으로, 피고인들을 방조범으로 각 처단한 원심의 조치에 채증법칙 위배로 인한 사실오인이나 정당행위 및 정범의 실행행위에 관한 법리오해 등으로 판결결과에 영향을 미친 위법이 없다.

⑥ 종범은 정범의 실행행위 중에 이를 방조하는 경우뿐만 아니라, 실행착수 전에 장래의 실행행위를 예상하고 이를 용이하게 하는 행위를 하여 방조한 경우에도 성립하므로(대법원 1996.9.6 선고 95도2551 판결 등 참조), 원심이 피고인들의 행위가 이○○의 부작위에 의한 살인행위를 방조한 것으로 본데에 인과관계에 관한 법리 오해 또는 채증법칙 위배로 인한 사실오인으로 판결결과에 영향을 미친 위법이 없으며, 가사 피해자가 매우 위독한 상태에 있었다 하여도 회복할 가능성이 전혀 없었던 것이 아닌 이상 피고인들의 이 사건 범행과 피해자의 사망 사이에 합법칙적 연관 내지 상당 인과관계를 인정할 수 없다고 보기 어렵다. 피고인들의 이 부분 상고이유 주장은 받아들일 수 없다.

⑦ 법원은 공소사실의 동일성이 인정되는 범위 내에서 공소가 제기된 범죄사실보다 가벼운 범죄사실이 인정되는 경우에 있어서, 그 심리의 경과 등에 비추어 볼 때 피고인의 방어에 실질적인 불이익을 주는 것이 아니라면 공소장 변경 없이 직권으로 가벼운 범죄사실을 방조사실로 인정할 수 있다(대법원 1995.9.29. 선고 95도456 판결참조).
원심이 공소장 변경 없이 살인죄의 공종정범으로 기소된 피고인들을 살인방조죄로 처단한 조치는 위 법리에 비추어 정당하고, 거기에 상고이유로 주장하는 바처럼 공소장 변경에 관한 법리오해 등의 위법이 없다.

(4) 결론

따라서 피고인 양○○, 김○○와 검사의 각 상고를 기각하기로 하여 주문과 같이 판결한다.

재판장 대법관 이○○

대법관 조○○
대법관 이○○
주심 대법관 박○○

Chapter 2

2009년 5월 21일, 대법원 존엄사 확정판결문

■ 2009년 5월 21일 대법원 존엄사 판결문과 기록

• 대법원 판결

사건 2009다17417 무의미한 연명치료장치 제거 등...

원고, 피상고인 원고, 소송대리인 변호사 신현호 외 1 인

피고, 상고인 학교법인 연세대학교, 소송대리인 변호사 이동필 외 1 인

원심판결: 서울고등법원 2009. 2. 10, 선고 2008나116869 판결

판결선고: 2009.5.21.

주 문: 상고를 기각한다. 상고비용은 피고가 부담한다.

이 유: 상고이유를 판단한다.

1. 연명치료 중단의 허용기준에 관한 상고이유에 대하여

가. 의료계약에 따른 진료의무의 내용

환자가 의사(醫師) 또는 의료기관(이하 '의료인'이라 한다)에게 진료를

의뢰하고, 의료인이 그 요청에 의하여 치료행위를 개시하는 경우 의료인과 환자 사이에는 의료계약이 성립된다. 의료계약에 따라 의료인은 질병의 치료 등을 위하여 모든 의료지식과 의료기술을 동원하여 환자를 진찰하고 치료할 의무를 부담하며 이에 대하여 환자 측은 보수를 지급할 의무를 부담한다.

질병의 진행과 환자 상태의 변화에 대응하여 이루어지는 가변적인 의료의 성질로 인하여, 계약 당시에는 진료의 내용 및 범위가 개관적이고 추상적이지만, 이후 질병의 확인, 환자의 상태와 자연적 변화, 진료행위에 의한 신체반응 등(이하 '환자의 건강상태 등'이라 한다)에 따라 제공되는 진료의 내용이 구체화되므로, 의료인은 환자의 건강상태 등과 당시의 의료수준 그리고 자기의 지식경험에 따라 적전하다고 판단되는 진료방법을 선택할 수 있는 상당한 범위의 재량을 가진다(대법원 1992.5.12.선고91다 23707 판결, 대법원 2007.5.31.선고 2005다5867 판결 등 참조) 그렇지만 환자의 수술과 같이 신체를 침해하는 진료행위를 하는 경우에는 질병의 증상, 치료방법의 내용 및 필요성, 발생이 예상되는 위험 등에 관하여 당시의 의료수준에 비추어 상당하다고 생각되는 사항을 설명하여 당해 환자가 그 필요성이나 위험성을 충분히 비교해 보고 그 진료행위를 받을 것인지의 여부를 선택하도록 함으로써 그 진료행위에 대한 동의를 받아야 한다(대법원 1994.4.15선고 92다 25885 판결, 대법원 2002.10.25 선고 2002다48443 판결 등 참조). 환자의 동의는 헌법 제10조에 규정한 개인의 인격권과 행복추구권에 의하여 보호되는 자기결정권을 보장하기 위한 것으로서, 환자가 생명과 신체의 기능을 어떻게 유지할 것인가에 대하여 스스로 결정하고 진료행위를 선택하게 되므로, 의료계약에 의하여 제공되는 진료의 내용은 의료인의 설명과 환자의 동의에 의하여 구체화된다고 할 수 있다.

나. 생명과 관련된 진료의 거부 또는 중단

자기결정권 및 신뢰관계를 기초로 하는 의료계약의 본질에 비추어 강제진료를 받아야 하는등의 특별한 사정이 없는 한 환자는 자유로이 의료계약을 해지할 수 있다 할 것이며(민법 제689조 제1항), 의료계약을 유지하는 경우에도 환자의 자기결정권이 보장되는 범위 내에서는 제공되는 진료행위의 내용 변경을 요구할 수 있을 것이다.

따라서 환자의 신체 침해를 수반하는 구체적인 진료행위가 환자의 동의를 받아 제공될 수 있는 것과 마찬가지로, 그 진료행위를 계속할 것인지 여부에 관한 환자의 결정권 역시 존중되어야 하며, 환자가 그 진료행위의 중단을 요구할 경우에 원칙적으로 의료인은 이를 받아들이고 다른 적절한 진료방법이 있는지를 강구하여야 할 것이다.

그러나 인간의 생명은 고귀하고 생명권을 헌법에 규정된 모든 기본권의 전제로서 기능하는 기본권중의 기본권이라 할 것이므로, 환자의 생명과 직결되는 진료행위를 중단할 것인지 여부는 극히 제한적으로 신중하게 판단하여야 한다.

다. 회복불가능한 사망 단계에 진입한 환자에 대한 진료중단의 허용 요건

(1) 의학적으로 환자가 의식의 회복가능성이 없고 생명과 관련된 중요한 생체기능의 상실을 회복할 수 없으며 환자의 신체상태에 비추어 짧은 시간 내에 사망에 이를 수 있음이 명백한 경우(이하 '회복불가능한 사망의 단계'라 한다)에 이루어지는 진료행위(이하 '연명치료'라 한다)는 원인이 되는 질병의 호전을 목적으로 하는 것이 아니라 질병의 호전을 사실상 포기한 상태에서 오로지 현 상태를 유지하기 위하여 이루어지는 치료에 불과하므로, 그에 이르지 아니한 경우와 다른 기준으로 진료중단 허용 가능성을 판단하여야 한다.

환자가 회복불가능한 사망의 단계에 진입한 경우, 환자는 전적으로 기계적인 장치에 의존하여 연명하게 되고, 전혀 회복가능성이 없는 상태에서 결국 신체의 다른 기능까지 상실되어 기계적인 장치에 의하여서도 연명할 수 없는 상태에 이르기를 기다리고 있을 뿐이므로, 의학적인 의미에서는 치료의 목적을 상실한 신체 침해 행위가 계속적으로 이루어지는 것이라 할 수 있으며, 이는 죽음의 과정이 시작되는 것을 막는 것이 아니라 자연적으로 이미 시작된 죽음의 과정에서의 종기를 인위적으로 연장시키는 것으로 볼 수 있다.

생명권이 가장 중요한 기본권이라고 하더라도 인간의 생명 역시 인간

으로서의 존엄성이라는 인간 존재의 근원적인 가치에 부합하는 방식으로 보호되어야 할 것이다. 따라서, 이미 의식의 회복가능성을 상실하여 더 이상 인격체로서의 활동을 기대할 수 없고 자연적으로는 이미 죽음의 과정이 시작되었다고 볼 수 있는 회복불가능한 사망의 단계에 이른 후에는, 의학적으로 무의미한 신체 침해 행위에 해당하는 연명치료를 환자에게 강요하는 것이 오히려 인간의 존엄과 가치를 해하게 되므로, 이와 같은 예외적인 상황에서 죽음을 맞이하려는 환자의 의사결정을 존중하여 환자의 인간으로서의 존엄과 가치 및 행복추구권을 보호하는 것이 사회 상규에 부합되고 헌법정신에도어긋나지 아니한다고 할 것이다.

그러므로, 회복불가능한 사망의 단계에 이른 후에 환자가 인간으로서의 존엄과 가치 및 행복추구권에 기초하여 자기결정권을 행사하는 것으로 인정되는 경우에는 특별한 사정이 없는 한 연명치료의 중단이 허용될 수 있다.

(2) 환자가 회복불가능한 사망의 단계에 이르렀을 경우에 대비하여 미리 의료인에게 자신의 연명치료 거부 내지 중단에 관한 의사를 밝힌 경우(이하 '사전의료지시서'라 한다)에는 비록 진료 중단 시점에서 자기결정권을 행사한 것은 아니지만 사전의료지시서를 한 후 환자의 의사가 바뀌었다고 볼 만한 특별한 사정이 없는 한 사전의료지시에 의하여 자기결정권을 행사한 것으로 인정할 수 있다. 다만, 이런 사전의료지시서는 진정한 자기결정권 행사로 볼 수 있을 정도의 요건을 갖추어야 한다. 따라서, 의사결정능력이 있는 환자가 의료인으로부터 직접 충분한 의학적 정보를 제공받은 후 그 의학적 정보를 바탕으로 자신의 고유한 가치관에 따라 진지하게 구체적인 진료행위에 관한 의사를 결정하여야 하며, 이와 같은 의사결정 과정이 환자 자신이 직접 의료인을 상대방으로 하여 작성한 서면이나 의료인이 환자를 진료하는 과정에서 위와 같은 의사결정 내용을 기재한 진료기록 등에 의하여 진료중단 시점에서 명확하게 입증될 수 있어야 비로서 사전의료지시서로서의 효력을 인정할 수 있다.

환자 본인의 의사에 따라 작성된 문서라는 점이 인정된다고 하더라도,

의료인을 직접 상대방으로 하여 작성하거나 의료인이 참여한 가운데 작성된 것이 아니라면, 환자의 의사결정 능력, 충분한 의학적 정보의 제공, 진지한 의사에 따른 의사표시 등의 요건을 갖추어 작성된 서면이라는 점이 문서 자체에 의하여 객관적으로 확인되지 않으므로 위 사전의료지시서와 같은 구속력을 인정할 수 없고, 아래에서 보는 바와 같이 환자의 의사를 추정할 수 있는 객관적인 자료의 하나로 취급할 수 있을 뿐이다.

(3) 한편, 환자의 사전의료지시서가 없는 상태에서 회복불가능한 사망의 단계에 진입한 경우에는 환자에게 의식의 회복가능성이 없으므로 더 이상 환자 자신이 자기결정권을 행사하여 진료행위의 내용 변경이나 중단을 요구하는 의사를 표시할 것을 기대할 수 없다.

그러나 환자의 평소 가치관이나 신념 등에 비추어 연명치료를 중단하는 것이 객관적으로 환자의 최선의 이익에 부합한다고 인정되어 환자에게 자기결정권을 행사할 수 있는 기회가 주어지더라도 연명치료의 중단을 선택하였을 것이라고 볼 수 있는 경우에는 그 연명치료 중단에 관한 환자의 의사를 추정할 수 있다고 인정하는 것이 합리적이고 사회상규에 부합된다. 이러한 환자의 의사 추정은 객관적으로 이루어져야 한다. 따라서 환자의 의사를 확인 할 수 있는 객관적인 자료가 있는 경우에는 반드시 이를 참고하여야 하고, 환자가 평소 일상생활을 통하여 가족, 친구 등에 대하여 한 의사표현, 타인에 대한 치료를 보고 환자가 보인 반응, 환자의 종교, 평소의 생활 태도 등을 환자의 나이, 치료의 부작용, 환자가 고통을 겪을 가능성, 회복불가능한 사망의 단계에 이르기까지의 치료 과정, 질병의 정도, 현재의 환자 상태 등 객관적인 사정과 종합하여 환자가 현재의 신체상태에서 의학적으로 충분한 정보를 제공받는 경우 연명치료 중단을 선택하였을 것이라고 인정되는 경우라야 그 의사를 추정할 수 있을 것이다.

(4) 환자 측이 직접 법원에 소를 제기한 경우가 아니라면, 환자가 회복불가능한 사망의 단계에 이르렀는지 여부에 관하여는 전문의사 등으로 구성된 위원회 등의 판단을 거치는 것이 바람직하다.

라. 이 사건에 대한 판단

원심판결 이유에 의하면, 원심은 환자가 회생가능성이 없는 회복불가능한 사망과정에 진입한 경우에 환자의 진지하고 합리적인 치료중단 의사가 추정될 수 있다면 사망 과정의 연장에 불과한 진료행위를 중단할 수 있다는 취지로 판단하였는바, 원심이 연명치료중단의 기준으로 삼은 위와 같은 사유는 위에서 살펴 본 회복불가능한 사망의 단계에 이른 경우의 연명치료 중단에 관한 법리와 같은 취지이므로 정당하고, 거기에 연명치료 중단의 허용기준에 관한 법리를 오해한 위법이 없다.

2. 원고가 회복불가능한 사망의 단계에 진입하지 않았다는 상고이유에 대하여

앞서 본 바와 같이 환자의 추정적 의사에 의하여 연명치료의 중단이 허용될 수 있는 회복불가능한 사망의 단계는 의식의 회복가능성이 없고 생명과 관련된 중요한 생체기능의 상실을 회복할 수 없으며 환자의 생체상태에 비추어 짧은 시간 내에 사망에 이를 수 있음이 명백한 경우를 의미하는바, 그 단계에 이르렀는지 여부는 주치의의 소견 뿐 아니라 사실조회, 진료 기록 감정 등에 나타난 다른 전문의사의 의학적 소견을 종합하여 신중하게 판단하여야 한다.

원심은 거시 증거를 종합하여 원고에 대한 뇌 자기공명영상(MRI) 검사에서 뇌가 전반적으로 심한 위축을 보이고 대뇌피질의 요철이 단지 가느다란 띠 형상으로 보일 정도로 심하게 파괴되어 있으며 기저핵 시상(視床)의 구조가 보이지 아니하고 뇌간 및 소뇌도 심한 손상으로 위축되어 있는 사실, 원고의 주치의는 원고에게 자발호흡은 없지만 뇌사상태는 아니며 지속적 식물인간상태로서 의식을 회복할 가능성은 매우 낮아 5% 미만이라는 견해를 피력하였으나, 진료기록 감정의는 원고가 자발호흡이 없어 일반적인 식물인간 상태보다 더 심각하여 뇌사상태에 가깝고 회복가능성은 거의 없다고 하고 있으며, 신체감정의들도 모두 원고가 지속적 식물인간상태로서 회생가능성이 희박하다는 취지의 견해를 밝히고 있는 사실, 자발호흡이 없어 인공호흡기에 의하여 생명이 유지되는 상태인 사실을 각 인정한 후, 원고가 회복불가능한 사망의 단계에 진입하였다고 판단하였다.

이러한 원심의 판단은 위의 법리에 따른 것으로서 수긍할 수 있고, 거기에 상고이유에서 주장하는 바와 같은 의료행위의 재량성에 대한 법리오해 등의 위법이 없다.

3. 원고가 진료중단을 구하는 의사가 추정되지 않는다는 상고이유에 대하여

원심은 거시 증거를 종합하여 원고가 독실한 기독교 신자로서 15년 전 교통사고로 팔에 상처가 남게 된 후부터는 이를 남에게 보이기 싫어하여 여름에도 긴 팔 옷과 치마를 입고 다닐 정도로 항상 정갈한 모습을 유지하고자 하였던 사실, 텔레비전을 통해 병석에 누워 간호를 받으며 살아가는 사람의 모습을 보고 "나는 저렇게 까지 남에게 누를 끼치며 살고 싶지 않고 깨끗이 이생을 떠나고 싶다"라고 말하였던 사실, 3년 전 남편의 임종 당시 며칠 더 생명을 연장할 수 있는 기관절개술을 거부하고 그대로 임종을 맞게 하면서 "내가 병원에서 안 좋은 일이 생겨 소생하기 힘들 때 호흡기는 끼우지 말라. 기계에 의하여 연명하는 것은 바라지 않는다"고 말한 사실 등 일상생활에서의 대화 및 원고의 현 상태 등 여러 사정을 종합하여, 원고가 현재의 상황에 관한 정보를 충분이 제공받았을 경우 원고에게 현재 시행되고 있는 연명치료를 중단하고자 하는 의사가 있었을 것으로 추정하였다.

원심의 이와 같은 조치는 위에서 본 회복불가능한 사망의 단계에 이르렀을 경우의 환자의 자기결정 및 환자 의사 추정에 관한 법리에 부합되는 것으로서 수긍할 수 있고, 거기에 상고이유에서 주장하는 바와 같은 헌법위반이나 법리오해 등의 위법이 없다.

4. 결론

그러므로 상고를 기각하고, 상고비용은 패소자가 부담하기로 하여 주문과 같이 판결한다. 이 판결에는 원고가 회복불가능한 사망의 단계에 들어섰고 연명치료 중단의 의사가 추정되는지 여부에 대한 대법관 안대의, 대법관 양창수의 반대의견과 연명치료 중단의 허용기준에 대한 대법관 이홍훈, 대법관 김능환의 반대의견이 있는 이외에는 관련 법관들의 의견이 일치하였고, 다수의견에 대한 대법관 김지형, 대법관 차한성의 보충의견 및 연명치료 중단의 절차에 대한 대법관 김지형, 대법관 박일환의 별개의견이 있다.

5. 원고가 회복불가능한 사망의 단계에 들어섰고 연명치료 중단의 의사가 추정되는지 여부에 대한 대법관 안대희, 대법관 양창수의 반대의견

연명치료 중단 일반에 관하여, 환자가 회복불가능한 사망의 단계에 진입한 후에 인간으로서의 존엄과 가치 및 행복추구권에 기초하여 자기결정권을 행사하는 것으로 인정되는 경우에는 연명치료 중단이 허용될 수 있고, 이러한 자기결정권은 1차적으로 서면 등에 의한 사전의료지시서의 방법으로 행사될 수 있으며, 그것이 없는 경우에는 환자의 '추정적 의사'에 의해서도 연명치료 중단이 허용될 수 있다는 점에 관하여는 다수의견과 견해를 같이 한다.

그러나 우선 이 사건에서 원고가 '회복불가능한 사망의 단계'에 이르렀다고 본 점에는 찬성할 수 없다. 나아가 여기서의 '추정적 의사'가 "환자에게 자기결정권을 행사할 수 있는 기회가 주어진다면 연명치료 중단을 선택하였을 것이라고 볼 수 있는 경우" 에는 긍정된다고 하는 점도 수긍할 수 없다. 연명치료의 중단을 환자의 자기결정권에 의하여 정당화하는 한, 그 '추정적 의사'란 환자가 현실적으로 가지는 의사가 객관적인 정황으로부터 추단될 수 있는 경우에만 긍정될 수 있으며, 다수의견이 말하는 바와 같이 '가정적 의사' 그 자체만으로 이를 인정할 수 없다고 할 것이다.

가. 이 사건에서 원고가 회복불가능한 사망의 단계에 이르렀다고 할 것인지 여부에 관하여 본다.

(1) 뒤에 나.(4)에서도 보는 대로 환자가 회복불가능한 사망의 단계에 이르렀다고 판단되면, 이제 곧 그의 죽음을 불러올 수 있는 연명치료의 중단이 이에 관한 환자의 자기결정을 떠나 객관적 법질서의 관점에서도 예외적으로 허용될 수 있다.

이와 같이 환자가 그러한 단계에 이르렀는지는 결국 사망을 직접 초래하는 연명치료 중단의 허용 여부를 가르는 중대한 요건이므로 그 판단에는 신중을 기하여야 한다.

특히 사람의 뇌는 생명의 유지에 직결되면서도 아직은 그 생리나 기능 등이 밝혀지지 아니한 부분이 여전히 매우 많고 한편 끈질긴 회복재생의 능력을 보이는 신비로운 신체기관이다. 그러므로 과연 뇌의 기능이 '돌이킬 수 없게 상실되었다'고 말할 수 있으려면, 비록 사람의 판단이란 것이 애초 그 판단 당시의 지식 또는 기술 등의 상태를 기준으로 해서 내려질 수 밖에 없는 기본적인 한계를 인정한다고 하더라도, 최대한 객관적으로 의문이 없는 전문적인 판단이 필요하다고 할 것이다. '장기등 이식에 관한 법률'이 뇌사 여부만을 판정하는 전문적 기관을 별도로 두어 그 판정 결과에 따르도록 하는 것(같은 법 제14조 이하)도 이러한 취지에서 나온 것임은 물론이다. 그리고 실제로 그 판단 함에 있어서는 환자를 계속적으로 진료하여 옴으로써 환자의 상태를 직접적으로 얻은 자료에 의하여 가장 잘 알고 있을 담당 주치의의 의견은, 비록 그가 소송당사자의 일방에 속하여 일하는 경우라고 하더라도, 다른 특별한 사정이 없는 한, 단지 의료기록만을 통하여 환자의 상태에 접근한 다른 전문가의 견해에 비교하여 그에 일정한 무게를 두지 않을 수 없다.

(2) 그런데 이 사건에서 기록에 의하면, 원고는 처음 의식을 상실한 2008.2.18. 무렵에는 자발호흡이 거의 없고, 인공호흡기의 도움 없이는 호흡을 유지할 수 없는 상태이며, 뇌 컴퓨터단층촬영(CT) 검사상 광범위한 뇌부종의 소견을 보이고 대뇌의 인지 기능을 상실하였으나 자발적으로 눈을 뜨고 외부의 자극에 움직이는 반사반응을 보이는 등 뇌간 기능의 일부가 유지되고 있었고, 제1심 변론종결시인 2008.11.6. 무렵에는 의학적으로 의미 있는 개선은 없고, 자발적으로 눈을 뜨기는 하나 외부자극에 반응이 없고, 통증 자극에 대하여는 팔다리의 반사적 반응은 있으나 얼굴표정이나 안구 운동에서 반응이 없으며, 동공반사가 없고 안구의 시선은 양쪽 모두 우측 방향으로 치우쳐 있고 바빈스키 징후도 비정상적인 한편, 제1심 변론종결 무렵을 기준으로 하여 진료기록 또는 신체감정을 한 감정의들은 원고의 의식회복가능성이 없는 지속적식물인간 상태에서 기대여명이 2년 내지 5년이라고 진술하였으나, 원고를 치료하여 온 피고의 담당 주치의는 원고의 의식회복가능성이 5% 미만이고 원고의 기대여명이 의식상실 당시로부터 1년 내지 2년이라고 진술하였음을 알 수 있다.

이와 관련하여 피고의 상고이유서에 의하면 원고를 치료하여 온 피고의 주치의는 원고의 기대여명을 적어도 4개월 이상으로 판단하고 있고, 이 법원의 변론에서 피고의 원고 담당의사는 원고가 2009.4.23. 현재 통증에 반응하나 의식은 회복되지 않았으며, 눈을 계속하여 뜨고 있고 자발호흡도 간간이 보이나 전체적으로 인공호흡기를 유지해야 하는 상태이고, 소리지시에 대한 반응이나 동공의 빛에 대한 반응은 없으나 기관내 흡인시 고개움직임과 기침반사를 미약하게 보이는 등으로 통증에 대한 반응은 있으며 3개월 동안 임상상태의 변화없이 중환자실에 입원하고 있다고 진술하고 있음을 알 수 있다.

(3) 사정이 이와 같다면, 특히 원고를 치료하여 온 피고의 담당의사가 원고의 의식회복가능성이 5% 미만으로라도 남아 있고 원고의 현재 상태를 기준으로 하더라도 그 기대여명이 적어도 4개월 이상이라고 판단하고 있는 점 등에 비추어, 원고가 의식회복가능성이 없다거나 원고가 짧은 시간 내에 사망에 이를 것이 명백하다 할 수 있는지 의문이고, 원고가 회복불가능한 사망의 단계에 있다고 쉽사리 단정할 수는 없다고 할 것이다.

나. 이 사건에서 설령 원고가 회복불가능한 사망의 단계에 이르렀다고 하더라도, 연명치료중단을 구하는 원고의 '추정적 의사'가 있다고 할 수 없다.

(1) 의사표시의 해석 일반에서 그러한 대로, 추정적 의사는 가정적 의사 또는 의제된 의사와는 기본적으로 구별되어야 할 것이다. 추정적 의사란 일반적으로 어떠한 표현행위를 하는 사람이 현실적으로 가진 의사를 제반 정황으로부터 추단하여 그의 의사표시로 인정하는 것을 의미하고, 이렇게 행하여진 의사표시는 '묵시적 의사표시'라고도 불린다. 예를 들어 어떤 사람이 정류장에서 버스를 기다리다가 아무 말 없이 자신이 원하는 버스에 올라타는 경우, 그가 버스회사와의 사이에 운송계약을 체결하려는 의사 표시는 '묵시적 의사표시'인 것이다. 한편 민법 등에서 예를 들면 매매계약과 관련하여 "추정한다"고 정하는 경우가 있다(우선 민법 제579조, 제585조 참조).

그러나 이들 규정은 어디까지나 엄밀한 의미의 의사표시 해석작업에서의 지침 또는 기준을 제시하는 것, 보다 정확하게 말하면 소송에서 계약의 내용에 관한 입증책임을 분배하는 것에 불과하다.

(2) 그러나 그렇지 아니하고 만일 그가 제반 사정 아래서 문제되는 사항에 관하여 자신의 법적 의사를 표시하였다고 가정하는 경우에 이러저러한 의사표시를 하였으리라고 인정되는 경우에는 그러한 의사는 이른바 '가정적 의사'이다.

물론 추정적 의사라는 말은 이와 같이 가정적 의사도 포함하는 것으로 사용하는 것은 기본적으로 언어사용자 사이에 약속에 달려 있는 문제에 그친다고 할는지 모른다.

그러나 소송에서 사용된 언어의 의미는 청구원인, 소송물 등 심리 판단의 내용 또는 범위와 관련하여 심중한 의미가 있을 뿐 아니라(이에 대하여는 뒤의 (4)앞부분 참조), 그 점을 차치하고라도 다수의견이 환자의 연명치료의 중단청구를 그의 자기결정권으로써 정당화하면서, 그의 가정적 의사에 기해서도 연명치료의 중단을 인정하는 것이 과연 앞뒤가 맞는 것인지 지극히 의문이다.

보통 '통상적 해석'이라고도 불리는 가정적 의사의 탐색은 애초부터 방법적으로 표의자가 현실적으로 가지지 않는 의사를 법률행위의 내용으로 상감(象嵌)하는 것으로서, 일반적으로 그 성질은 엄밀하게 말하면 의사표시의 해석에 속하는 작업이라기보다는, 법관 등의 제3자가 당사자의 계약 등 법률관계의 처리를 위하여 그 법률관계의 내용을 보충적으로 형성하여 가는 일로서의 측면이 뚜렷하다. 그러므로 거기에서 일반적으로 표의자의 '자기결정'을 찾기가 쉽지 않다.

특히 이 사건에서와 같이 사람의 가장 중요한 가치인 생명의 유지 소멸에 관하여 최종적인 결단에 관한 '자기결정'이라고 하려면, 다른 신체침해적 의료행위(이 경우 의사의 설명의무에 관한 법리를 상기하는 것으로 족하다)에서보다도 더욱 강화된 절차적 요청을 충족하여, 그 의사가 의사결정능력이 있는 상태에서 의료기관으로부터 직접으로 충분한 의학적 정보를 제공받아 설명을 들은 후 이를 바탕으로 가치관에 따라 심사 숙고한 결과로서 지속적인 의사로서 진지하게 표시되어야 할 것이고, 이 점은 다수의견도 강조하는 바이다. 그렇다면 더욱이나, 일반적으로 위와 같이 설명에 이어지는 심사숙고의 결과인지와는 무관하게 그 유무 및 내용이 판단되는 가정적 의사를 들어서 환자의 '자기결정'을 운위할 수 없을 것이다. 무엇보다도 이 사건에서 원심이 '추정적 의사'를 긍정하는 근거로 들고 있는 아래 (3)의 ①부터 ③까지의 사정들도 위와 같은 설명에 이어지는 심사숙고의 결과로서 인정되고 있지 않다는 사실(기록상 이러한 점을 인정할 자료도 없다) 자체가 다수의견이 말하는 바와 같은 '가정적 의사'가 위와 같은 설명에 이어지는 심사숙고의 결과로서의 자기결정과 무관함을 반증하여 준다.

또한 만일 위와 같은 가정적 의사에 기한 연명장치의 중단을 인정한다면, 그것은 이른바 환자의 '보호자'가 자신의 사정들에 기하여 또는 자신의 편의나 이익을 위하여 그 가정적 의사의 존재를 뒷받침하는 사정들만을 제시함으로써 환자의 이른바 '자기 결정'을 왜곡하여 의료기관의 연명치료 중단을 구하는 일이 쉽사리 일어날 수 있을 것을 우려하지 않을 수 없다. 이러한 관점에서 보면, 다수의견은 이 사건에서 법논리적으로 원고의 '자기결정권'을 끌어들여 연명치료의 중단청구를 정당한 것으로 설명하면서도, 실제로는 원고의 특별대리인을 포함하여 원고의 가족들이 일치하여 가지는 원고에 대한 연명치료 중단의 의사를 관철하려는 것에 대하여 그들만이 제시 입증할 수 있고 또 실제로 제시 입증하고 있는 정황에 기하여 원고가 실제로 가지는 의사가 아니라 원고의 이른바 '추정적 의사'를 인정함으로써 이를 법적으로 뒷받침하고 있다는 의구심을 다 떨쳐버릴 수 없음을 지적하여 둔다. 연명치료의 중단에 관한 환자 가족들의 의사는 원고의 '추정적 의사'라는 것을 통하여 우회적으로 관철될 것이 아니라, 뒤의 (4)에서 보는 대로 환자의 자기결정과는 무관하게 시인될 수 있는 또 하나의 연명치료중단청구의 허용 여부를 판단함에 있어서 정면으로 그 의미와 무게가 평가되는 것이 정도(正道)라고 할 것이다.

물론 구체적으로 앞서 본 바와 같은 추정적 또는 묵시적 의사(이하에서는 혼동을 피하기 위하여 아예 '묵시적 의사'라는 표현을 쓰기로 한다)와 가정적 의사가 선명하게 구별되기 어려운 경우도 없지 않을 것이다. 특히 개별 사건에서 그와 관련되는 모든 사정을 종합적으로 검토 평가하여 어떠한 표현행위의 법적 의미를 이해하는 것을 내용으로 하는 의사표시의 해석인 만큼 더욱 그러하다.

그러나 그러한 현실적인 어려움이, 특히 연명치료의 중단이라는 한 사람의 실존적 운명의 종국적인 결정과 관련하여 묵시적 의사와 가정적 의사라는 핵심에서는 서로 분명히 다른 탐색목표의 혼동을 정당화 할 수는 없다.

(3) 이와 같은 관점에서 이 사건에서 연명치료의 중단에 관한 원고의 묵시적 의사를 인정할 수 있는지를 살펴본다.

원심이 원고의 진료중단을 구하는 의사가 추정되는 사유로 들고 있는 사정들은,

① 원고는 독실한 기독교 신자로서 15년 전 교통사고로 팔에 상처가 남게 된 후부터는 이를 남에게 보이기 싫어하여 여름에도 긴 팔 옷과 치마를 입고 다닐 정도로 항상 정갈한 모습을 유지하고자 하였다는 것.

② 텔레비전을 통해 병석에 누워 간호를 받으며 살아가는 사람의 모습을 보고 "나는 저렇게 까지 남에게 누를 끼치며 살고 싶지 않고 깨끗이 이생을 떠나고 싶다"라고 말하는 등 신체적인 건강을 잃고 타인의 도움 등에 의하여 연명되는 삶보다는 자연스러운 죽음을 원한다는 취지의 견해를 밝혀왔다는 것.

③ 3년 전 남편의 임종 당시 며칠 더 생명을 연장할 수 있는 기관절개술을 거부하고 그대로 임종을 맞게 하면서 "내가 병원에서 안 좋은 일이 생겨 소생하기 힘들 때 호흡기는 끼우지 말라. 기계에 의하여 연명하는 것은 바라지 않는다"고 말하는 등

이 사건과 유사한 실제 상황에서 남편에 대하여 연명치료의 시행을 거부한 바 있다는 것 등이다.

그러나 위 ①이나 ②와 같은 정도의 말이나 태도 등은 누구라도 건강한 상태에서 흔히 할 수 있는 정도의 것에 지나지 않는다. 결국 위 ③이 연명치료에 관하여 직접 언급한 것으로서 다수의견이 원고의 추정적 의사를 긍정하게 하는 결정적인 정황이 된 것으로 보인다. 그러나 위 ③은 비록 남편이라고 하여도 역시 타인이 처한 상황에 대응하여

나온 것으로서, 그것이 과연 자신의 운명에 관하여 숙고한 끝에 진지하고 지속적인 의사에 기하여 나온 것이라고 볼 자료가 없다. 특히 그 발언은 그 내용 자체로 보더라도 인공호흡기와 같은 생명유지장치의 삽입 장착을 단순히 소극적으로 거부하는 것으로 볼 수 있는지 몰라도, 거기에서 나아가 생명유지장치가 이미 장착되어 있을 때, 그것도 이 사건에서와 같이 원고가 의식이 있는 상태에서 폐암 여부를 확진받기 위하여 기관지 내시경을 통하여 폐종양조직검사를 받던 중 예기치 못하게, 즉 자연적 노화 또는 원고가 원하였다는 '자연스러운 죽음의 과정'과는 무관하게 이미 인위적인 시술로 '억울하게도' 과다출혈이 발생하여 심정지가 발생하였고 이로 인한 저산소증으로 심한 뇌손상을 입고 뇌기능 및 신체기능의 많은 부분을 상실한 경우에 까지도 연명장치를 적극적으로 제거하기를 바라는 의미를 포함한다고 쉽사리 말할 수 없다.

(4) 이와 관련하여 여기서 부가적으로 지적하고 싶은 것은, 이 사건 청구가 원고의 자기결정권에 기하여 연명치료의 중단에 관한 원고 자신의 '추정적 의사'를 기초로하여서만 행하여지고 있다는 점이다.

여기서 '추정적'의사란, 이 법원에서 행하여진 변론에서 원고 대리인이 강조한 바와 같이, 원고의 묵시적 의사를 가리킨다.

그러므로 이 사건에도 적용되는 민사소송에 관한 처분권주의 및 변론주의의 기본원칙에 좇아 이 법원은 과연 그러한 묵시적 의사가 인정되는지 여부에 의해서만 이 사건에 대하여 결론을 내려야 한다. 그리하여 이 소수의견은 그 묵시적 의사의 존재 여부에 대하여 부정적으로 판단하는 것이다.

그러나 이 소수의견은 연명치료의 중단에 관한 환자 본인의 명시적 또는 묵시적 의사가 인정되지 않는 경우에도 엄격한 예외적인 요건 아래서 연명치료의 중단이 허용 될 수 있다는 견해임을 밝혀 두고자 한다. 즉 이 소수의견은 연명치료의 중단은 반드시 환자의 자기결정권으로부터만 인정된다고 할 것은 아니고, 비록 예외적이기는 하지만, 법질서 일반의 관점에서 정당화될 수 있는 경우도 있다는 것이다.

그것이 어떠한 경우에 허용되는가는 이론적으로 달리 말하면, 환자(또는 그의 가족 등 제3자)와 의료기관 간의 진료계약의 내용으로서의 치료중지의무의 발생요건을 제시하는 것이 된다. 다수의견이 말하는 대로, 의료의 '가변적인 성질'로 인하여 의료기관의 의무로서의 진료라고 하여도 그 내용은 다양할 수 있다. 그런데 그 가변성이 극단으로 치달아 여기서 문제되는 회복불가능한 사망의 단계에 오면, 의료기관은 의료 계약의 앞서 본 '보충적 해석'에 기하여 연명장치를 중단하여야 할 의무를 부담하게 될 수 있다. 또는 이는 의료기관이 의료계약에 기하여 일반적으로 부담하는 "위임의 본지에 따라 선량한 관리자의 주의로써 위임사무를 처리할 의무" (민법 제681조)의 구체화로 설명하는 것도 전혀 불가능한 것은 아니다. 즉 의료계약에 기하여 의료기관은 원칙적으로 생명의 유지 연장과 건강의 증진을 도모하기 위하여 환자를 진단하고 치료할 의무를 부담하지만, 다수의견이 설시하는 대로 "의학적으로 무의미한 신체침해행위에 해당하는 연명치료를 환자에게 강요하는 것이 오히려 환자의 인간으로서의 존엄과 가치를 해하게 되는" 예외적인 경우에는 연명치료를 중단하는 것이야말로 자신에게 맡겨진 일을 '위임의 본지(本旨)에 따라' 처리하는 것이 될 수 있다는 것이다 (통상 응급환자에 대한 응급의료를 거부할 수 없는 응급의료종사자라도 '정당한 사유'가 있으면 응급의료를 중단할 수 있다는 '응급의료에 관한 법률' 제10조, 의료계약에 통상 적용되는 민법의 위임에 관한 규정 중에서 상대방에게 불리한 시기에 계약을 해지하더라도 "부득이한 사유"가 있다면 손해배상 기타 법적 불이익을 입지 않는다고 정하는 민법 제689조도 이 맥락에서 참고할 만하다. 자신이 아니라 남의 이익을 앞세워 돌보아야 하는 의료기관의 법적 지위를 생각함에 있어서는 예를 들면 친권에서 그러한 것처럼 권리와 의무 사이의 거리를 강조할 것이 아니다).

구체적으로 어떠한 경우에 연명치료를 환자에게 강요하는 것이 오히려 환자의 인간으로서의 존엄과 가치를 해하게 되는가의 판단은 일률적으로 말할 수 없고, 그 가족을 포함한 환자측 및 의료기관의 제반 사정을 합리적으로 고려하여 정할 수 밖에 없다.

구체적으로는 환자의 나이 직업이나 경력, 평소의 종교 신념이나 생활 태도, 질환의 경과와 현재 상태, 생명의 연장이 가능한 기간의 장단, 이미 지출한 또는 앞으로 지출하게 될 비용, 가족들의 상황, 환자로 인한 가족들의 정신적 고통, 그들의 경제적 지출을 포함한 생활상의 희생 등 환자측의 사정을 물론이고, 의료기관의 성격이나 설비, 그 진료의 내용과 결과, 의료진의 견해 등과 같은 의료기관측의 사정이 문제될 것이다. 그리고 연명치료의 중단에 관한 환자 가족들의 동의 여부도 그러한 판단에 있어서 고려되어야 할 중요한 요소의 하나로서, 오히려 이는 독자적인 요건에 해당한다고 할 것이다. (가족의 동의요건 및 그 내용에 관하여는 '장기등 이식에 관한 법률' 제 18조 제 3항 제2호 등이 유추적용될 수 있다.)

이렇게 보면 이 소수의견과 다수의견의 차이는 법논리적인 것 또는 소송내용 등은 별론으로 하고 그 결론에 있어서는 아주 큰 것이 아니라고 해도 좋을지 모른다.

그러나 중요한 것은 여기서 환자의 '가정적 의사'는 연명치료 중단의 허용 여부를 판단하는 유일한 또는 결정적인 요소는 아니라는 점이다. 즉, 환자의 가정적 의사가 연명치료의 중단에 찬성하지 않는 것으로 밝혀지더라도, 그 의사를 존중하여 연명치료를 계속하는 것이 환자의 인간으로서의 존엄과 가치에 반한다고 말할 수 있는 경우가 상정될 수 있다. 요컨대 이 단계에서 연명치료의 중단 여부는 법질서 일반의 관점에서 행하여지는 당해 사안에 대한 객관적인 이익형량 내지 가치평가 문제인 것이다.

다. 결국 원심이 원고가 이미 회복불가능한 사망의 단계에 이르렀다고 전제하고 나아가 연명치료 중단에 관한 원고의 '추정적'의사를 긍정하여 원고의 연명치료 중단청구를 인용한 것은 결국 연명치료의 중단에 관한 법리 또는 그 의사의 해석에 관한 법리를 오해한 위법이 있다고 할 것이다. 그러므로 원심판결은 그대로 유지될 수 없고, 파기되어야 한다.

6. 연명치료 중단의 허용기준에 대한 대법관 이홍훈, 대법관 김능환의 반대의견

다수의견과는 달리, 생명에 직결되는 진료에 있어서 환자의 자기결정권은 소극적으로 그 진료 내지 치료를 거부하는 방법으로는 행사될 수 있어도 이미 환자의 신체에 삽입, 장착되어 있는 인공호흡기 등의 생명유지장치를 제거하는 방법으로 치료를 중단하는 것과 같이 적극적인 방법으로 행사되는 것은 허용되지 아니하며, 따라서 원고의 이 사건 청구는 인용될 수 없다고 본다. 그 이유는 다음과 같다.

가. 의료계약의 본질과 특성상 의사는 진료를 행함에 있어 환자의 상황과 당시의 의료수준 그리고 자기의 지식경험에 따라 적절하다고 판단되는 진료방법을 선택할 상당한 범위의 재량을 가진다. 따라서 환자가 의료인에게 특정한 의료행위나 치료방법을 강요할 수 없다. 그러나 모든 사람은 인간으로서의 존엄과 가치를 가지며 이에 터잡아 신체의 불가침성과 완전성을 보전할 기본적인 권리를 가지므로 인체에 대한 어떤 형태의 침해일지라도 이를 거부하고 거절할 권리가 있다고 할 것이다. 따라서 의료행위가 신체에 대한 침해적인 요소를 포함하는 것인 때에는 환자의 동의 내지 승낙이 없이는 그 시술을 할 수 없고, 환자는 자기결정권에 기하여 이를 거부할 수 있으며, 이는 그 의료행위가 생명유지장치의 삽입, 장착과 같이 생명에 직결되는 것이라고 하더라도 마찬가지라고 할 것이다. 다만, 이러한 인체를 침해하는 의료행위의 거부에 관한 환자의 자기결정권의 행사가 정당하기 위하여는, 의사결정능력이 있는 상태에서 의료인으로부터 직접, 충분한 의학적 정보를 제공받아 설명을 들은 후 이를 바탕으로 자신의 고유한 가치관에 따라 진지하게 심사숙고한 결과라는 점이 전제 되어야 한다. 그리고 이러한 자기결정권은 사전의료지시서의 방법으로도 행사될 수 있다. 그러나 자기결정권도 구체적인 권리의 하나이므로 타인의 권리를 침해할 수 없고 헌법질서에 위반되지 않는 범위에서만 보호받을 수 있는 내재적인 한계가 있으며, 생명권의 주체라고 하더라도 자살의 경우와 같이 자기 생명을 자유롭게 처분하는 것은 헌법상 자기결정권의 한계를 벗어나는 것으로서 사회상규에 반하므로 허용될 수 없다. 그러므로 환자가 인위적으로 생명을 유지, 연장하기 위한 생명유지장치의 삽입 또는 장착을 거부하는 경우, 특별한 사정이 없는 한, 비록 환자의 결정이 일반인의 관점에서는 비합리적인 것으로 보이더라도

의료인은 환자의 결정에 따라야 하고 일반적인 가치 평가를 이유로 환자의 자기결정에 따른 명시적인 선택에 후견적으로 간섭하거나 개입하여서는 아니 된다. 환자의 이러한 자기결정권 행사가 있는 때에는 의료인은 의료법상의 진료 또는 응급의료에 관한 법률상의 응급의료를 행하지 아니할 정당한 사유가 있는 경우에 해당한다고 할 것이다. 그러나 이와는 달리, 이미 생명유지장치가 삽입 또는 장착되어 있는 환자로부터 생명유지장치를 제거하고 그 장치에 의한 치료를 중단하는 것은 환자의 현재 상태에 인위적인 변경을 가하여 사망을 초래하거나 사망시간을 앞당기는 것이므로, 이미 삽입 또는 장착되어 있는 생명유지장치를 제거하거나 그 장치에 의한 치료를 중단하라는 환자의 요구는 특별한 사정이 없는 한 자살로 평가되어야 하고, 이와 같은 환자의 요구에 응하여 생명유지장치를 제거하고 치료를 중단하는 것은 자살에 관여하는 것으로서 원칙적으로 허용되지 않는다고 할 것이다. 다만, 생명유지장치가 삽입, 장착되어 있는 상태에서도 환자가 몇 시간 또는 며칠 내와 같이 비교적 아주 짧은 기간 내에 사망할 것으로 예측, 판단되는 경우에는, 환자가 이미 돌이킬 수 없는 사망의 과정에 진입하였고 생명유지장치에 의한 치료는 더 이상 의학적으로 의미가 없으며 생명의 유지, 보전에 아무런 도움도 주지 못하는 것이므로, 이 때에는 생명유지장치를 제거하고 치료를 중단하는 것이 허용된다고 할 것이다. 이 경우의 치료중단은 사망을 초래하거나 사망시간을 앞당기는 것으로 평가할 것이 아니다.

나. 그런데, 다수의견은 환자가 의식의 회복가능성이 없고 생명과 관련된 중요한 생체기능의 상실을 회복할 수 없으며 환자의 신체상태에 비추어 짧은 시간 내에 사망에 이를 수 있음이 명백한 경우를 '회복불가능한 사망의 단계'라고 정의하고, 그 단계에 이른 환자는 이미 의식의 회복가능성을 상실하여 더 이상 인격체로서의 활동을 기대할 수 없고 자연적으로 이미 죽음의 과정이 시작되어 연명치료를 계속하는 것은 의학적으로 무의미한 신체침해행위를 강요하는 것이 되므로 그 환자에 대하여는 사전 의료지시에 의한 자기결정권의 행사에 따라, 또는 추정되는 환자의 의사에 따라 생명 유지장치를 제거하는 방법으로 연

명치료를 중단하는 것이 허용된다고 하고 있다.
그러나, 다수의견은 의료계약의 본질과 특수성에 반하여 환자가 의료인에게 특정한 의료행위 또는 치료행위를 하도록 강요하는 것이어서 부당하다. 나아가 다수의견이 말하는 '환자의 신체상태에 비추어 짧은 시간 내에 사망에 이를 수 있음이 명백한 경우'의 의미가 어떤 것인지 분명하지는 않지만, 이 사건에서 담당주치의 또는 감정의들은 인공호흡기가 장착된 상태에서 원고의 기대여명이 짧게는 4개월 이상, 길게는 1년 이상이라는 의견을 제시하였음에도 불구하고 원고가 이미 회복불가능한 사망의 단계에 이른 것으로 판단하고 있는 점에 비추어 보면, 인공호흡기 등의 생명유지장치가 장착되어 있는 환자의 경우에는 그 장치가 장착되지 않는 신체상태를 기준으로 하여 그가 비교적 짧은 시간 내에 사망에 이를 것인지 여부를 판단한다는 뜻이라고 해석된다. 그러나 호흡을 통해 체세포에 산소가 공급되지 않으면 모든 체세포가 곧 기능을 상실하여 사람이 사망에 이르는 것이므로, 다수의견의 기준에 따르는 한에 있어서는, 비록 의식의 회복가능성이 없다는 점이 전제되어 있기는 하지만, 자발호흡을 완전히 회복하지 못한 모든 환자가 회복불가능한 사망의 단계에 이른 것으로 분류, 평가될 위험이 있다. 사람의 심폐기능이 정지되지 않는 한 아직 사망한 것이 아니며, 그 심폐기능이 자발적인 것인지 인공호흡기 등의 생명유지장치의 도움에 의한 것인지에 따라 달리 볼 것은 아니다. 장기등 이식에 관한 법률은 그 법이 정한 기준 및 절차에 따라 뇌 전체 기능이 되살아 날 수 없는 상태로 정지되었다고 판정된 자를 '뇌사자'로, 뇌사자를 제외한 자를 '살아 있는 사람'으로 정의하면서(제3조 제4호), 뇌사자로 판정되지 아니한 자로부터 장기등을 적출하여 사망에 이르게 한자를 살인죄와 같은 형으로 처벌하도록 규정하고 있다(제39조). 한편, 응급의료에 관한 법령은 심폐소생술이 필요한 경우를 응급환자의 하나로 정의하고, 응급환자의 발생부터 생명의 위험에서 회복하거나 심신상의 중대한 위해가 제거되기까지의 과정에서 응급환자를 위하여 행하여지는 응급처치 등을 응급의료라고 정의하면서(법 제2조, 시행규칙 제2조), 모든 국민은 응급의료를 받을 권리를 가지며(법 제3조), 응급의료종사자는 업무 중에 응급의료를 요청받거나 응급환자를 발견한 때에는 즉시 응급의료를 행하여야 하며 정당한 사유 없이 이를 거부하거나 기피하지 못한다고 규정하고 있다. 그러므로 뇌사로 추정 조차 되지 아니하는 자는 인공호흡기 등의 생명유지장치의 도움을 받는지 여부와 관계없이 여전히 '살아 있는 사람'이며, 그로부터 인공호흡기 등을 제거함으로써 그로 하여금 사망에 이르게 하는 행위는 응급의료의 거부 내지 기피에 해당하여 현행법상 그 생명을 침해하는 행위로 평가할 수 밖에 없다. 다만 그 환자가 인공호흡기 등을 장착하여 그 도움을 받는 상태에서도 사망에 극히 근접해 있는 경우라면, 이때의 인공호흡기등의 제거는 생명을 침해하는 것으로 평가할 수 없고 사회상규에도 반하지 아니하는 것으로 볼 수 있을 것이다. 그러나 사망에 근접하였는지 여부를 인공호흡기 등이 장착된 상태가 아니라 그 장치가 제거된 상태를 기준으로 하여 판단하고 인공호흡기 등의 제거가 허용된다고 보는 것은 현행법상 용인될 수 없고, 그 정당성의 근거를 찾을 수도 없다. 만일 다수의견이, 회복불가능한 사망의 단계에 이른 환자에 대한 인공호흡기 등에 의한 치료는 의학적인 의미에서 치료의 목적을 상실한 신체침해행위가 계속적으로 이루어지는 것이어서 환자의 인간으로서의 존엄과 가치 및 행복추구권에 반한다고 하는 가치판단에서 그 치료중단행위의 정당성의 근거를 찾는 취지라면, 굳이 환자의 자기결정권에 기한 입론을 할 필요도 없을 것이다.

다. 이러한 법리에 따라 이 사건을 검토하여 보면, 원고는 생명유지장치인 인공호흡기가 이미 삽입, 장착되어 있는 상태에서 그 장치의 제거를 구하고 있으므로 그 청구가 정당하려면 원고가 앞에서 본 바와 같이 생명유지장치가 삽입, 장착되어 있는 상태에서도 원고가 비교적 아주 짧은 기간 내에 사망할 것으로 예측, 판단되는 돌이킬 수 없는 사망의 과정에 진입하였다는 점이 전제되어야 할 것이다.

그러나, 이 사건에서 원고의 뇌가 비록 전반적으로 심한 위축을 보이고 뇌간 및 소뇌도 심한 손상으로 위축되어 있으나, 아직 뇌사 상태에는 이르지 아니한 지속적 식물인간 상태라는 점에 대하여는 담당 주치의와 감정의의 의견이 일치되어 있고, 다수의견도 인정하는 터이다. 그리고 앞서 다른 반대의견에서 적절히 지적하고 있는 바와 같이, 이 사건 소 제기 당시 및 제1심 변론종결 당시 원고의 기대여명은 1년 내지 2년이라는 것이었고, 현재에 있어서도 적어도 4개월 이상이라는 것이므로, 원고를 가리켜 앞에서 본 바와 같은 의미에서의 이른바 돌이킬 수 없는 사망의 과정에 진입하였다고는 도저히 말할 수 없다. 그렇다면 이 사건은 환자에게 장착된 인공호흡기의 제거가 정당화 될 수 있는 경우에 해당한다고 볼 수 없으므로, 원고의 이사건 청구는 다른 요건을 나아가 따져 볼 것도 없이 인용될 수 없다.

라. 사람의 생명은 그 무엇과도 바꿀 수 없는 고귀한 것이고, 살아 있다는 것 자체로 가치가 있다. 사람의 정신과 뇌의 기능은 오묘한 것이어서 단순히 물리적으로 또는 의학적으로만 판단하기 어려운 측면이 있음은 누구도 부인하기 어렵다. 지속적 식물인간 상태로 10여년 이상의 장기간이 지난 후에 의식이 회복된 예도 있고, 자발호흡이 없어 인공호흡기를 제거하면 곧 사망에 이를것이라는 판단 아래 인공호흡기를 제거하였으나 수년간 더 생존한 예도 있음을 우리는 알고 있다.
다수의견은 의료계약의 본질과 특성에 반하여 환자가 의료인에게 특정한 의료행위 또는 치료방법을 시행할 것을 강요하는 결과로 될 뿐만 아니라, 사망에 근접한 경우로 볼 수 있는 범위를 지나치게 확장하여 인정함으로써 오히려 생명의 침해를 용인하는 결과로 될 위험이 있어서 부당하다. 이상의 이유로 다수의견에 찬동하지 아니 한다.

7. 연명치료 중단의 허용기준에 대한 대법관 김지형, 대법관 차한성의 보충의견

가. 대법관 이홍훈, 대법관 김능환의 반대의견(이하 '반대의견'이라고만 한다)은, 환자가 자기결정권을 행사하여 생명유지장치의 삽입 또는 장착을 거부하는 것은 특별한 사정이 없는한 허용되지만 이미 생명유지장치가 삽입 또는 정착되어 있는 환자가 생명 유지장치의 제거를 요구하는 것은 특별한 사정이 없는 한 자살로 평가되므로 원칙적으로 허용되지 않고, 다만 환자가 '돌이킬 수 없는 사망의 과정에 진입한 경우'에는 생명유지장치의 제거를 요구하는 것도 허용된다고 하면서,

여기서, '돌이킬 수 없는 사망의 과정에 진입한 경우'라 함은 생명유지장치가 삽입, 장착되어 있는 상태에서도 비교적 아주 짧은 기간 내에 사망할 것으로 예측, 판단되는 경우를 말하는데, 이 사건 원고의 경우에는 여기서 말하는 돌이킬 수 없는 사망의 과정에 진입하지 않았으므로 더 나아가 살필 필요 없이 원고의 청구를 인용할 수 없다는 취지이다. 이러한 반대의견의 논리는, '돌이킬 수 없는 사망의 과정'을 다수의견에서 정의하고 있는 '회복불가능한 사망의 단계'보다 더 범위를 좁히고 그 이후에는 연명치료의 중단이 허용될 수 있지만, 그 이전에는 연명치료의 중단이 생명 침해에 해당하므로 허용될 수 없다는 것이나, 위와 같은 반대견해는 타당하지 않다.

나. 반대의견은 돌이킬 수 없는 사망의 과정에 이르기 전의 상태를 응급상태와 마찬가지로 보아 응급의료에 관한 법률에 의하여 연명치료의 중단이 허용될 수 없다고 보고 있다. 응급의료에 관한 법률이 '응급환자의 발생부터 생명의 위험에서 회복되거나 심신상의 중대한 위해가 제거되기 까지의 과정에서 응급환자를 위하여 행하여지는 응급처치 등'을 응급의료라고 정의하고 있다. 그런데 다수의견에서 정의하는 '회복불가능한 사망의 단계'에 이른 환자에 대한 연명 치료는, 환자의 생명의 위험에서 회복시키거나 심신상의 중대한 위해를 제거할 수 없는 상태에서 이루어지는 것이므로 이를 응급의료에 관한 법률의 적용을 받는 응급의료라고 볼 수 없고, 따라서 회복불가능한 사망의 과정에 이른 환자에 대하여 연명치료를 보류하거나 중단하는 것이 응급의료를 거부 내지 기피하는 것으로 평가될 수 없다고 봄이 타당하므로 응급의료에 관한 법률을 연명치료 중단이 불허되어야 한다는 논거로 삼는 것은 타당하지 않다.

다. 환자의 의사에 의하여 진료를 중단하는 것이 환자의 생명을 침해하는 것인지에 관하여 반대의견은 환자가 현재 진료를 받고 있는 상태를 기준으로 하였을 때 죽음과 시간적으로 가까운 경우와 그렇지 않은 경우를 달리 취급하고 있다. 그러나, 생명권은 모든 인간에게 인정되는 기본권 중의 기본권으로서 사망이 임박하여 생명이 얼마 남지 아니한 환자라 하더라도 생명권의 주체가 되는 것이므로, 어떠한 행위가 인위적으로 생명을 단축시키는 행위로서 살인이나 자살로 평가될 수 있다면, 생명 단축 기간이 얼마인지에 따라서 살인이나 자살인지의 여부에 대한 법적 평가가 달라지지 아니한다. 반대의견에서 연명치료 중단을 허용하는 '돌이킬 수 없는 사망의 과정'에 진입한 환자 중에는 장기등 이식에 관한 법률에서 정하는 뇌사로 추정조차 되지 않는 환자도 포함되어 있는바, 이러한 환자는 여전히 살아 있는 사람으로서 당연히 생명권의 주체가 된다 할 것이며, 그 환자를 생명권의 보호 범위에서 배제할 수 없다 할 것이다. 그럼에도 불구하고 반대의견은 사망에의 시간적 근접성만을 이유로 단계를 구분하고 그 이전 단계에서는 이미 장착된 치료장치의 제거를 요구하는 것은 일반적으로 자살이라고 하면서도, 그 이후 단계에서는 같은 행위가 생명침해에 해당하지 아니한다고 보는 것이어서, 이러한 반대의견의 논리는 살인이나 자살에 관한 일반적인 법리에 어긋난다.

라. 따라서 치료의 중단이 허용되는 것인지 여부는 단순히 사망과의 시간적 근접성을 기초로 판단할 것이 아니라 환자의 자기결정권에 의한 치료의 중단이 사회상규에 비추어 자살이라고 평가될 수 있는 것인지에 초점을 맞추어 판단하여야 한다.

인간의 존엄과 가치 및 행복을 추구할 권리는 우리 헌법상의 최고목적조항으로서 헌법상 모든 기본권의 보장을 통하여 추구하고자 하는 최고의 가치라 할 것이고, 이러한 인간의 존엄과 가치 역시 모든 인간이 향유할 수 있는 기본권이므로, 의식의 회복가능성이 없는 환자라 하더라도 남은 삶에 있어 인간으로서의 존엄과 가치를 누릴 수 있다. 한편 죽음이란 삶을 살아가는 인간이 피할 수 없는 인간 실존의 한 영역이고 이러한 의미에서 죽음이란 삶의 마지막 과정에서 겪게 되는 삶의 또 다른 형태라 할 것이므로, 모든 인간은 죽음을 맞이하는 순간까지 인간으로서의 존엄과 가치를 보존할 권리를 보장받아야 한다. 따라서 진료가 의학적으로 무의미하고 오히려 진료에 의하여 인간으로서의 존엄과 가치가 침해되는 것으로 인정될 수 있으며 환자가 명시적으로 자기결정권을 행사한 경우나 이를 추정할 수 있는 경우에 진료를 중단하는 것은, 인위적으로 생명을 침해하는 것이 아니라 오히려 인위적인 신체 침해 행위에서 벗어나 환자의 생명을 환자자신의 자연적인 신체 상태에 맡기도록 하는 것으로서 이를 자살로 평가할 수 없다 할 것이다.

진료가 의학적으로 무의미한 것인지 여부를 판단함에 있어서는 사망과의 시간적 근접성보다는 중단을 요구하는 대상인 진료행위 자체의 특성을 고려하여야 한다. 사망의 단계에 진입하였고 그 단계에서 회복될 수 없는 환자에게 신체를 침해하면서 행해지는 진료는 의학적으로 무의미하다고 판단하는 것이 사회상규에 부합한다.

그러나 '회복불가능한 사망의 단계'에 진입하였다는 사정만으로 모든 환자에 대한 연명치료가 인간으로서의 존엄과 가치를 해하는 것으로 볼 수는 없다. 환자의 가치관이나 신념 등에 따라 신체 침해를 수반하는 연명치료의 계속이 인간으로서의 존엄과 가치를 해하는 것으로 받아들일 것인지 여부가 달라질 수 있고, 따라서 진료행위를 계속할 것인지 여부에 관한 환자의 결정권이 존중되어 한다는 의료계약의 일반원칙이 배제되는 것은 아니며, 의료인은 연명치료의 중단을 구하는 환자의 사전의료지시서나 추정적 의사가 인정되는 경우에 비로서 연명치료의 중단의무를 부담한다.

마. 다만, 사람의 생체기능은 모두 직 간접적으로 생명현상 유지와 관련되어 있으므로 '회복불가능한 사망의 단계'를 생체기능을 유지하기 위한 조치의 중단에 의한 사망 가능성이라는 개념으로만 접근하면, 단순히 영양이나 수액을 공급하는 등 기본적인 보살핌을 하는 것 만으로도 생존이 가능한 경우까지 '회복불가능한 사망의 단계'에 포함되는 것으로 확장 해석될 수 있다. 이러한 이유로 생명현상 유지에 필수적인 기능으로서 그 기능을 상실하는 경우 짧은 시간 내에 사망에 이를 수 있는 생체기능으로 제한하는 것이지, 반대의견과 같이 사망과 시간적으로 근접하고 있다는 사정만으로 진료가 의학적으로 무의미하다거나 진료의 중단을 정당화시켜 주는 것은 아니다. 호흡기능은 인공호흡기에 의해서 상당 기간 유지될 수 있기 때문에 호흡 기능이 영구적으로 정지되어 있다는 것만으로는 회복불가능한 사망의 단계에 진입하였다고 평가할 수 없다는 취지로 반대의견을 해석할 수도

있을 것이다. 그러나 호흡기능과 혈액순환 기능, 그리고 이를 조율하는 뇌간의 기능은 서로 유기적으로 작용하여 생명현상을 유지시키는 핵심적인 기능이고, 그 중 하나의 기능이 상실되는 경우 나머지 기능들도 순차적으로 기능을 상실하여 결국 사망에 이르게 되며, 일단 위 기능들 중 하나라도 영구적으로 상실된 경우에는 장기이식 등 극히 이례적인 진료방법을 동원하지 않고서는 사망에 이르는 결과를 회피할 수 없다. 이런 점에서 호흡기능, 혈액순환 기능, 뇌간의 기능이 순차적으로 상실되는 과정은 사망이라는 일련의 과정 중에서도 가장 핵심적인 과정이라 할 것이다.

따라서 호흡기능을 영구적으로 상실한 경우에는 회복불가능한 사망의 단계에 진입한 것으로 보아야 할 것이다.

바. 반대의견은, 지속적 식물상태에서 10여년 이상의 장기간이 지난 후에 의식이 회복된 사례와 자발호흡에 의한 생존이 불가능하다고 판정되었으나 이후 인공호흡기를 제거하고도 수 년간 자발호흡에 의하여 생존이 가능하였던 사례를 들어 회복불가능한 사망의 단계를 의학적으로 판단하기 어렵다고 비판하고 있다.

다수의견은 회복불가능한 사망 단계에 진입한 경우에 한정하여 판단하고 있으므로, 반대의견이 들고 있는 사례 중 지속적 식물상태 환자의 사례는 다수의견이 제시하고 있는 사안을 벗어난 논의라 할 것이고, 나머지 사례는 인공호흡기의 장착 자체가 오히려 불필요한 신체 침해였던 사안이므로 이를 이유로 다수의견을 비판하는 것은 적절하지 않다.

사. 다수의견에서 명시한 바와 같이, 환자의 신체 침해를 수반하는 구체적인 진료행위가 환자의 동의를 받아 제공될 수 있는 것과 마찬가지로, 그 진료행위를 계속할 것인지 여부에 관한 환자의 결정권 역시 존중되어야 하며, 환자가 그 진료행위의 중단을 요구할 경우에 원칙적으로 의사는 이를 받아들이고 다른 적절한 진료방법이 있는지를 강구하여야 하는 것은 의료계약의 본질에 따른 당연한 귀결이고, 다만 생명과 관련된 진료에 한하여 위와 같은 의료계약의 본질에 대한 예외로서 환자 자기결정권 행사가 제한될 수 있을 뿐이므로, 이와 다른 전

제에서 회복불가능한 사망의 단계에 들어선 환자에 대하여 생명유지장치를 제거하는 방법으로 연명치료를 중단하는 것을 허용하면 의료계약의 본질과 특수성에 반하여 환자가 의료인에게 특정한 진료행위를 하도록 강요하는 것이여서 부당하다는 취지의 반대의견도 받아들이기 어렵다.

회복불가능한 사망의 단계에 들어선 환자에 대하여 질병 치료의 효과가 없는 연명치료를 계속하는 것이 의학적으로 의미가 있다고 할 수 없음에도 생명유지장치를 제거하는 방법으로 연명치료를 중단하는 것을 금지시키고 그 연명치료를 받도록 하는 것이 질병치료를 주된 목적으로 하는 의료계약의 본질에 부합하는 것이라고 볼 수는 없다고 생각된다.

아. 위와 같이 회복불가능한 사망의 단계에 관한 다수의견의 견해가 정당한 이상, 연명치료를 거부하는 것과 연명치료를 중단하는 것을 달리 취급할 것인지 여부는 이 사건의 결론에 영향을 미치지 아니한다.

연명치료의 중단이 환자의 현재 상태에 인위적인 변경을 가하여 생명을 단축시킨 것이므로 이를 자살로 보아야 한다는 반대의견에 대하여는 다음과 같은 문제점이 있을 수 있음을 지적하여 둔다.

반대의견은 연명치료의 거부와 달리 연명치료의 중단의 경우에는 '생명유지장치가 삽입 또는 장착 되어 있는 환자로부터 생명유지장치를 제거' 한다는 점을 중시하여 이를 자살로 평가 하는 것으로 보인다. 그러나, 더 이상 진료를 받지 않겠다는 의도에서 연명치료를 거부 하는 것이나 연명치료의 중단을 요구하는 것은 규범적인 측면에서 차이가 있다고 보기 어렵다. 중요한 것은 생명유지장치를 가동시켜야 할 의무가 있는지 여부이며, 만약 생명유지장치를 가동시켜야 할 의무가 있다면 환자의 요구에 의하여 그 가동을 중단한 행위나 환자의 거부에 따라 그 가동을 위한 장착을 하지 아니한 행위나 모두 그 의무를 위반한 행위로서 동일하게 평가되어야 할 것이며 규범적인 면에서 본질적인 차이가 있다고 할 수 없다.

예를 들어 여호와의 증인 환자가 수혈을 거부하는 것과 의식이 없는 상태에서 수혈이 시작되었으나 이후 의식을 회복하여 수혈의 중단을 요구하는 것 사이에 차이가 있다고 보기 어렵다. 그 뿐 아니라, 연명치료는 생명유지장치의 지속적인 가동에 의하여 계속적으로 이루어지는 것으로서 그 장치를 제거하는 것을 현재의 상태에서 보면 연명치료의 중단으로 볼 수 있지만, 장래의 상태에서 보면 연명치료의 거부로 볼 수 있으므로, 연명치료의 거부와 중단이 개념적으로 명확히 구분되는 것도 아니다. 그럼에도 불구하고, 연명치료의 거부와 연명치료의 중단을 구분하고 이를 규범적으로 달리 평가하여 후자의 경우에만 자살로 평가하여야 한다는 반대의견에는 찬성하기 어렵다.

자. 위에서 본 바와 같이 환자의 신체상태를 기초로 회복불가능한 사망의 단계에 들었는지 여부를 판단하고 그 이후의 단계에 들어선 환자에 대하여는 사전의료지시서, 환자의 추정적의사 등에 의하여 연명치료를 중단할 수 있다고 판단한 다수의견은 정당하다.

8. 연명치료 중단에 관한 법적 판단절차에 대한 대법관 김지형, 대법관 박일환의 별개 의견

가. 연명치료의 중단은 연명치료를 계속하는 것이 오히려 환자의 인간으로서의 존엄과 가치를 침해하는 상황에서 환자의 의사가 추정되는 경우에 한하여 허용되는 것이므로, 연명치료의 중단이 허용되는지 여부에 관한 판단이 실효성 있는 법적 절차에 의하여 신중하면서도 적절한 시기에 내려지게 함으로서 인간으로서의 존엄과 가치라는 중대한 기본권 침해에 대한 구제절차가 유효적절한 방법으로 이루어질 수 있도록 할 필요가 있다.

이러한 문제의식을 바탕으로 하여 연명치료 중단의 허용 여부를 결정하기 위한 적정한 법적 절차에 관하여 다음과 같이 별개의견을 밝히고자 한다.

나. 환자의 사전의료지시서가 없는 상태에서 회복불가능한 사망의 단계에 진입한 경우의 연명치료 중단과 관련하여,

① 환자 측에서 연명치료 중단을 요구하고 의료인도 전문의사 등으로 구성된 위원회 등의 판단에 따라 환자가 회복불가능한 사망의 단계에 이르렀고 현 상태에서 연명치료 중단에 동의한 것으로 추정된다고 판단하는 경우와

② 환자 측은 연명치료 중단을 요구하였으나 의료인은 환자가 연명치료의 중단이 허용되는 회복불가능한 사망의 단계에 이르지 않았거나 환자의 추정적 의사가 불분명하다고 판단하여 연명치료 중단 요구를 거부하는 경우가 있을 수 있다.

우선 ②의 경우 환자 측의 요구가 연명치료 중단의 요건을 갖추었는지 여부에 관하여 어떠한 형식으로든 최종적인 분쟁해결기관인 법원의 판단이 필요하다.

이와 달리 위 ①의 경우에는 다수의견이 제시하는 바와 같이 여러 사람의 전문적인 의견을 종합하여 신중한 절차를 거친 후 의료인이 환자 측의 요구를 받아들여 연명치료 중단을 실행할 수는 있고, 따라서 환자 측의 요구가 연명치료 중단의 요건을 충족하는 점에 대하여 조금의 의문도 없는 경우에는 법원의 개입이 필요하지 않을 수 있을 것이다.

그러나 문제는 위 ①의 경우에도 의료인이 연명치료 중단을 실행한 것과 관련하여 법적 책임으로부터 완전히 자유로울 수는 없다는 점이다. 연명치료 중단에 관한 법적 절차와 효력 등을 정하고 있는 입법이 마련되어 있지 않은 현재의 상황에서, 의료인이 나름대로 신중한 절차를 거쳐 연명치료 중단을 실행하였다는 사정만으로 의료인에게 면책을 인정하는 것은 환자의 생명권의 보호에 관한 중대한 사항을 의료인의 판단에만 전적으로 맡겨 버리는 셈이 되어, 결코 적정하다고 말할 수 없을 것이다.

결국 의료인이 신중한 절차를 거쳐 연명치료를 중단한다 하더라도, 사후적으로 환자본인이 회복불가능한 사망의 단계에 이르지 않았다거나 환자 본인의 추정적 의사가 불분명한 것으로 판명되어 의료인이 민 형사상 책임을 지게 될 가능성을 배제할 수는 없다. 이와 같이 법원의 사후적 평가에 의하여 형사책임까지 부담할 가능성이 배제 되지 않은 상태에서는 의료인은 환자 측의 요구에 대하여 방어적인 태도를 취할 수 밖에 없고, 조금이라도 문제가 될 여지가 있으면 연명치료 중단을 실행하는 것을 주저할 것이다.

현재 환자측의 요구에도 불구하고 연명치료 중단에 소극적인 의료계의 실상도 이러한 맥락에서 이해될 수 있고, 위와 같이 사후판단에 의하여 법적 책임을 지게 될 가능성에 대한 불안은 절차적 요건이 마련되지 않은 상태에서 실체적 요건을 제시하는 것만으로는 근본적으로 해소 되기 어렵다. 따라서 위 ①의 경우에도 많은 사안에서 어떠한 형식으로든 법원의 사전판단을 받을 수 있는 절차를 거칠 수 있다면 연명치료 중단과 관련한 법률관계의 안전에 커다란 도움이 될 수 있다 할 것이다.

회복불가능한 사망의 단계에 이른 환자에 대하여 연명치료를 계속하는 것이 오히려 인간으로서의 존엄과 가치를 해하는 경우가 있을 수 있고 그러한 경우에 연명치료의 중단이 허용 되는 것이다. 그런데 바로 이 사건에서 확인되는 바와 같이 통상적인 소송 절차는 엄격한 절차를 준수하여야 하고 그로 인하여 상당한 비용과 시간이 소요될 수 있으므로 연명치료의 중단을 위하여 반드시 소송절차를 거쳐야 한다면 객관적으로 연명치료의 중단이 허용되는 경우에 해당한다 하더라도 환자의 인간으로서의 존엄과 가치가 침해되는 상태가 장기간 방치되는 결과에 이를 수 있다. 이는 환자의 생명권을 최대한 보호하되 환자의 인간으로서 존엄과 가치를 해하는 연명치료에 관하여는 보다 적정하고 신속한 절차를 통하여 법원의 사전판단을 받음으로써 침해 상태를 배제할 것을 구하는 환자들이나 병원 측의 요청을 외면하는 결과가 될 수 있다.

이 사건의 경우 민사소송의 형태로 소가 제기되었으므로 다수의견과 같이 민사소송절차에서 연명치료 중단의 실체적 허용기준만 제시하더라도 결론을 도출하는 데에 지장은 없다. 그러나 연명치료 중단의 허용 여부에 대한 법적 불안정을 제거하고 환자가 적정하고 신속하게 인간으로서의 존엄과 가치에 대한 침해로부터 구제받기 위하여는 소송절차에 의하지 아니하고도 법원의 판단을 구 할 수 있는 절차가 있다면 이에 관하여도 명시할 필요가 있다. 그러므로 현행법의 해석상 가능한 범위 내에서 적정하고 신속하게 법적 판단을 받을 수 있는 절차에 관하여 살펴보고자 한다.

다. 환자의 사전의료지시서가 없는 상태에서 회복불가능한 사망의 단계에 진입한 경우에는 환자가 의식의 회복가능성이 없으므로 더 이상 환자 자신이 직접 자기결정권을 행사하여 진료행위의 내용 변경이나 중단을 요구하는 의사를 표시할 것을 기대할 수 없다. 이러한 상태에 있는 환자는 법적으로 심신상실의 상태에 있는 자로 보아야 할 것이다.

민법상 심신상실의 상태에 있는 자에 대하여는 금치산을 선고할 수 있으며 (민법 제 12조), 금치산이 선고된 경우에는 후견인을 두게 되는데, 그 후견인은 금치산자의 법정 대리인이 되며, 금치산자의 재산관리에 관한 사무를 처리하는 외에, 금치산자의 요양, 감호에 관하여 일상의 주의를 기울여야 하는 의무를 부담한다 (민법 제947 제1항). 따라서 후견인은 금치산자의 요양을 위하여 금치산자를 대리하여 의사와 의료계약을 체결 할 수 있음은 당연하며, 비록 자기의 생명과 신체의 기능을 어떻게 유지하는지에 대하여 스스로 결정하는 권리는 일신전속적인 것이라고 하더라도, 후견인은 의료계약의 법정대리인으로서, 그리고 금치산자의 요양에 관한 후견적 사무를 처리하는 자로서, 그 의료계약 과정에서 이루어지는 수술 등 신체를 침해하는 행위에 관하여는 의사로부터 설명을 듣고 금치산자를 위한 동의 여부에 관한 의사를 표시할 수 있고, 마찬가지로 진료행위가 개시된 후라도 금치산자의 최선의 이익을 위하여 필요하다고 인정되는 범위 내에서는 그 진료행위의 중단 등 의료계약 내용의 변경을 요구하는 행위를 할 수 있다고 봄이 상당하다. 응급의료에 관한 법률 제9조 제2항은 응급의료종사자는 응급환자가 의사결정능력이 없는 경우 법정대리인이 동행한 때에는 그 법정대리인에게 응급 의료에 관하여 설명하고 그 동의를 얻도록 규정하고 있는데, 이와 같이 긴급성을 요하는 응급의료의 영역에서도 법정대리인의 동의권을 법률로 보장하는 취지에 미루어 보면, 생명과 관련된 진료에 있어서도 일반적 진료와 마찬가지로 금치산자의 이익을 보호하는 범위 내에서 후견인의 동의권이 인정된다고 해석하는 것이 상당하다. 다만, 후견인의 요양 감호에 관한 임무는 후견인 자신을 위한 것이 아니라 피후견인 금치산자의 보호를 위한 것이므로, 금치산자의 후견인이 요양감호에 관한 임무에 기초하여 동의권을 행사하거나 진료행위의 변경을 요구하는 경우에는 금치산자 본인의 가치관이나 신념에 기초하여 객관적으로 금치산자에게 최선의 이익이 되는 결정을 하여야 한다.

더구나, 진료행위가 금치산자 본인의 생명과 직결되는 경우에는 그 중단에 관한 환자본인의 자기결정권이 제한되는 것과 마찬가지로 후견인의 행위는 제한되어야 한다.

그뿐 아니라, 환자의 자기결정권에 의한 연명치료 중단이 허용될 수 있는 경우라고 하더라도 후견인이 금치산자의 생명에 관한 자기결정권 자체를 대리할 수는 없으므로 후견인의 의사만으로 그 연명치료의 중단이 허용된다고 할 수 없다. 민법 제947 제 2항 본문이 "후견인이 금치산자를 자택에 감금하거나 정신병원 기타 다른 장소에 감금치료함에는 법원의 허가를 얻어야 한다"고 규정하고 있는 것도 비록 금치산자의 생명 내지 건강이라는 법익을 보호하기 위하여 치료가 필요하더라도 금치산자의 행동의 자유라는 다른 중대한 법익을 제한하는 경우에는 금치산자를 위한 최선의 판단인지 여부에 관하여 법원의 판단을 받도록 한 것임을 알 수 있다. 하물며 금치산이 이러한 행동의 자유보다 훨씬 막중한 법익으로서 금치산자의 생명권의 보호와 직결되는 사항에 관하여 법원의 적정한 판단이 필요할 것임은 두말할 나위가 없을 것이다.

그렇다면 회복불가능한 사망의 단계에 이른 경우에 이루어지는 연명치료의 계속이 금치산자인 환자 본인에게 무익하고 오히려 인간으로서의 존엄과 가치를 해칠 염려가 있어 이를 중단하는 것이 환자 본인의 이익을 보호하는 것이라고 하더라도 이는 항상 금치산자인 환자 본인의 생명 보호에 관한 법익 제한의 문제를 낳을 우려가 있으므로, 위 규정을 유추적용하여 후견인은 의료인에게 연명치료의 중단을 요구하는 것이 금치산자의 자기결정권을 실질적으로 보장할 수 있는 최선의 판단인지 여부에 관하여 법원의 허가를 받아야 한다고 봄이 상당하고, 이에 관하여는 가사소송법, 가소소송규칙, 비송사건절차법 등의 규정에 따라 가사비송절차에 의하여 심리 판단을 받을 수 있다 할 것이다.

이 경우에 법원은 금치산자가 회복불가능한 사망단계에 이르렀고, 금치산자의 평소 가치관이나 신념 등에 비추어 연명치료를 중단하는 것이 객관적으로 금치산자의 이익에 부합한다고 인정되며 금치산자에게 자기결정권을 행사할 수 있는 기회가 주어지더라도 연명치료의 중단을 선택하였을 것이라고 보는 것이 합리적이고 사회상규에도 부합되어 연명치료 중단에 관한 금치산자의 의사를 추정할 수 있는 경우에 허가를 할 수 있다. 금치산자가 회복불가능한 사망단계에 이르렀는지 여부에 관하여는 주치의의 소견 뿐 아니라 다수의견 1-다의 (4)항에서 본 바와 같은 위원회의 판단, 사실조회, 진료기록 감정 등에 나타난 다른 전문의사의 의학적 소견 등을 종합하여 신중하게 판단하여야 하고, 금치산자의 의사 추정도 민사소송절차에서의 허용기준과 마찬가지로 객관적으로 이루어져야 한다. 한편, 이와 같이 비송절차에 의하여 연명치료 중단에 관한 법원의 허가를 받는 것이 가능하다고 하더라도, 환자 측이 반드시 비송절차에 따른 허가를 받아야 하는 것은 아니고 소송절차에 의하여 기판력 있는 판결을 구하는 것도 가능함은 물론이다.

라. 이와 같이 민법 제947조 제1항, 제2항에 따라 연명치료 중단의 허용 여부에 관한 법원의 사전판단을 받게 하면, 의료인측의 판단절차에 맡기는 것에 비하여 적정하고 법적 구속력 있는 판단을 받을 수 있고, 소송절차에 의한 것보다 간이하고 신속한 절차를 통하여 연명치료 중단에 관한 당사자의 법적 불안정을 제거할 수 있다.

다만, 현재 법원의 기능과 조직에 비추어 연명치료 중단이 문제되는 많은 사건에서 가정법원이 이러한 역할을 담당하는 것이 적절한지에 관하여 의문이 있을 수 있고, 이는 의료인이 법적 책임에 대한 부담감으로 인하여 법원의 사전판단을 받기를 선호하는 경우에는 더욱 문제될 수 있다. 그러나 생명권은 기본권 중의 기본권이므로 생명과 관련된 진료행위를 중단함에 있어서는 최대한 신중을 기하여야 한다는 측면에서 보면 혹시라도 환자 본인의 의사가 제대로 반영되지 아니한 환자 측과 의료인의 판단만으로 연명치료 중단을 결정할 수 있는 여지를 없애고 법률이 정한 절차에 의한 법원의 사전 판단을 받도록 함으로써 생명존중과 적정의료 등의 목적을 동시에 달성할 수 있으며,

이러한 연명치료 중단 요구에 대한 현행법상 인정되는 가정법원의 후견적 기능이 가장 필요한 법적 영역이라고 할 것이다. 뿐만 아니라, 연명치료 중단의 요건을 충족하였는지 여부에 대하여 환자측과 의료인 및 위원회의 판단이 일치하는 경우 회복 불가능한 사망 단계에 이르렀는지 여부 등 객관적인 요건에 대한 심리의 부담이 그리 크지 않을 것이며, 환자 측과 의료인의 판단이 서로 다른 경우에는 어차피 쟁송절차에 의한 법원의 판단을 요할 것이므로 전체적으로 법원의 부담도 크게 증가되지 않을 것으로 보인다.

마. 이 사건의 경우 원고가 위 허가절차를 거치지 아니하고 연명치료 중단에 관하여 민사소송을 제기하였으나, 이러한 쟁송절차가 배제되어야 한다는 것이 아님은 앞서 본 바와 같고, 다만 반드시 쟁송절차에 의하지 않더라도 비송절차에 의한 법적 판단을 받을 수 있는 절차가 가능하다는 점을 이상의 이유를 들어 별개의견으로 밝혀 둔다.

재판장 대법원장	이용훈
대법관	김영란
대법관	양승태
대법관	박시환
대법관	김지형
대법관	이홍훈
대법관	박일환
주심 대법관	김능환
대법관	전수안
대법관	안대희
대법관	양찬수
대법관	신영철

부 록

Chapter 1

연명치료 중지에 관한 지침

대한의사협회, 대한의학회, 대한병원협회,
연명치료 중지에 관한 지침 제정 특별위원회

위원 : 고윤석
김장한
문정림
박형욱
변박장
윤영호
이윤성(위원장)
정지태
정효성
허대석

연명치료 중지에 관한 지침

연명치료 중지에 관한 지침 제정 특별위원회

1. 목적

이 지침의 목적은 회복 가능성이 없는 환자의 품위 있는 삶을 위하여 연명치료를 적용하거나 중지할 상황에 있는 의료인에게 행위의 범위와 기준을 제시하는 데 있다.

2. 연명치료 중지 결정의 원칙

- 회복 가능성이 없는 환자 본인의 결정과 의사의 의학적 판단에 의하여 무의미한 연명치료를 중지(시행하지 않음을 포함한다. 이하 같다.)할 수 있다.
- 환자는 담당의사에게 자신의 상병(傷病)에 대한 적절한 정보와 설명을 제공받고 협의를 통하여 스스로 결정하여야 하고, 그 결정은 존중되어야 한다.
- 담당의사는 연명치료의 적용 여부와 범위, 의료 내용의 변경 등을 환자와 그 가족에게 설명하고 협의하여야 하며, 연명치료에 관한 의학적 판단은 반드시 다른 전문 의사 또는 병원윤리위원회에 자문하여야 한다.
- 담당 의료진은 환자의 통증이나 다른 불편한 증상을 충분히 완화하기 위해 노력해야 하며, 환자나 그 가족에게 정신적·사회경제적인 도움을 포함한 종합적인 의료를 실시하거나 혹은 완화의료를 권유한다.
- 의도적으로 환자의 생명을 단축하거나 자살을 돕는 행위는 허용하지 않는다.

3. 연명치료의 대상, 종류, 절차

가. 대상 환자

연명치료를 적용해야 하는 대상은 2명 이상의 의사가 회복 가능성이 없다고 판단한 말기 환자 또는 지속적 식물상태(PVS: persistent vegetative state)의 환자이다.

말기 환자란 원인 상병이 중증이고 회복할 수 없는 환자이다. 말기 환자에 대한 의료는 주로 대증적(對症的)인 연명치료이며, 원인에 대한 치료는 현재의 의료 수준에 비추어 불가능하거나 그 효과가 미약하다.

지속적 식물상태는 심한 뇌 손상으로 지각(知覺) 능력이 완전히 소실되어 외부 자극에 대하여 의미 있는 반응이 없는 상태가 지속되는 경우를 말한다.

〉연명치료 중지의 대상 환자는 다음과 같다.

① 말기 암 환자: 수술, 방사선 치료, 항암 화학요법 등의 적극적인 치료가 효과가 없거나 미약한 경우

② 말기 후천성 면역결핍증 환자: 인간면역결핍바이러스에 감염된 뒤에 치명적인 감염증 등이 합병하여 적극적인 치료에 반응이 없거나 미약한 경우

③ 만성 질환의 말기 상태 환자: 심장·폐·뇌·간·신장·근육 등의 만성 질환이거나 진행성 질환의 말기 상태로 치료 방법이 없거나 효과가 미약한 경우

④ 뇌사 상태 환자: 법률에 정의된 뇌사로 진단되었거나, 뇌사 판정 기준 가운데 무호흡 검사 등 일부 기준을 제외한 나머지 기준이 충족되어 2인 이상의 전문의사가 이에 준한다고 판정한 경우

⑤ 임종 환자: 말기 환자 가운데 상태가 극히 위중하여 여러 계통의 기능이 매우 저하되거나 상실된 상태(multi-organ failure)여서, 적극적인 치료를 하여도 죽음이 임박하여 짧은 시간에 사망할 것으로 예상되는 경우

⑥ 지속적 식물상태 환자: 식물상태로 6개월 이상이 지났고 회복 가능성이 없는 경우

〉연명치료의 적용 또는 중지를 결정하기 위하여 말기 환자와 지속적 식물상태 환자는 다음과 같은 수준으로 구별한다.

• 제 1수준: 말기 상태이나 의사결정 능력이 있는 환자; 암, 후천성면역결

핍증후군을 비롯하여 만성 심부전, 만성 폐쇄성 폐질환, 간성혼수, 만성 신장질환, 진행성 신경근육계통 질환 등의 말기 상태 환자로서 의사결정 능력이 있는 환자

- 제 2수준: 의사결정 능력이 없으나 특수 연명치료 없이 생존할 수 있는 환자; 제 1수준의 말기 환자 또는 지속적 식물상태의 환자로서 의사결정 능력은 없지만 특수 연명치료 없이 생존할 수 있는 환자
- 제 3수준: 의사결정 능력이 없으며 특수 연명치료를 적용해야 할 환자; 말기 환자 또는 지속적 식물상태의 환자로서 의사결정 능력이 없고, 특수 연명치료를 적용해야만 생존할 수 있는 환자
- 제 4수준: 임종 환자 또는 뇌사 상태 환자; 이 지침에서 정한 임종 환자 또는 뇌사 상태 환자

나. 연명치료의 종류

연명치료란 말기 환자의 상병 원인을 직접 치료하거나 주된 병적 상태를 개선할 수는 없지만 생명을 연장할 수 있는 치료이다. 연명치료는 다음과 같이 일반적인 것과 특수한 것으로 나눈다.

일반 연명치료는 생명유지에 필수적이지만 전문적인 의학 지식이나 의료기술, 특수한 장치가 필요하지 않은 치료이다. 관(管)을 이용한 영양 공급, 수분·산소 공급, 체온 유지, 배변과 배뇨 도움, 진통제 투여, 욕창 예방, 일차 항생제 투여 등이 있다.

특수 연명치료는 생명유지를 위해서 고도의 전문적인 의학지식과 의료기술, 특수한 장치가 반드시 필요한 치료이다. 환자에게 고통을 줄 수 있는 심폐소생술, 인공호흡기 적용, 혈액 투석, 수혈, 장기이식, 항암제 투여, 고단위 항생제 투여 등이 있다. 심폐소생술은 심장 마사지, 강심제나 승압제 투여, 제세동기(defibrillator) 적용, 인공호흡 등을 포함한다.

---

1) 명시적인 의사 표시란 합리적인 이해력과 판단력을 갖춘 환자가 향후 치료 방침이나 연명치료의 적용-비적용(중지)에 관한 의지를 '사전의료지시서'와 같은 문서로 작성하거나, 가족이나 다른 사람이 있는 상황에서 담당의사에게 그 의지를 말로 표시하거나, 합법적인 대리인에게 결정을 위임하여 그 내용이 진정성을 인정받아 의무 기록지에 기록한 것을 가리킨다.

다. 연명치료 적용 또는 중지에 관한 절차

연명치료에 관한 결정은 ① 환자의 자기 결정권과 ② 환자의 상태에 대한 의학적 판단을 기초로 한다. 환자의 상태에 따라 다음과 같은 절차를 거쳐 연명치료 적용이나 중지 여부, 중지할 연명치료의 내용 등을 결정할 수 있다. 이 결정 과정은 기록으로 보존하여야 한다.

〉 제 1단계: 임종 환자 또는 뇌사 상태 환자

임종 환자는 의학적 판단과 가족의 동의에 따라 연명치료를 중지할 수 있다. 뇌사이거나 뇌사에 준하는 환자는 의사의 의학적 판단에 따라 연명치료를 중지할 수 있다.

〉 제 2단계: 의사결정 능력이 없으며 특수 연명치료를 적용해야 할 환자

환자가 특수 연명치료를 받고 있거나 받아야만 생존할 수 있는 상태라면 (1) 환자가 기왕에 구체적이고 명시적으로 표시한 의사를 존중한다. (2) 만약 환자의 명시적 의사 표시가 없다면, ① 객관적인 의학적 판단과 ② 환자의 추정적 의사 또는 최선의 이익을 고려하여 병원윤리위원회에서 특수 연명치료의 중지 여부를 판단한다.

병원윤리위원회는 담당의사 이외에 2명 이상의 전문의사가 환자의 의학적 상태를 판단하도록 해야 하며, 환자의 추정적 의사는 포괄적인 사전 의료지시, 환자의 나이·직업·경력, 평소의 종교·신념이나 생활 태도 등을 고려하여 판단하여야 한다.

병원윤리위원회는 위의 사항 이외에 가족들의 동의, 환자로 인한 가족들의 정신적 고통, 이미 지출하였거나 앞으로 지출할 비용 등으로 인한 경제적인 어려움 등을 고려할 수 있다. 병원윤리위원회는 당해 의료기관에서 연명치료 중지 여부뿐만 아니라 다른 의료기관으로 전원(轉院) 여부도 결정할 수 있다.

4. 연명치료의 중지

심폐소생술과 인공호흡기는 시행하지 않거나 중지할 수 있으며, 다른 특

수 연명치료는 환자의 원인상병과 상태를 고려하여 같은 절차에 따라 중지할 수 있다. 심폐소생술 하지 않기(DNR)와 인공호흡기 적용 중지의 결정은 <그림 1>과 같은 절차와 과정을 거치도록 한다.

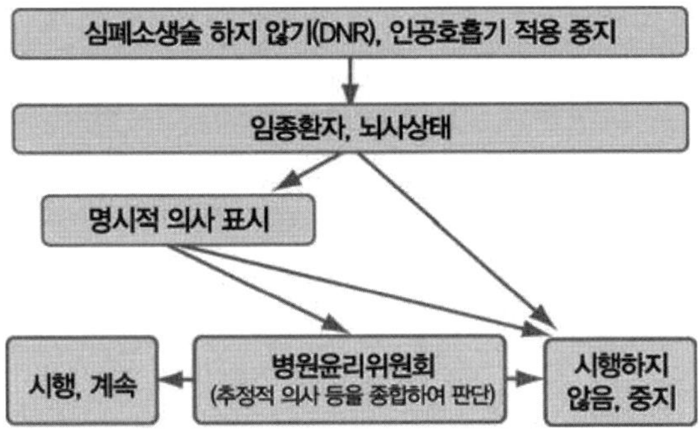

〈그림 1〉 심폐소생술과 인공호흡기의 적용 중지의 절차

가. 환자와 환자 가족

① 환자나 환자의 가족은 환자의 상태, 치료 방법과 효과, 예후, 연명치료 등에 대하여 담당의사에게 자세한 정보를 받고 설명을 들을 권리가 있다.

② 제공받은 정보와 설명을 바탕으로 담당 의사나 의료진과 협의하여 앞으로 시행할 연명 치료에 대한 결정을 명시적으로 표시한다.

③ 환자가 스스로 결정할 수 없을 때에는 환자의 대리인 또는 후견인이 대신할 수 있다.

④ 환자 가족은 환자의 자기 결정이 없을 때에는 환자의 추정적 의사를 존중하여 환자에게 최선의 의료를 결정하여야 한다.

⑤ 환자와 환자의 가족은 의사 표시를 수정할 수 있다.

---

2) 가족의 동의는 원칙적으로 배우자, 부모, 성인인 직계비존속이 합의해야 성립하지만, 가족이 합의할 수 없을 때에는 근친 중에 환자를 부양하는 배우자, 부모, 자식의 연장자 순서에서 최우선 순위자 1인의 서명 동의를 인정한다. 가족이 없을 때에는 후견인 또는 보호자가 대신한다.

3) 예를 들면 건강할 때 작성한 사전의료지시서나 생전유서

나. 담당 의료진

① 담당 의료진은 환자의 상태, 치료 방법과 효과, 예후, 연명치료 등에 대하여 환자와 그 가족들이 이해할 수 있게 설명하여야 하며, 환자의 상태에 변화가 있으면 다시 환자 혹은 그 가족과 협의하여야 한다.
② 담당 의료진은 환자가 합리적으로 결정할 수 있도록 도와야 하며 그 결정을 명시적으로 남기도록 환자에게 권유한다.
③ 담당 의료진은 환자의 통증이나 다른 불편한 증상에 대한 최선의 의학적 조치를 하여야하며, 그 회복 가능성을 객관적으로 검토하고, 환자의 결정에 대해 그 진정성 여부를 확인하여야 한다. 만약 환자의 결정이 진정이 아니거나 의학적으로 비합리적이면 이를 거부할 수 있다. 의학적 이유로 거부하였음에도 환자의 결정이 확고하다면, 담당 의료진은 다른 의료인 또는 병원윤리위원회에 환자의 상태와 환자의 요구 사항을 알려 그 타당성을 재평가하도록 해야 한다.
④ 연명치료에 관한 일체의 결정은 의무기록으로 보관하여야 한다.

5. 기타

가. 병원윤리위원회

- 의료기관은 연명치료 중지에 관해 자문을 할 수 있는 병원윤리위원회를 두어야 한다.
- 병원윤리위원회에서 연명치료 중지를 권고하면 담당의사는 가족과 협의하여 그 결정을 수행한다.

나. 이견 조정 절차

- 담당의사와 환자나 그 대리인 사이에 의견이 일치하지 않으면 합리적인 의사결정을 위하여 다른 의사에게 자문할 수 있으며, 환자나 환자의 가족은 담당의사 또는 의료기관을 교체할 수도 있다.
- 이견 조정 절차는 < 그림 2 >와 같다.

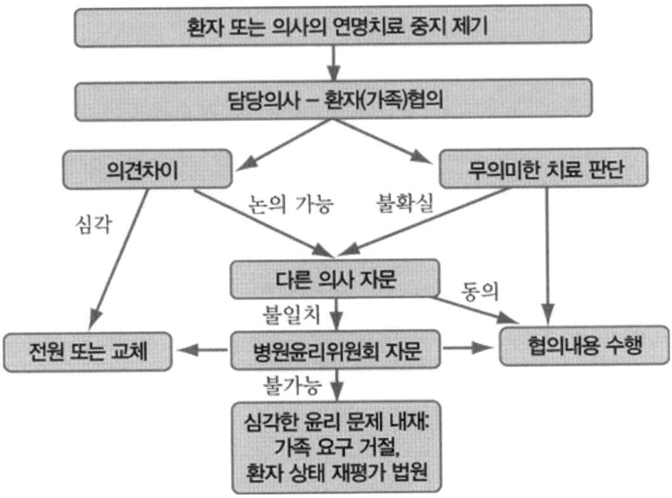

〈그림 2〉 연명치료에 관한 의견 조정 절차

다. 사망 원인, 사망의 종류, 사망 시각

- 사망 원인(cause of death)과 사망의 종류(manner of death)는 환자가 말기 상태에 이르게 된 원인 상병으로 결정한다.
- 사망 시각은 심폐기능 종지(心肺機能 終止)의 때로 결정한다.

라. 사회보장제도의 강화

- 연명치료 중지와 관련된 제도가 정착할 수 있도록 완화의료에 대한 지원 등의 사회 경제적 지원이 확대되어야 한다.

Chapter 2

Catholic's "Declaration on Euthanasia"

("카톨릭"교회의 "안락사"에 대한 선언문)

"Sacred Congregation for the Doctrine of the Faith"

(신앙교리성)

["DECLARATION ON EUTHANASIA"]

('안락사'에 대한 선언문)

INTRODUCTION (서　론)

'인간, 사람(human person)'에 합당한 권리와 가치는, 오늘날 토론되고 있는 질문 중 중요한 부분을 차지한다. 이와 관련하여, 2차 '바티칸' 세계평위원회는, '인간 사람'의 높은 존엄성과 그들의 고유한 삶의 권리를 진지하게 재확인 한다. 그러므로 평위원회(Council)는, "모든 형태의 살인, 인종 학살, 낙태, 안락사 또는 의도적 자살" 등, 생명을 거역하는 범죄를 단죄(斷罪) 한다. 최근의 '신앙교리성'은, 모든 '카톨릭' 교회 교육에서 '낙태(落胎) 알선(斡旋)'에 대해 상기 시킨바 있다. 이제는, '교리성'은 '안락사'에 대한 교육을 시작하는 좋은 시기라고 생각하고 있다. 이 분야의 교육에 대해, '교황'들은 그 원칙을 설명한 바 있고 그것이 유지되고 있는 것은 사실 이지만, 최근의 醫科學의 발달은 '안락사'에 대해 아주 새로운 관점의 질문들을 제기 하고 있고, 이런 상황이 윤리적 측면에서의 심층 설명(해명)을 요구 하고 있다. '인간 생명의 기본 가치' 마저 의문시 되고 있는 현대 사회에서는, 문화적 변화가 인간의 고통과 죽음에 대한 사람들 생각에 영향을 주고 있으며, 더욱이 의학의 발달이, 질병을 치료하거나 임종(臨終)에 임한 환자의 연명(延命)을 시키고 있는 현실에 대해서, 새로운 윤리적 문제를 제기하고 있다. 이런 상황에서 생활하고 있는 사람들은, '노화 (老化)'와 '죽음'의 의미(意味)에 대해서 심려(心慮)하고 있으며, 또한 고통을 줄일 수 있고 인간의 존엄성과 더 일치 되는 '평안한 죽음(easy death)'을 그들 스스로를 위해 또는 동료를 위해 획득할 수 있는 권리가 있는지에 대해 의문을 갖기 시작하고 있다. 여러 주교회의(主敎會議)에서 이 문제에 대해서, '신앙교리성'과 함께 의문을 제기한 바 있다. '안락사'의 여러 측면에 대하여 전문가 의견을 탐색하고 있는 '교회 집회'는, 이 '선언문'으로서, 주교(主敎)들의 질문에 답하기를 소망하고 있으며, 그에 따라서, 성실히 위임된 도움을 주기 위한 올바른 가르침에 보탬이 되기 위해, 그리고 이런 심각한 문제에 대한 시민사회 당국에 숙고할 요소(要素)를 제공하게 되기를 소망하고 있다. 이 '선언(문)'으로 시작될 숙고되어야 할 사항은, 첫 번째로 '그리스도'에 그들의 믿음과 희망을 가지고 있는 사람들에게 관심을 나타내고 있다는 것이며, '그리스도'의 생애, 죽음 및 부활이 이 세상 삶의 새로운 의미를, 특히 '크리스천'의 죽음에 대해서, 사도 '바울'의 말처럼, "우리가 살아도 주를 위하여 살고 죽어도 주를 위하여 죽나니 그러므로 사나 죽으나 우리가 주의 것이로다 (롬:14;8, 참조 빌:1;20)" 라고 기록한 바와 같이, 우리들 삶의 새로운 의미를 제시하고 있다. 다른 종교 신앙인들도, 창조주 하나님, 생명 주권자 하나님께서 - 만일 이런 믿음을 함께 한다면 - 모든 '인간 사람'에게 높은 존엄과 존중함을 다짐해 주고 있음을, 많은 사람들이 우리들과 동의할 것이다. 이 "선언(문)"이, 철학적 '이데올로기'적 차이에도 불구하고 '인간 사람'의 권리를 선명하게 인식하고 있는 많은 사람들의, 호의적인 동의를 얻게 되기를 기대하고 있다. 실지로, 이런 권리는 국제(학술)모임 선언문에서 자주 공포되고 있고, 이는, 모든 '인간 사람' 고유의 기본이 되는 권리라는 논점에서, 이 권리의 보편적 가치를 거부하기 위한, 정치적 '플르랄리즘'(Pluralism, 다원적공존)이나 종교적 자유라는 논거(論據)로 사용 하려는 것은 분명 잘못된 것이다.

I. THE VALUE OF HUMAN LIFE (인간 생명의 가치)

"인간 생명"은, 모든 선(善)의 기초가 되며, 온갖 인간 활동과 사회의 모든 필요한 원천(源泉)과 조건(條件)이 된다. 많은 사람들은, '생명'은 신성한 것이며 아무도 생명을 절대로 처분 하지 못한다고 생각하고 있으며, 신자(信者)(믿는 사람)는, 생명에는 하나님 사랑의 선물과 같은 중요한 것이 있다고 생각 하고 있고, 그것을 지키고 열매 맺게 하기 위해 부름을 받고 있다고 믿으며, 따라서 다음과 같은 결론의 근본이 되고 있다.

1. 죄 없는 사람을 죽이려 하는 것은, 그 사람에 대한 하나님의 사랑을 방해하고 기본적인 인권에 위배되는 것이며, 따라서 중대한 범죄를 범하는 것이 된다.
2. 모든 사람이, 자신의 생명(삶)을 하나님의 방식(계획)에 따라 인도할 의무가 있으며, 그 생명은 이 땅에서 이미 열매 맺었지만 영생에서만 완성 될 선(善)으로 각 사람에게 위임 되어 있다.
3. 그럼으로, 의도적으로 자신의 죽음을 초래케 하거나 자살 하는 것은, 살인하는 것과 같이 잘못된 것이며, 사람으로서의 그런 행동은 하나님 주권(主權)과 그의 사랑의 계획을 거역하는 것이 된다. 더욱이, 때로는 책임을 면케 하는 정신의학적인 요인이 있을 수 있지만, 자살은 자신에 대한 사랑의 거부이고, 삶(생명)에 대한 타고난(자연의) 본능을 거부하는 것이요, 정의(正義)로 부터의 책임과 이웃과 여러 지역사회 및 온 세상에 빚지고 있는 '사랑(christian love)'으로 부터의 도피(逃避) 행위이다. 그러나, 자살과, 하나님의 영광을 위한 죽음과, 영혼의 구원과, 자기 생명을 바치거나 위험에 처한 형제신도(兄弟信徒)를 위함과 같은 높은 뜻을 가진 희생의 죽음과는, 확실하게 구별해야 한다. (참조. 요한:15;14)

II. EUTHANASIA(안락사)

'안락사'에 관한 질문에 적절하게 대처하기 위해서는, '안락사' 라는 단어를 먼저 정의해야 할 필요가 있다. 어원(語源)상으로 고대에는, '안락사'는 심한 고통이 없는 '쉬운 죽음(easy death)'을 의미 했었다. 오늘날에는 이 원래의 의미를 생각하는 사람은 적고, 질병의 고통이나 임종의 고뇌를 줄이기 위한 의료적 처치를, 때로는 생명을 단축시키는 위험한 처치를 생각 하게 하고 있다. 마침내는, '안락사'라는 단어는, 극심한 고통을 끝내게 하는 목적이나, 비정상아(非正常兒)나, 정신질환 또는 불치병환자의 연명 등으로, 수 년 간에 걸친 비참한 생활로 그들의 가족이나 사회에 지나친 무거운 짐을 부과하는 경우 등에, 죽음으로 결말짓게 하기 위한, 더 특수한 관념의 '자비스러운 죽임(mercy killing)'의 의미로 사용 되어 왔다. 그러므로 이 문서에서는, 어떤 의미로 사용 하는지에 대해 확실히 밝힐 필요가 있다.

'안락사'는, 모든 고통을 제거해 주기 위해, 그 자체의 행동이나, 의도적으로, 해야 할 일을 안 함으로서, 환자를 사망에 이르게 하는 것을, '안락사'로 이해하며, 따라서, '안락사'라는 용어와 관련해서 '의도적임'과 '사용하는 방법'에 근거를 찾게 된다. 다시 한번 확언할 필요가 있는 것은, 그것이 태아(胎兒)이던, 배아(胚芽)이던, 영아(嬰兒) 이던, 성인이던, 노인이던, 혹은 불치병으로 고통 받고 있는 환자이던, 혹은 임종에 임한 사람이던 간에, 이런 죄 없는 인간을 살해함이 허락된 일이, 아무에게도 결코 없다. 더욱이, 그것이 자신 스스로를 향한 것이거나, 그에게 돌봄이 위탁된 다른 사람을 향한 것이던 간에, 아무에게도 이런 살인행위의 청부(請負)는 허락되지 않으며 또 명백하던 암시적이던 간에 이런 행위에 동의 할 수 없으며, 어떤 관계기관도 합법적으로 그런 행동을 권하거나 허락할 수 없다. 그것은, 신성의(하늘이 내린) 율법을 어기는 행위이며, 인간 사람의 존엄성을 거역하는 것이요, 생명에 대한 범죄이며, 인간성에 대한 공격의 문제가 되기 때문이다. 사람들은, 오랜 시일에 걸친 견디기 어려운 고통 때문에, 아주 사적인 이유 하에, 자신의 죽음이나 다른 사람을 위한 죽음을, 합법적으로 요청할 수 있다고 믿는 경우가 있을 수 있다. 이런 경우에, 각 개인의 죄책감은 적어지거나 없을 수도 있지만, 그것이 성실하고 양심적인 판단에 의한 것이였더라도, 살인행위의 성격을 바꿀 수는 없으며, 언제나 거부되는 행위가 된다. '죽음'을 탄원하는, 중병에 걸린 사람의 청원을, 진정한 '안락사'를 원하는 의미로 이해하지 말 것이며, 실지로는, 언제나 '도움'과 '사랑'을 구하는 고뇌에 찬 탄원이라고 이해할 필요가 있다. 의료적 치료 외로 환자에게 필요 되는 것은, 환자에게 가까이 둘려 있는 부모 자녀 의사 및 간호사들의 사랑과 인간적이고도 초자연적인 온정(溫情)이다.

Ⅲ. THE MEANING OF SUFFERING FOR CHRISTIANS AND THE USE OF PAINKILLERS ('크리스천'에게 주어지는 '고통'의 의미와, '진통제' 사용 문제)

'죽음'은 언제나 극적인 환경에서 간신히 참아낼 수 있는 고통 후에 찾아오는 것은 아니고, 극단적인 경우만을 생각할 필요는 없다. 여러 증언을 통해 확인되는 것은, 자연은 건강한 사람에게는 매우 고통스러울 죽음의 순간을, 견딜 수 있게 마련(준비)하고 있다는 결론을 서로 확인 시켜주고 있다. 그러므로, 장기간에 걸친 질병, 고령(高齡), 외로움(고독) 또는 주변의 경시(輕視)등은, 죽음을 쉽게 받아들이게 하는 심리적 조건을 불러 일으킬 수 있다. 그럼에도 불구하고, 때로 격심하고 오래 계속되는 고통이 우선하는 죽음이, 사람들을 자연적으로 고뇌스럽게 함은 사실로 남아 있다. 육체적인 고통은 인간에서 피할 수 없는 요소이며, 생물학적 수준에서 그의 경고성(警告性) 유용성에 대해서 아무도 부인 하지는 않지만, 인간의 심리적 구성(구조)은 때로 그의 생리적 유용성을 넘는 심한 고통에 대해서는 어떻게 해서라도 그 고통을 없애고 싶은 소망을 갖게 한다. 그러나 기독교적 가르침에서는, 고통 특히 삶의 마지막 순간의 고통은 하나님의 구원 계획에서 특별한 자리를 차지하며, 실지로 삶의 마지막 순간의 고통은, '그리스도의 열정'의 나눔과, 하나님의 뜻에 복종하는 속신(贖身)하는 희생과의 연합이 되는 것이라고 가르치고 있다. 그러므로, 일부 '크리스천'들이, 그 고통의 일부를 스스로 받아들이고, 십자가 예수의 고통을 의식 있는 상황에서 생각하기 위해 (마 27:34), 진통제의 사용을 억제 하는 것에 대해서, 의외(意外)로 생각할 일은 아니다. 그럼에도 불구하고, 일반적인 원칙에서, 위험적(영웅적)인 치료방법을 부과(강요) 하는 것은 분별 없는 결정이 된다. 반대로, '인간'과 '크리스천'의 신중함은, 이런 약이 반의식(半意識) 상태로 빠트리고, 맑은 정신을 방해하는 이차 적인 효과가 있는데도, 대부분의 환자가 통증을 완화하고 아픔을 줄이기 위한 약을 사용하는 것을 제한하고 있다. 자신의 의사를 표현할 수 없는 상태의 환자인 경우, 진통제를 사용하기를 원하고 있는 것으로 추정할 수 있으며, 의사의 지시에 따라 진통제를 사용한다. 그러나 진통제의 집중사용은 문제가 없는 것은 아니며, 진통제 사용의 습관성 현상은, 효과를 얻기 위해서 약의 용량을 증가할 필요가 있기 때문이다. 이 시점에서, 의사(醫師)들의 질문에 답변한, 그리고 아직 그 효력을 유지 하고 있는 'Pius XII

교황'의 선언을 상기함이 적합할 것이며: "마약(痲藥) 사용으로, 통증이나 의식(意識)을 억제 하게 됨이, (심지어 죽음에 임박해 있어 마약이 생명을 단축시킬 수도 있을 때), 의사나 환자에게 마약 사용이 종교 및 윤리상으로 허용되는지 ?"

교황의 답변은, "만일 다른 방법이 없고, 주어진 환경에서 다른 종교적 및 윤리적 의무를 수행하는데 저촉이 아니 된다면, YES."

이 경우, 물론, 환자의 죽음을, 어느 정도의 위험은 있더라도 절대로 의도하거나 추구하지 않았으며, 의학적으로 가능한 진통제를 효과적으로 통증완화를 위하여 사용한 경우이다. 그러나 의식장애를 일으킬수 있는 진통제사용은 특별한 관심을 필요로 하고 있다. 사람들은, 자신의 윤리적 의무나 가족에 대한 책임을 수행 할 뿐만 아니라, '예수 그리스도'를 만나기 위한 온전한 의식(意識)을 유지하고 준비해야 한다. 그러므로 Pius XII 교황은, " 임종하는 사람에게서, 중대한 이유 없이, 의식 (意識)을 빼앗는 것은 옳지 않다" 라고 경고한 바 있다.

Ⅳ. DUE PROPORTION IN THE USE OF REMEDIES
(치료법 사용에 있어서의 적당한 균형(均衡))

현대에는, 환자가 죽음에 임박해 있을 때, 의료기술 남용의 위협으로부터, "인간의 존엄성"과 "삶에 대한 '크리스천' 개념"을 지킨다는 것은 아주 중요하다. 그러므로, "죽을 권리"를 이야기 하는 사람도 있으나, 그것은 스스로나 다른 사람에 의한 죽음을 초래하는 권리를 의미하는 것이 아니고, 사람들이 원하듯, 오히려 인간적이고 크리스천의 존엄성을 갖춘 평화스러운 죽음의 권리를 표현하고 있다. 이런 관점에서, 치료방법의 선택과 사용은, 때로 어려운 문제를 제시할 수 있기도 하다. 많은 경우, 처한 경우가 복잡하여 어떻게 윤리적 원칙을 적용해야 하는지에 대해서 의심을 갖게 하는 경우도 적지 않다. 마지막 검토에서, 이는 환자나 환자를 대신할 수 있는 사람, 또는 의사(醫師)등에 의해서, 윤리적 책임하에 각 환자의 여러 상황을 고려하여, 양심에 입각해서 결정할 일이 된다. 모든 사람이, 스스로의 건강을 지키거나 다른 사람으로 부터의 도움을 구할 의무가 있다. 환자를 돌보는 임무를 가진 사람은, 양심(성실)에 입각해서 모든 필요하고 유용한 치료방법을 이용해 환자를 돌봐야 한다.

그러나, 모든 경우에, 모든 가능한 치료법을 사용할 필요가 있겠는가 ?

과거의 윤리학자들은, "특별한 치료(extraordinary means)"의 사용이 의무적인 것은 아니라고 했다. 이 답변은 아직도 원칙으로서 유지되고 있지만, 오늘날에는 그 뜻이 덜 명확하며, 그 이유는 용어자체의 불명확(不明確)과 질병치료 방법의 빠른 발전에 그 이유를 찾을 수 있다. 그러므로, 어떤 학자는 '균형(proportionate)'과 '불균형(disproportionate)'의 개념으로 말하기를 선호하고 있다. 어떤 경우에도, 사용 할 치료의 종류, 그 방법의 복잡 정도와 위험도, 그의 비용과 사용 가능성 등을, 환자 상태와 그의 육체적 정신적 자원을 고려하며, 이들을 기대되는 치료효과와 비교하며, 치료 방법의 선택에 관하여 올바른 판단을 이룩할 수가 있다. 이런 일반적인 원칙의 적용을 조장(촉진)하기 위해서는, 다음과 같은 설명이 첨가 될 수 있다.

- 만일 다른 충분한 치료방법이 없다면, 새로운 치료방법이 아직 실험단계에 있고 위험성을 내포 하고 있다고 해도, 환자 동의하에, 최신의 치료방법의 사용이 허용될 수 있다. 이런 것을 환자가 수용함으로서, 인간애의 봉사에 관용(寬容)의 표시로도 될 수 있다.
- 또한, 이런 치료가 기대 이하의 결과를 나타낼 때는, 환자의 동의하에 이런 치료를 중단하는 것도 허락 된다. 그러나 그러한 결정을 하기 위해서는, 그 환자와 가족의 적절한 소망의 기록과 그 분야의 전문의사(專門醫師)의 조언을 받아야 한다. 후자의 경우 같이, 의료기구나 인적자원의 투자가, 예측되는 결과와 불균형이라는 판단과 또한 적용된 기술이 그런 기술의 응용으로 얻어지는 이익에 비해서 환자에게 심한 부담과 고통을 부과한다는 판단이 날 때, 치료중단이 결정 될 수 있다.
- 또한, 의료기술이 줄 수 있는 표준의료 시술의 시행은 허용 된다. 그러므로 이미 사용되고 있는 의료기술이라도 상당한 위험이 있거나 환자에게 부담을 부과하는 의료기술을 사용하는 것에 대한 의무를, 아무도, 누구에게나 부과 할 수는 없다. 그러한 치료 거부는 자살 같은 것에 해당하는 것이 아니고, 반대로, 인간 신분의 수용, 또는 예상되는 불균형의 결과를 초래하는 의료기술의 적용을 피하기 위한 소망으로, 혹은 가족이나 지역사회에 과도한 비용을 부담시키지 않기 위한 소망으로 간주 되어야 한다. 모든 치료방법을 수행하고도, 피할 수 없는 죽음이 임박했을 때는, 유사한 경우에 대한 정상 규범의 치료가 계속 되는 한, 불확실하고

부담만 주는 연명을 위한 치료를 거부하는 양심상의 결정은, 허용될 수 있다. 이런 경우 의사는 위험에 처한 환자를 도와주지 못했다고 자책할 이유가 없다.

CONCLUSION (결론)

이 선언문에 포함된 표준은, 창조주의 설계에 따른, 사람(국민, 민족)에게 봉사한다는 깊은 소망으로 고취 되어 있다. 생명은 하나님의 선물인 한편, 죽음은 피 할 수 없다.

그러므로, 죽음의 시간을 앞당김 없이, 죽음을 모든 책임과 존엄성을 가지고 수용해야 한다. 죽음이 이 지구상의 삶을 마감하는 것은 사실이지만, 그러나 동시에 불멸의 영생으로의 문이 열리는 순간이기도 하다. 그러므로 모든 사람은 이런 죽음의 사건을 인간성의 가치면에서, 특히 '크리스천'은 신앙적 측면에서 수용할 준비를 해야 한다. 의료직에서 일하는 사람들에게는, 임종에 임한 환자치료에서 모든 의료기술을 이용해야 하지만 그러나 동시에 기억해야 하는 것은 환자에게 평안과 한 없는 친절과 진심에서 우러나는 사랑으로, 얼마나 더 해주어야 할 필요가 있는가를 기억해야 한다. 사람들을 위한 그러한 봉사는, "너희가 내 형제 중에 지극히 작은 자 하나에게 한 것이 곧 내게 한 것이니라 (마:25:40)" 라고 말씀하신 주 예수 '그리스도'를 위한 봉사가 된다.

聖下 John Paul II 교황이 이 선언문을 승인하고, 신앙교리성에서 채택 되었으며, 발표가 지시 되였다.

로마, '신앙교리성', 1980년 5월 5일

Franjo Cardinal Seper
Prefect

Jerome Hamer, O.P.
Tit. Archibishop of Loium
Secretary

Chapter 3

2009년 대법원 존엄사 판결에 대한 평석

(의사신문 2009년 8월 8일)

김 건 열

(전) 서울의대 호흡기내과학 교수
단국대학 의료원장

(현) 임사의학연구회장

1. 문제 제기

우리나라 국민의 88% 이상이 '존엄사' 수렴을 원하고 있고(변웅전 국회복지위원장 여론조사결과, 2009년 6월 8일. 의사신문), 미국 오레곤 주의 '존엄사에 관한 법률(The Oregon Death with Dignity Act. 1994)'에 의한 많은 존엄사가 무리없이 합법적으로 시행되고 있다. 대만, 네덜란드, 미국의 40개주, 프랑스 독일 등 많은 나라가 그 나라의 법 테두리 안에서 불법인 안락사와 구별해 슬기롭게 불치병으로 임사 과정에서 신음하고 있는 환자와 환자 가족을 위한 자국민의 복지 정책을 채택하고 있다.

2009년 우리나라의 경우, 연세대 세브란스병원 김 모 환자에 대한 '존엄사' 논쟁이 환자와 환자 가족 변호사(신○○)가 제기한 법정 투쟁을 시작으로 국내 초유의 '존엄사 인정 대법원 판결'이라는 획기적인 법정 판결을 이끌어 냈고(2009년 5월 21일) 그에 따라 '합법적인 존엄사 집행' 수순인 인공기계 호흡기 제거가 시행되었다(2009년 6월 23일). 인공호흡기를 제거하고 난 후 며칠이 지난 시점에서(26일) 환자의 자발호흡이 유지되고 있는 임사전 임상증상을 대상으로 또 다시 존엄사에 대한 사회적 논란이 원점으로 돌아가는, 법률-의료계-시민사회(트위터) 등의 혼미가 지금 우리 사회를 어지럽게 하고 있다.

필자는 금년 1월 의사신문(제 4689호, 2009년 1월 8일)을 통해 첫 '존엄사 인정' 판결(2008년 11월 28일 판결, 서부지법민사 12부)에 대해 보라매병원 사건의 판례(7년 소모된 송사로 2004년 대법원 상고심 판결)를 비교 및 인용해 법정 판결의 문제점을 제기한 바 있다.

이제 오늘(2009년 6월 26일)의 시점에서 다시 한 번 호흡기내과 전문의사이고 '존엄사'에 대한 몇 년간의 연구(임사의학연구회) 및 저술(존엄사, 최신의학사 2005년 7월)의 배경을 근거로 법과 의료현장의 괴리(乖離)를 음미하고 법이 목죄고 있는 법-의료 현장간의 부조화 현실에 대해 세브란스병원 김 모 환자의 경우와 2004년 판결의 보라매병원 사건을 인용해 평석(評釋)을 시도하며 의료계의 후배, 법조계 전문인 및 사회 트위터(twitter)와 함께 다음과 같은 내용으로 혼란의 근원을 탐색 시도하고자 한다.

(1) 2009년 세브란스 병원 판결과 2005년 보라매병원 판결의 연명치료 중단에 대한 상반되는 모순점(법원의 환자 회복률 판정 오류에 기인한 혼선).

(2) '환자의 생존률'에 대한 병원측 주치의사의 의료적 전문소견을 무시한 가족측의 주장과 그 가족 측 변호사의 주장을 받아들인 법원 판단의 착오.

(3) '환자의 자기결정권'이 표출되어 있지 않은 상태에서, 환자 가족의 증언을 '환자 본인'의 의사표시로 인정한 법원의 앞서가는 판단에 대한 논란.

(4) 연명치료에 포함되는 의료행위에 인공기계호흡치료 뿐만 아니라 영양공급 '튜브'를 통한 '인공영양'도 포함됨을 명시하지 못한 오류.

(5) 법원이 '존엄사'를 연명치료 중단행위에만 집착하고, "인위적인 연명치료 중단후의 '자연사(自然死)' 과정을 유지해 주는 것이 존엄사"임을 간과한 오류.

(6) 법원이 우리나라 수 천 명의 유사 환자 모든 경우에 개입할 수 없음에 다만, 의료 행위의 절차적정당화(節次的正當化) 여부를 검증하고, 의료 현장의 전문적 판단 결정은 주치의사와 환자 본인 및 가족과의 결정에 따른 의료 현장의 자율적/의료 전문적 결정 전제가 간과 되어 있는 오류.

(7) 2009년도 법정이 2005년 보라매병원사건 판결문에 명시된 '병원윤리위원회'의 기능과 결정을 수렴하지 아니 한 오류.

II-(1) 2009년 세브란스병원 판결과 2005년 보라매병원 판결의, 연명치료 중단에 대한 상반되는 모순점(법원의 환자 회복률 판정 오류에 기인한 혼선)

보라매병원사건(회복가능성이 없는 의식 없는 중환자의 생명권과 의사의 진료의무간의 법적 해석의 충돌 사건)의 핵심은, 60세 남자가 음주 후 넘어져 머리에 '뇌경막외출혈'로 119 구급차에 의해 보라매병원으로 응급 후송된 후, 신경외과 의료진(교수 포함)이 환자 보호자가 병원에 도착하기 전 수술 동의서 없이 응급 뇌수술을 실시(담당의사로서는 응급환자 치료 의무가 있음). 수술 후 발생된 합병증(대량수혈에 따른 수술 후 호흡 부전증)으로, 회복률이 극히 낮은 중증의 호흡부전증 환자로서 인공기계호흡기에 의존하여 연명하고 있었음.

이런 중태에 빠진 후에 나타난 환자의 부인은, 보호자 동의 없이 뇌수술을 시행한 의료진에게 병원비를 지불할 능력도 없는 환자에게 왜 수술을 했느냐고 항의하면서 퇴원시켜 줄 것을 강력하게 요구함. 그 사이 환자의 누이(환자 부인의 올케)의 경찰 고발로 시작된 보라매병원 사건은 환자 부인(고발자의 올케) 및 담당 의사들의 경찰서 출두 및 조서 작성 등으로 이어지고 경찰서에 소환된 전공의들의 진술에 근거하여 회복할 수 있는 환자가 사망했다는 법원의 판단에 따라 환자 부인과 담당의사들에게 '살인죄' 및 '살인방조죄'의 죄명으로 단죄한 보라매 병원사건 판례가 탄생하게 되었다.

이 사건의 특징은 담당의사들의 경찰서에서의 첫 진술이 '살인죄·살인방조죄' 판결의 핵심이 되었으며, 뇌수술 후 합병된 '호흡부전증'에 의한 사망률이 80% 이상인 환자를 경찰이 묻는, "왜 이 환자를 수술했느냐"는 질문에 응답한 " '뇌경막외출혈'은 수술요법으로 75% 이상 회복이 가능하다"는 답변으로 대치되는 법원 판결문의 오용으로 연유된 잘못된 판결임을 이미 저자의 평석(보라매병원사건 대법원 판결에 대한 평석, 의사신문 4307호, 2004년 12월 20일)을 통해 공개된 바 있다.

즉 사망률이 90% 이상되는 환자를 전공의들이 잘못 진술한 잘못된 환자 회복률을 인용해 살 수 있는 환자를 의사의 고의적인 의도(살인방조)로 환자를 퇴원시켜 사망하게 했다고 재판한 법원판정이었다(서울지방법원, 서울고등법원, 대법원, 대법원 판결까지 7년 소모된 우리나라 최대의 의료송사).

반면, 2009년의 세브란스병원 사건(77세 김 모 할머니)의 법원 판정은 같은 의식없는 인공기계호흡에 의존하고 있는 호흡부전 환자로서, 담당 의료진의 진단이 환자의 회복가능성이 3~5% 정도 남아있다고 진단하고 있는 상황에서, 환자 가족과 가족의 변호사가 주장하고 있는 환자가 회복가능성이 없다는 주장과 평소 이런 침습적인 치료(인공기계호흡)를 원하지 않았다는 가족의 주장을 환자 자신의 주장(환자의 권리)으로 법원이 수용/인정함으로써, 인공호흡기를 제거할 수 있다는 법원 판결을 '우리나라 존엄사 첫 인정 판정'이라는 큰 사회적 풍랑을 예고하며 최근 매일 같이 보도되는 사회적 이슈로 등장 시키고 있다.

2009년과 2005년 사건의 큰 차이는 한 마디로, 담당의사의 담당환자에 대한 전문적인 예후 판정 소견이 법원(변호사)에 의해서 반론되는, 즉 사망하는 환자를 살릴 수 있는데 사망하게 했다는 판결(보라매병원 사건)과 생존하고 있는 환자를 곧 사망하게 된다는 판단 하에 인공기계 호흡기를 제거해도 된다는 판결(세브란스 병원 사건)을 했다는 결과로 귀결 될 수 있고, 이는 명백한 법원의 중환자 회복률 판정에 대한 오류라고 기록될 수 있다.

다시 말해서 법원은 의료 현장의 임사 과정에서, 환자의 회복률 및 예후를 판정할 수 있는 능력과 권한이 없다는 표현으로서 정리될 수 있고 여기에 반론을 제기할 사람은 없다.

II-(2) '환자의 생존율'에 대한 병원 측 주치의사의 의료적 전문소견을 무시한 가족 측의 주장과, 그 가족 측 변호사의 주장을 받아들인 법원 판단의 착오:

임상현장에서 특히 중환자실에서의 각개 환자의 예후 판정(특정 환자의 생존률·회복률 판정)은 다음과 같은 여러 가지 조건에 의해서 결정되며, 어느 의사도 어떤 전문 의료인도 정확하게 단일 수자로 1%라던가, 30% 혹은 50%라고 하는 식으로 정확하게 수치를 제시할 수 없는 가변성의 추정숫자, 확률상의 숫자다.

진찰하는 의사에 따라, 진찰하는 의사의 지식과 임상경험에 따라, 또는 진찰하는 시간에 따라 변화할 수 있고 다를 수 있는, 똑같을 수 없는 수치며, 법의 용어를 빌리더라도(환자의 생존 확률은 '사실판단의 문제라기 보다는 의료전문인들 사이에서도 상당히 다른 판단을 내릴 수 있는 '해석의 문제'이기 때문이다)라는 '생존확률'에 대한 다른 의견을 강하게 제시하고 있다.

중환자의 생존율에 관여하는 여러 가지 요인들은 다음과 같다. △환자의 질병의 종류와 합병증의 유뮤 △숨겨져 있는 질병의 유무(고령층의 환자는 대부분 몇 가지의 만성질환을 겸해 가지고 있음) △환자의 연령과 병의 이환기간 △병원시설, 중환자실의 의료시설, 검사 시설 및 정도관리 능력 등 △전국에 분포되어 있는 병원의 지역적인 차이 등등에 따라 중환자의 회복률은 많은 차이를 보일 수 있다.

종양의학과 존엄사에 대해 최일선에서 활동하고 있는 국립의대 H교수의 말을 인용하면(조선일보 2009년 6월 26일), "그런 상황일 때 어떻게 하면 좋겠냐는 문의가 계속 들어오고 있다. 식물인간 상태에서 인공호흡기로 연명치료를 하고 있는 경우가 판단하기 제일 어렵다"고 진술했다고 인용하고 있다.

이런 상황에서의 예후 판단은 어떤 특정분야의 전문의사 뿐만 아니라 관련 타과 전문의사와의 전문적인 '팀 진단'이 필요한 것이며, 이렇게 많은 요인이 관여하는 환자의 예후 판정은 중환자일수록 의료전문인들의 판단에 의존하는 것이 정확할 것이다.

비의료인·비전문인이고 의료현장에 생소한 법조·법원인이나 환자 가족이 이 문제를 정확하게 판단하는 것은 적절치 않을 뿐만 아니라 불가능 하다고 할 수 있다.

따라서 보라매병원사건이나 세브란스 병원 사건의 환자 예후에 대한 법원의 판정이 담당의사의 전문적 판단과 일치하지 않는 법원 판결이었다면, 이는 법원 판단의 권위와 신뢰성에 의문을 제기하는 큰 문제가 될 수 있다.

물론 법원으로서도 법정 판결 전에 법원이 채택한 감정 의뢰인의 선정 및 의뢰 과정이 있지만, 보라매병원 판결의 감정 의뢰인의 면모를 참고하면 결코 문제 환자의 담당치료진에 견줄만 한 전문분야 및 전문지식이 없는 유사 전문 분야 전문가들이 감정의뢰인으로 선정돼 있어 이들 비전문인의 감정에 의한 법원의 판결이, 오랜 시일에 걸쳐 환자를 종적으로 치료해온 담당 의료진 보다 정확한 예후 판정을 할 수 있을 것이라고 판단하는 것은 무리일 수가 있다. 금번 세브란스병원 사건의 최종 감정 의뢰인으로 S병원과 A병원의 전문의사가 감정을 했다는 해당병원 원장의 발표가 있었지만, 문제는 어떤 전문분야의 어떤 수준의 감정의뢰인의 판단이었나에 따라 감정결과가 많이 다라질 수 있음을 간과할 수 없다.

II-⑶ '환자의 자기결정'이 표출돼 있지 않은 상태에서 환자 가족의 증언을 '환자 본인'의 의사표시로 인정한 법원의 앞서 가는 판단에 대한 논란.

환자본인의 의사표시(사전의료지시서나 법정대리인 지명 등)가 없는 상황에서 누가 의식 없는 환자의 법적 대리인이 될 수 있냐는 법적 해석은 다음과 같은 미국의 유명한 판례를 인용해도 법정과 연대에 따라 그 해석이 다름을 알 수 있고 법정 논란의 대상이 되고 있음을 예시하고 있다.

⑴ 2005년의 '테리 샤이보'의 인공영양 튜브 제거 사건

의식없는 기혼녀의 법정대리인은 남편임으로(기혼녀의 부모는 부모가 된다고 주장함), 여자 환자 남편의 결정에 따라 환자의 인공영양 튜브를 제거할 수 있다는 법정 판결.

⑵ 1976년의 '퀸란'의 인공기계호흡기 제거 사건

의식없는 미혼녀의 법정대리인은 환자의 아버지가 될 수 있다는 법원 결정으로 의식 없는 딸의 인공기계호흡기 제거를 요청한 아버지의 청원을 법정이 받아 들여 연명치료인 인공기계호흡기를 제거하고 자연사 과정의 자발호흡으로 7년이나 생존한 예.

⑶ 1990년의 '낸시 쿠루잔'의 인공영양 튜브제거 제소 사건(1990년)

낸시 쿠루잔(Nancy Cruzan)은 1983년 교통사고 이후 식물인간 상태에 빠

져 생존을 위한 연명치료로 몇 년 동안 단지 '튜브 영양(tube feeding)'에 의존해 연명해오던 젊은 환자였다.

쿠루잔 환자의 부모는 그런 식물인간 상태에서 튜브 영양에 의해서 생존하는 것은 환자 본인도 원하지 않을 것이라는 믿음 하에, 영양 공급 튜브의 제거를 허락해줄 것을 법원에 청원했다. 사실심법정(事實審法廷)의 판사는 부모의 청원을 받아들여 영양 튜브 제거는 정당하다고 인정하였다. 그러나 '미조리'주 대법원은 4대 3의 분리된 의견 하에 이 하위법정의 판결을 다음과 같은 이유로 파기하면서 환자 부모의 청원을 다시 기각 하게 되었다

〈인용 시작〉

[쿠루잔 환자가 치료를 거부할 수 있는 권리는 그 개인 자신의 것일 뿐 아무도 쿠루잔을 대신할 수 없는 권리이며, 또한 영양튜브의 제거는 곧 환자의 죽음을 초래한다는 사실에서 '미조리' 법정은 쿠루잔 환자 자신이 그런 치료를 거부했다는 더 '확실하고 신빙성 있는 증거'가 제시되는 경우에 한해서 생명유지 치료를 제거할 수 있다.] 〈인용 끝〉

(1) 미국의 '테리 샤이보(Terri Schaivo)' 환자(2005년 3월 31일 사망)

2005년 미국의 평범한 41세의 여인(식물인간) '테리 샤이보'의 죽음 사건이 당시 전 미국의 국가적 논란과 세계인들의 관심의 대상이 되었던 것은 미국적 시민사회의 정치 환경과 환자 친정 부모 측의 생명보전 요구를 정치인들(미국 대통령을 포함한 주지사 및 국회의원)이 물리칠 수 없어 법정판결 사항에 개입함으로써 확대된 국제적 화두라고 할 수 있다.

사회적 논점의 핵심은 환자 자신인 '테리 샤이보'가 연명치료를 거부하고 자연사를 선택할 수 있는 의식이 있는 환자이냐의 논쟁과 만일 판단능력이 없는 식물 인간 상태라면 그 대리인이 누가 되느냐는 법률적 판단의 논쟁이 '안락사 논쟁'이라는 화두로 미국 방송매체(CNN 등)의 연일 보도로 전 세계 사람들의 관심을 모았다.

그러나 '테리 샤이보'의 운명은 이미 1998년 이후(사망 7년전) 미국의 7개 법정에서 19명의 판사가 심리를 맡았던 법정판결 결과가 예시하듯이, 환자의 자기결정권과 스스로의 판단으로 존엄스러운 죽음을 선택할 수 있는 환자 권리를 기본적으로 법률에서 인정 수용하고 있는 일관된 미국 법정 논리 속에, 결혼해 출가한 '테리 샤이보' 환자의 법정대리인은 친정 부모 보다는 결혼한 여자의 남편이 된다는 법리를 변함없이 유지하는 예시를 보여주었다.

(2) 미국의 Quinlan 판례(1976년 환자 보호자의 권리를 인정한 판례)

금번 세브란스병원 김 ○○ 환자에 대한 연명치료 중단 판정의 중요한 핵심 문제 중 하나는 환자 본인의 의사 표시 (사전의료지시서 또는 법정대리인 지명 등)가 없는 상황에서 환자 가족의 의사 표시(연명치료를 원하지 않는다는 의사표시)를 환자 자신의 의사표시로, 그것도 우리나라 처음의 존엄사 법정에서 법원이 인정했다는 사실이 금번 대법원 판결의 중요 판례가 되고 있다. 앞으로 우리나라에서의 유사 사건 판결에서의 계속적인 문제를 제시할 것으로 전망된다.

금번 우리나라 법원 판결의 김○○ 환자 판례는, 미국의 유명한 '무익한 치료를 둘러싼 미국의 법정판례'를 남긴 1976년의 Quinlan 환자의 판례와 유사하고, 회복불가능한 환자에 대한 효과없는 연명 치료를 거부할 수 있는 환자 보호자 및 보호자의 입장, 권리를 법적으로 정의한 미국 첫 번째 판례였다.

즉 22세의 여자환자가 미국 뉴저지병원에서 계속적인 식물인간 상태로서 오랫동안 담당의사의 판단과 치료방침에 따라 인공기계호흡기에 의존해 생존하고 있던 중, 환자의 부모는 회복 가능성도 없이 도움이 안되는 인공호흡기에 매달려 고통받고 있는 딸의 처지가 안타까운 나머지 인공호흡기를 제거해 줄 것을 담당의사에게 요구하게 됐다. 그러나 담당의사와 병원은 이 환자 보호자의 진정한 요구를 거절하게 되고, 거절당한 환자의 아버지는 담당의사와 병원을 상대로 해서 뉴저지 지방법원에 다음과 같은 제소를 하게 된다.

환자의 아버지는 인공호흡기를 제거할 수 있는 권한을 가지는 환자의 '법적 후견인(guardian)'을 법원에서 임명해 줄 것을 청원하게 된다. 이런 법적 청원에 대해서 지방법원은 환자 보호자의 청원을 기각했다. 환자 보호자는 이런 지방법원의 결정에 불복하고 상위 법원에 상고(上告), 뉴저지 주대법원은 이 하위 법원의 결정을 파기해 환자 아버지의 청원을 인정, 그의 딸을 위한 대리(인)의 판단을 행사할 것을 승인하면서 다음과 같은 판결문을 남겼다.

〈인용 시작〉

[환자는 단순한 생물학적 존재이기 보다는 지각있는 삶을 유지할 수 있는 능력에 기초(근거)해서 일반적으로 치료를 계속 받거나 거부하게 된다. Quinlan 환자의 경우 만일 그가 의료(치료)적 결정을 스스로 할 수 있는 능력이 있었다면 치료를 보류했을 것이라는 판단 하에, 법정은 해당 환자의 '사생활보호(The right of Privacy)'의 권리가 폐기되고 행사되지 못하는 것을 방지하기 위해 환자 아버지의 청원을 인정하고 그의 딸에 대한 대리(인) 판단을 행사함을 승인한다. 〈인용 끝〉

이런 주 대법원 판결 이후, 환자인 Karen Ann Quinlan은 그의 아버지가 딸의 고통을 덜기 위한 역사적인 법정투쟁에 이긴 후, 인공기계호흡기를 1976년에 제거할 수 있음으로서 인공기계호흡기에 매달리는 고통없는 삶을 살 수 있게 되었다. 그 후 Quinlan은 인공기계호흡기를 제거하고도 7년을 식물인간으로 스스로의 자가호흡을 유지해 가며 생존을 계속하여, 또 다른 기록을 남겼으며 최소한 인공기계호흡기에 매달려 고통받는 심신의 형벌은 면할 수 있는 가운데에 자연사의 임종을 맞을 수 있었던 회복할 수 없는 불치병 환자였다.

⑶ 미국의 Nancy Cruzan 판례(1990년) : 앞에서 기술 했음.

II-⑷ 존엄사 법원판결이 연명치료에 포함되는 의료행위에 인공기계호흡치료뿐만 아니라 인공 영양 공급 '튜브'를 통한 '경관영양'도 포함됨을 명시하지 못한 오류

6월 23일 국내 첫 연명치료 중단 직후 언론 중간 보고회에서 발표된 세브란스병원 책임자의 발표(의사신문, 2009년 6월 25일)를 인용하면 "대법원의 판결은 인공 호흡기 제거다. 그렇기에 오늘은 인공호흡기만 제거하고 수액이나 영양공급 등의 처치는 지속할 예정이다"라고 발표하고 있다.

이는 전술의 II-(3) 항의 (1)(3)의 법정 논쟁의 예시를 참고하면 인공 경관영양 공급도 연명치료에 포함됨을 확실하게 예시하고 있다. 세브란스 병원 김○○ 환자의 연명치료 중지 법정판결에 영양 경관 공급이 포함되지 않고 명시되지 않았다면 법원의 연명치료 정의가 인공기계호흡기에만 집착돼 있음과 인공기계호흡치료를 중지하더라도, 환자 스스로의 자발호흡이 당분간 유지될 수 있다는 의학적 전문 소견 및 외국의 판례를 간과한 오류라고 해석할 수도 있다.

II- (5) 법원이 '존엄사'를, 연명치료 중단행위에만 집착하고 연명치료 중단 후의 완화의료 시술 하에 자연사 과정을 유지해 주는 것이 '존엄사'임을 간과한 오류

필자는 호흡기내과 전문의사로서 S병원 현직 교수로 근무할 때, 인공기계호흡기를 제거하고도 자발호흡으로 상당기간 생명을 유지하는 환자의 경우를 경험했음을 예증할 수 있다. 인공기계호흡기 제거와 환자의 사망을 동일시 해석하는 법정 해석은 문제가 있으며 인공기계호흡기 제거와 같은 침습적인 연명치료를 제거하고 환자의 자연사 과정을 갖게 한다는 '존엄사' 해석으로 전환되어야 할 것이다.

'자연사 법'은 1970년 후반 미국 캘리포니아 주에서 주법으로 입법, 환자의 자기결정권에 근거한 주법이다. 즉 헌법에서 규정하고 있는 개인의 권리(Privacy Right)는 치료거부권과 연명치료를 포함한 어떤 의료행위도 거부할 수 있으며, 그에 따른 자연스러운 죽음을 맞을 수 있다는 환자(의식이 있는)의 기본 권리를 규정한 법규다. 다만 환자 본인 자신의 의사결정 및 표시 능력이 없는 환자의 경우의 환자 대리인의 자격에 대해서 논란이 있을 뿐이다.

일본에서는 이 개념을 그대로 존엄사(尊嚴死)로 표현하고 있고, '존엄사'를 "회복의 가능성이 없는 환자에 대하여 단순한 연명치료조치에 불과한 의료행위를 중지하여 인간으로서 존엄을 유지한 채 자연스러운 죽음(자연사)을 맞이하도록 하는 것을 '존엄사'라고 정의해 '자연사'와 '존엄사'를 연계하고 '연명치료중단'과 '존엄사'를 직접적으로 연계하고 있지 않다. 대만 또한 '존엄사'를 '자연사법'으로 수용하고 있다.

II-(6) 법원이 우리나라 수 천 명의 유사 환자 모든 경우에 개입할 수 없음에 다만 의료행위의 절차적정당화 여부를 검증하고, 의료 현장의 전문적 판단 결정은 주치의사와 환자 본인 및 환자 가족과의 결정에 따른, 의료현장의 자율적 · 의료 전문적 결정이 전제됨이 법원 판단에 간과 되어 있는 오류.

보라매병원사건에서 담당 의사들에게 살인죄(살인방조죄)가 판결된 주된 원인은 담당의사들이 '의료행위의 절차적 정당화' 수순을 밟지 않았다는 데서 비롯된다고 할 수 있으며, 이는 의료형법학자(이상돈 교수)도 대한의사협회주최 '연명치료 중단 정책토론회(2004. 6. 25. 국회의원회관회의실)'의 주제발표에서 다음과 같이 밝히고 있음에서도 확인 할 수 있다.

〈인용 시작〉

[치료중단을 법적으로 규율하되 절차주의적 모델에 따라 규율하자는 것이다. 즉, 법은 의사나 환자보호자들이 각자의 의무(윤리적)를 스스로 최대한 실현하도록 유도하는 통로를 만들고, 그 통로를 관리하는 역할을 맡아야 한다. 이 통로는 무엇보다도 의사나 환자 보호자들이 치료중단에 관한 결정을 내리는 과정을 다양한 '관점의 교류'가 이루어지는 대화적 구조로 짬으로서 마련될 수 있을 것이다. 그렇지만, 법은 바로 이와 같은 대화의 통로를 제도화하는 데에만 자신의 임무를 끝마치도록 해야 한다. 그런 통로를 거친 후에도 보호자가 치료중단을 요구하고, 그에 따라 의사가 치료를 중단한 경우에는 어떠한 법적 책임도 부과될 수 없다. 다시 말해 의무이행을 유도하는 '절차'를 모두 밟는 것은 그 후에 이루어지는 치료중단을 범적으로 정당화 하는 셈이 된다. 그러므로 이를 치료중단의 '절차주의적 정당화'라고 부를 수 있다.]

〈인용 끝〉

연명치료 중단과 같은 중요한 의료현장의 결정에서의 '절차적 정당화'라는 것은 환자 진료 및 치료방침 결정에 있어서 주치의사 단독 결정이 아닌 팀(team)진단을 의미한다. 전공의와 담당科의 책임자 및 부서장과의 상의 아래 결정하는 '팀 진단' 개념과, 그리고 해당科의 결정을 병원윤리위원회에 상정해 최종 결정을 받아 시행해야 한다는 절차가 필요하고 이런 과정을 밟은 의료행위가 정당화 될 수 있다는 법적 해석이다.

우리나라에서 모범적으로 연명치료중단에 관한 의료적 시술을 시행하고 있는 A 대형병원의 책임교수인 K교수도 최근에 언론에 공개된 그의 전문의견 제시에서 "각 병원이 운영하는 존엄사 지침이 큰 틀에서 법원의 요구에 맞으면 그대로 시행해도 된다"라고 말했다고 전하고 있다.

병원에서의 모든 의료행위의 절차적정당화 수순과 병원 윤리위원회의 결정을 구비한 연명치료 중단은 법의 보호를 받을 수 있음이 보라매병원 판례 판결문에 명시 되어 있음을 상기 할 필요가 있다.

II-(7) 2009년도 법정이 2005년 보라매병원사건 판결문에 명시된 '병원윤리위원회'의 기능과 결정을 수렴하지 아니한 오류:

보라매병원사건의 법원 판결문을 인용하면, 연명치료 중지 여부를 결정하기 앞서 의료행위의 '절차적 정당화' 수순의 하나로서, 병원 윤리위원회에의 상정 및 결정의뢰가 있었더라면 법원으로서도 고려의 여지가 있었다는 판결문이 있다.

뿐만 아니라 수도 서울의 유명 A병원은 이미 몇 년에 걸쳐 모범적으로 병원윤리위원회를 통해서 연명치료 중단에 관한 어려운 상황을 극복해 나가고 있고, 최근 국가 중앙병원인 S병원도 자체적으로 병원윤리위원회를 통한 결정으로 연명치료 중단의 결단을 얻고 있다고 시중 언론에 최근 보도된 바도 있다.

문제의 세브란스 병원 환자의 경우는 세브란스병원이 기독교계 병원인 점이 S병원이나 A병원의 윤리위원회 결정과 다를 수도 있겠지만, 각 병원의 윤리위원회에는 의사 뿐만 아니라 지역사회 유지 및 종교계 인사도 포함되는 것이 통례로 환자를 위한 최선의 결정이 이뤄질 수 있다고 판단할 수 있다.

이미 법정 판례가 '병원윤리위원회'의 기능을 수렴하고 있고, 이미 국가 유명병원에서 병원윤리위원회의 역할이 기능하고 있는데도 법원이 해당 병원윤리위원회의 결정을 수렴하지 않고, 환자 측 보호자의 주장을 인정한 법원의 판결은 앞으로의 유사 사건 판결에 조금도 도움이 안 되는 선례를 남겼다고도 할 수 있다.

이상 우리나라 초유의 존엄사 관련 두 번의 대법원 판례를 의료인·호흡기내과 전문의 및 존엄사·임사의학 연구자의 한 사람으로서 평석하면서 앞으로 계속 이어지는 우리나라의 존엄사 논쟁이 법조계로부터의 마무리가 먼저라는 의견을 끝으로 '법이 목 죄고 있는 우리나라의 존엄사 혼선'에 일조가 되었으면 하고 소망한다.

Chapter 4

호식 심호흡의 철학(呼息 深呼吸의 哲學)

김 건 열
(전) 서울의대 호흡기 내과학 교수
대한결핵 및 호흡기학회장
대한결핵협회장

Key Point

호흡은 인간 생명 유지의 근본이며, 인체 기능에 주어진 적절한 호흡은 인간 심신의 능력을 향상시킬 뿐만 아니라, 삶의 질을 높이고 행복감을 갖게 하며, 또한 종교적 성취 경지에 이르게 하는 데도 큰 도움을 줄 수 있음이 밝혀지고 있다.

의료 측면에서의 호흡기는 인체의 여러 장기 중에서도 1) 스스로의 호흡 조절이 어느 정도 가능한 수의(隧意) 장기이고, 2) 주변 생활환경과 가장 넓은 영역(肺胞표면)에 노출되어 있어 질병에 취약성이 있는 장기, 3) 동시에 진단의학적 측면에서 기관지 폐포세척술(bronchoalveolar lavage, BAL)과 경기관지생검술(transbronchial lung biopsy, TBLBx) 등으로 직접 접근이 가능한 장기, 4) 인체 기능 중 가장 예비능(豫備能)(reserve capacity)이 큰 장기, 그리고 한 가지 더 추가한다면 5) 비교적 최근의 분자생물학적 접근과 CT (computed tomography)/fMRI (functional magnetic resonance image)/PET (positron emission tomography) 등 '분자 영상학 (molecular imaging)' 등의 임상이용(臨床利用)이 있기까지는 심장 등 다른 장기에 비해서는 덜 탐구된(un-explored) 장기라고 특징지을 수 있다.

기록에 의하면 석가모니(釋迦牟泥)(석존, 釋尊)는 오랜 수도고행(修道苦行) 끝에 개발한 '안반수의(安般守意)(아나파나사티, anapana-sati)'라는 '출식장입식단(出息長入息短)(내쉬는 숨을 길게 함)' 호흡법을 90일간 계속하고, 불교의 개조 및 세계 4대 성인의 경지까지 이르게 되었다고 전하고 있다.

철학(哲學)(philosophy)은 자연 인생 지식에 관한 근본 원리를 연구 탐구하는 학문이매 그 동안

취득한 학위(Ph.D) 위상에 맞는 천품(天稟)격의 글을 쓰고 싶었던 평소의 소망을 담아 일생 호흡기질환을 생각하며 호흡기질환 환자들과 지내온 호흡기 전문의사로서, 그리고 앞으로 평생 호흡기 환자들과 함께 할 동문들과 뜻을 같이 하여 사람의 호기 호흡(呼氣呼吸), 내쉼과 관련된 숨겨진 지식을 탐색하고, 이 내쉼의 호흡이 사람의 마음과 생각을 어떻게 조절하는가에 까지, 그리고 예방의료적(preventive medical practise) 차원에서 우리 삶에 어떻게 도움이 될 수 있는가에 대해서 묵은 지식을 새로운 생각으로 탐구하고자 古稀를 넘긴 나이에 이 글을 정리 하는 용기를 냈다.

탐구 여행

의과대학을 졸업한 것이 어언 반세기 가까운 48년 전의 일이고 보니, 그 동안 발전되어 온 여러 분야(해부학, 생리학, 생화학, 약리학, 면역학, 신경학)의 학문뿐만 아니라 새롭게 등장하는 분자생물학(molecular biology), 유전체학(genomics), 단백체학(proteomics), 분자영상학(molecular imaging) 등 새로운 생물의과학(biomedical science) 분야는 빠르게 발달을 거듭하고 있다.

그러나 한편 돌이켜 보면 인간의 생명현상의 기본적인 기전(機轉)조차 모르고 있었던 1953년, 영국의 젊은 두 과학자 F. Crick과 J. Watson에 의해서 처음으로 '유전자 이중 나선구조(DNA double-helix structure of heredity)'가 발견, 발표됨으로써 '인간생명의 기원(The Origin of Life)'에 대한 연구와 도전에 불이 붙여지기 시작 했음과 그 후 50년 가까운 세월 뒤인 2001년 2월에 국제 '인간 게놈연구소 컨소시움(international human genome sequencing consortium, IHGSC)'에 의해서 '인간 게놈지도(human genome project)'의 완성이 발표됨으로써 생명과학, 생명공학, 신약개발, 예고의학, 예방의학 등 의료분야 뿐만 아니라 윤리, 철학 종교 등 분야에도 일대 변혁과 새로운 개념 정립이 필요한 시대가 되였음을 상기해 볼 때, 지구상에 생명이 생긴 45억년을 염두에 두고 지구상의 과학발달, 곧 생명과학의 발달을 돌이켜 보자면 그것이 얼마나 최근의 짧은 반세기 동안에 성취된 과학 지식임을 일깨워 주고 있다.

인간은 복잡한 동물이며, 특히 1,000억 개나 되는 뇌신경세포와 100조나 되리라고 추측되는 뇌신경의 결합이 이뤄내는 복잡하고 다양한 인간의 생각과 행위를 알아내고 이해한다는 것은 현재의 과학 발달 정도와 속도로는 요원한 일이며, 망망대해와도 같은 인간의 마음속을 항해하기 위하여 우리 과학은 이제 막 초라한 과학 지식과 과학 장비를 갖춘 작은 배를 띄웠을 뿐이고, 끝도 모르고 결과도 모호한 힘든 도전의 첫 발걸음을 내 디딘 것에 불과하다고 표현한 신경과학 학자도 있다.

그 동안 관심을 가지고 모아 온 자료와 최신의 문헌을 찾아 호식호흡(呼息呼吸)의 철학적 의미를 탐색하고자 노력하였으나 아직 시작에 불과한 탐색의 첫 걸음임을 공감하며, 앞으로의 동문들 연구에 적은 동기부여가 된다면 큰 보람일 것으로 생각한다.

호식 심호흡의 생리학

만성호흡기질환, 특히 만성폐쇄성폐질환(COPD) 치료의 일환으로서 폐재활요법 특히 호흡재활요법 (respiratory rehabilitation)은 중요하며, 호흡운동훈련(respiratory exercise training)은 그 중 중요한 부분이다. 그러나 호흡재활 운동요법의 국제표준 지침이 아직 정립 단계에는 못 미치고 있으며, 특히 복부근육을 이용한 복식호흡(腹式呼吸) 또는 횡격막호흡 (diaphragmatic breathing)이 추천되고 있으나, 좀 더 구체적인 방법과 이론적 뒷받침이 요구되고 있다 (Celli BR, MacNee W; ATS/ERS Task Force. Eur Respir J 2004;23:932-946).

복식호흡(複式呼吸, abdominal breathing)은 곧 호식호흡(呼息呼吸)이며, 다른 이름의 횡격막호흡, 조절호흡(調節呼吸, paced respiration)(http://www. harvard.edu /newsweek), 복식호흡운동(brain-belly breathing)이며, 내쉬는 긴 호식(呼息) 호흡에서 하복부(아랫배)가 부풀어 오르게 하는 호흡이 된다. 이런 내쉬는 긴 호흡(長呼氣)법은 석존(釋尊)의 좌선(坐禪) 호흡법인 'anapana-sati (安般守意)', 즉 장호기호흡법(長呼氣呼吸法)이며, 단전호흡(丹田呼吸)의 기본이 된다.

이러한 장호식(長呼息)의 단전호흡은 횡격막, 복근 및 내측늑간근육 등 호출호흡근육의 의도적(守意) 수축 기능으로, 흉곽내강(內腔)의 감소, 복강 내 압력증가, 횡격막 및 복강 내 장기를 위로 밀어 흉곽내 심장순환계의 순환기능을 활성화시켜 뇌혈관계 순환혈액량을 증가시켜 뇌세포의 활동을 증가시킨다. 호기(呼氣)부터의 심호흡은 심신(心身)의 생리적 변화를 유도하며, 뇌간(腦幹)에서 serotonin 신경계가 자극되어 뇌간에 있는 뉴런(neuron) 수원에서의 serotonin 분비가 자극된다. 또한 위액분비를 감소시키고, 근육수축력을 증가시키며, 중추신경계 신경전달물질(neurotransmitter) 및 멜라토닌 전구물질(melatonin-precursor) 등의 분비 촉진 등 지금까지 알려진 여러 생리현상 및 앞으로 밝혀져야 할 많은 기능(알려진 것보다 더 많음) 등을 내포하고 있는 중요한 영역이다.

멜라토닌은 아직 알려지지 않은 것이 많은 신경전달물질이지만 시차증후군(jet lag)으로 고생한 경험이 있는 사람은 멜라토닌의 효과를 알고 있고 한때 인간 수명을 늘리고 면역체계를 강화시킨다는 속설로 미국 판 '불로 장수약'으로 불렸던 신경전달물질이다.

연수호흡중추(延髓呼吸中樞, medullary respiratory center)에 있는 호식중추(expiratory center)는 중추화학감수기(central chemoreceptors), 말초화학감수기(peripheral chemoreceptors) 이외에도 대뇌 고위중추, 활약근, 온도감기, 통각 및 압력감각기 등의 영향을 받아 구심성흥분파에 의해서 호흡의 변화를 일으키고 있다. 그 중에서 가장 중요한 자극은 뇌척수액 및 혈액의 CO_2, H이온 농도, pH, O_2 농도 등이며, 과호흡(過呼吸) 혹은 마취하지 않은 건강한 사람에서의 의식적인 과환기(過換氣) 또는 과환기를 계속하는 장시간의 호식호흡(呼息呼吸) 상태에서는 호흡성알카리증(respiratory alkalosis)의 산염기 상태의, 마취한 수술환자 상태와 유사한 소견이라고 알려져 있다. 총경동맥분지부에 있는 경동맥소체(carotid body)와 대동맥궁 아래 위치에 있는 대동맥소체(aortic bodies)들은 또 다른 영역의 구심성흥분을 호흡중추에 전달하여 호흡조절에 관여하고 있으나, 중추화학감수기에 비하여 훨씬 약한 기능이고, 중추의 80%에 비하여 20%에 해당하는 구심성흥분을 전달한다.

분자생물학적 이해

두뇌 속 시상하부구조(視床下部構造, hypothalamic structures)가 인체 내분비(endocrine) 기능 및 자동반응(automatic response)의 광범위 영역의 조정기능에 관련되어 있음이 1990년대 이후 알려진 이래, 분자생물학의 연구는 호기심호흡(呼氣深呼吸)이 호흡중추를 자극하여 serotonin 분비를 증가시키고, 동시에 serotonin이 호흡 조절(respiratory control)에서 중추적 역할을 하고 있음을 밝히고 있으며, 많은 종류의 신경전달물질 중에서도 특히 serotonin에 대한 역할을 강조하고 있다(Behan M, Zabka AG, Mitchell GS. Respir Physiol Neurobiol 2002;131:65-77).

Serotonin은 dopamin과 noradrenaline 등 중요 신경전달물질과 화학적으로 친척이 되는 중요 신경전달 물질이며, 척수위에 있는 뇌간(腦幹)에 있는 뉴런(neuron)에서 출발한다. Serotonin 수원에 상당하는 세포체군은 뇌의 중앙 축을 따라 정렬된 작은 덩어리를 형성하고 이 덩어리의 일부가 척수를 따라 아래로 내려가는 축색을 이루고 다른 일부는 시상하부(視床下部, hypothalamus)와 연결되며, 시상하부는 섹스, 체온, 공복, 갈증, 편안함, 행복감 등과 관련되어 있다. 뇌에는 serotonin의 전달로가 많고 다양한 점으로 미루어 여러 종류의 정신작용에 serotonin이 관련되어 있다고 판단되고 있다. Serotonin은 상부기도(upper airway)와 횡격막운동신경세포(phrenic motor neuron)에 흥분성자극을 주며, 이 기능에 관여하는 여러 개의 수용체가 있는 것으로 알려져 있어, 호흡 특히 깊게 내쉬는 호식(呼息) 호흡이 횡격막의 수축을 중심으로 이뤄진다는 것을 생각하면 serotonin의 역할이 크고, 특히 횡격막 신경세포(phrenic motor neuron)에 많이 분포되어 있는 것으로 알려져 있는 5-HT2A 수용체는 serotonergic neuron의 chemoreception의 역할을 하고 있으며, 이들 serotonergic neuron에 포함되어 있는 다른 종류의 여러 neurotransmitters (예 serotonin, thyroid-releasing hormone and substance P 등)와 수용체 등의 역할과 함께 앞으로 밝혀져야 할 큰 분야라고 할 수 있다. 뇌의 신경전달물질 중 중요한 여섯 가지는 serotonin, acetylcholine, dopamin, norepinephrine, endorphin, 그리고 GABA (ϒ-aminobutyric acid) 등이고, 그 외에 여러 개의 '신경활동성 펩티드(neuroactive peptides)'가 있고 여기에 속하는 것으로는 다음과 같은 여러 종류가 알려져 있지만 이들의 기능과 역할 및 이 물질들의 조작으로 나타나는 심리효과 등 포괄적인 이론에 접근하기까지는 아직 밝혀져야 할 일이 많다고 되어 있다. 참고로 '신경활동성 peptides'의 여러 종류를 열거하면 다음과 같은데, 이들 중 endorphin의 발견은 세계적인 화제를 일으켰던 유명한 신경전달물질이며, 한때 신(神)이 인간의 심적(心的) 육체적 고통을 없애주기 위해서 선물했다는 내인성(內因性) 신경전달물질이며, 일명 runners high(달리는 자의 환희)라고 해서 일정 수준(땀이 나는 수준)의 달리기 후에 느끼는 쾌감을 갖게 하는 신경 전달물질이다.

다음은 알려진 중요 neuroactive peptide의 종류이다. VIP(vasoactive intestinal polypeptide), CCK-8(cholecystokinin octapeptidase), substance P, neurotensin, methionine enkephalin, leucin enkephalin, insulin, glucagon, hypothalamic-releasing hormones, TRH(thyrotropin-releasing hormones), luteinizing hormone-releasing hormone (LHRH), somatostatin(growth hormone releasing-inhibiting factor, GHRIF), adrenocorticotropin hormone(ACTH), β-endorphin, α-melanocyte- stimulating hormone(α-MSH), angiotensin II, bradykinin, oxytocin, carnosine, bombesin 등이다(SH Snyder. Science 1980;209:976-983).

일선 분자생물학의 선두 학자들은 2050년에 가서 이해될 분자생물학적 현상에서는 존귀하고 장중(莊重)하게 여겨 온 인간의 마음(human mind)의 신체적 구조(physical structure)가 규명되게 됨으로써 신체/두뇌, 신체/정신(마음), 또는 두뇌/마음 등 이원적(二元的)으로 분리 취급되어 오던 종래의 전통적 개념이 무너지고, '마음'은 물질(腦)의 한 표현이며, 물질(腦)과 별개로 존재할 수 없다는 일원론(一元論)적 해석이 主流가 되어 인간 '마음'을 고귀하고 장중하게 생각하던 전통적 생각은 격하(몰락) 및 소실될 것이라고 전망하고 있다(Damasio AR. How the Brain creates the mind. Sci Ame 1999;281:112-117).

21세기 최고 과학자이고 세계 석학 중 한 사람으로 지목받고 있는 Richard Dawkins는 최근의 그의 베스트셀러 저서 '만들어진 神(The GOD Delusion)'에서 자기 스스로를 '골수, 一元論 者'라고 기술하고 있음(275쪽, 김영사 2007년 7월 발행)은 그의 세기적 유명한 저서인 '이기적 유전자(selfish gene)'의 주장과 내용으로써도 가늠되는 一元論的 대표적 과학자의 주장이라고 할 수 있다(리차드 도킨스. 이기적 유전자. 홍영남 옮김. 을유문화사 1993).

좌선, 불교에서의 단전호흡

동양에서는 인도의 석존(釋尊) 호흡법, 중국 선도(仙道)의 단전호흡법(胎息法), 일본 신도(神道)의 오끼나가(息長) 호흡법, 동남아시아의 '올히바' 호흡법 등 내쉬는 호흡이 주체가 되는 호흡, 즉 호주흡종(呼主吸從)이 많이 알려져 내쉬는 호흡을 중요시 하는 것이 동양적인 호흡이었다고 할 수 있다. 단전호흡의 주체가 되는 호식(呼息) 호흡도 단전(아랫배 부근)에 중심을 두는 깊은 내쉼 호흡으로서 횡격막의 강한 수의(隨意)적 수축으로부터 시작된다(횡격막호흡).

우리 몸의 단전의 위치는 대체적으로 아랫배 부근을 가리키며('단전'이란 감각이지 위치는 아니라는 견해도 있음), 다음과 같이 '단전(丹田)'의 위치를 정할 수 있다. 즉, 왼쪽 손가락을 가로로 가지런히 한 다음, 엄지손가락을 배꼽에 오게 한 후, 왼쪽 손가락 밑에 오른손을 대고 그 다음 왼손을 오른손 위에 겹치며, 이때 양쪽 손이 대고 있는 부분이 단전의 위치로 되어 있다. 석존(釋尊)의 호흡법에는 동(動)과 정(靜)의 단전호흡이 있고, 단전 호흡의 주축은 횡격막의 강한 수축이며, 횡격막은 여러 가지 몸놀림과 함께 작용하여 이런 몸놀림을 동반하는 횡격막 호흡을 동(動)의 단전호흡이라고 하고, 정(靜)의 단전호흡은 좌선(坐禪), 정좌(靜坐), 묵상(黙想), 기도(祈禮) 등 몸의 움직임을 동반하지 않는 단전호흡이다. 염불(念佛)은 장식(長息)의 단전 호흡이고, 나무! 아미! 타불!, 곧 3분절이고, 그것이 1분에 6호흡에서 10호흡 정도로 되며, 6호흡일 때는 한 호흡이 대체로 10초이고 그 가운데서 9초 가량이 내쉬는 호기(呼氣)이고 그야말로 장호기(長呼氣), 긴 내쉼이다. 석존(釋導)의 '안반수의(安般守意)(아나파나사티, anapana-sati)'라는 '출식장 입식단(出息長入息短)(내쉬는 숨을 길게 하고 들이쉬는 숨은 짧게 하는 호흡)' 호흡법은 석존이 90일간 고행 끝에 숙달하고 나서 세상의 도(道)를 깨닫게 되었다는 유명하고 효과적인 호흡법이다(註: 기독교 예배 시 크게 부르는 찬송가 봉창(奉唱)은 호흡역학(力學)상 완전한 단전호흡의 반복이며, 찬송가 4절을 부르고 나면 최소 50회 이상의 단전을 활용한 복식호흡운동을 하여 심신의 생리효과를 얻게 된다고 필자는 믿고 있고 그렇게 실천하고 있다).

면역학적 이해

분자생물학을 응용한 새로운 지식은 각종 뇌신경화학물질 (neuroactive peptides)과 면역계 사이의 instrinsic-network를 확인하여 두 시스템이 서로의 신호로서 계속적이고도 신속하게 상호 작용하고 있음을 알게 해 주었고, 또한 같은 신호들이 인간의 행동과 스트레스 반응에 작용하고 있음을 확인해

주었다. 따라서 이 communication networks가 어떤 계기로 혼란, 붕괴되면 이 시스템이 지키고 있던 감염, 염증, 자가면역(autoimmune) 및 감정장애(感情障碍, mood disorder) 영역의 악화가 발현하게 되며, 스트레스 호르몬에 의한 면역반응은 세포 수준에서부터 변화를 초래하게 된다. 면역세포(immune cell)에서 생성되는 사이토카인은 시상하부를 자극하고, 시상하부에서 생성되는 neuroactive peptide의 하나인 CRH(corticotropin releasinging hormone)가 시상하부-뇌하수체-부신 축(hypothalamus-pituitary-adrenal axis, HPA axis)을 활성화하며, 이에 수반되는 Cortisol 분비의 증가가 면역체계를 약화시킨다. 또한 CRH는 뇌간(brain stem)에 작용하여, 면역계 기관에 분포하는 교감신경계(sympathetic nervous system)를 자극하여 전신적인 염증반응 조절에 관여한다. 따라서 이 계통의 교란 약화는 신체의 질병과 면역 합병증 발생 감수성을 증가시키게 된다.

뇌간(腦幹) 뉴런(neuron)과 시상하부 및 여러 종류의 정신기능에 작용하는 중요 신경전달 물질의 하나인 serotonin은 이러한 communication network의 교란(disruption)을 안정시키는 데 큰 역할을 하며, 특히 명상(meditation, 瞑想)을 동반한 '호식 심호흡(呼息深呼吸)운동' 효과에 관심이 주어지고 있다.

정신신경해독 가설

2050년경이 되면 인간의 마음(human mind)의 신체적 구조(physical structure)가 규명됨으로써 신체/두뇌, 신체/마음, 두뇌/마음 등의 이원적 개념이 없어지게 될 것이라는 Damasio 등 일선 선두 분자 생물학자의 예언은 이미 21세기 초반의 '정신신경해독 가설(情神神經解讀 假說)(psychoneural translation hypothesis, PTH 가설)'로서 그 윤곽이 드러나고 있다(Beauregard M. Prog Neurobiol 2007: 81;218-236). 즉, 정신세계(mental activity)와 뇌의 세계(brain physical activity)간의 관계 정립을 위하여 제창된 이 PTH에 의하면 인간의 정신세계는 인식론(認識論, epistemology)과 존재론(存在論, ontology)적 관점에서는 두 개의 별개의 영역이지만, 그리나 두 가지가 같은 근원적(基本的)인 실체(實體) (same underlying reality)의 보완적 측면이기 때문에 서로 영향을 끼치고 작용하고 있다는 이론이다. 총괄하여 인간 스스로의 생각과 사고(thoughts), 믿음과 확신

(beliefs), 의지와 의욕(volition)및 감정(feelings)등 자기 스스로 의도하는 정신 활동은 인간 두뇌(頭腦) 기능의 분자생물학적 및 세포학적 과정의 여러 단계에 작용하고 그 기능적 적응성(유연성)에 뚜렷한 영향을 미치고 있음을 밝혀내고 있다. 즉, 사람 정신세계의 '믿음과 확신[지각, 인지(perception), 움직임(movement), 통증(pain), 여러 방면의 감정의 움직임(various aspects of emotional processing) 등]'은 뇌(腦)의 신경생리학적(neurophysiological) 및 신경화학적(neurochemical) 활동을 뚜렷하게 변화 조정할 수 있음을 밝혀내고 있고, 이에 근거한 정신신경해독 가설을 제시하고 있다.

맺음말

여러 종류의 만성호흡기질환은 근치(cure)가 없는, 관리(care) 대상의 장기 치료가 필요한 만성 질환이며, 고령 환자가 많고 특히 생명유지의 기본이 되는 숨 쉬는 불편함을 동반한 질환이라는 점에서 환자의 질병을 치료해야 하는 의사의 입장에서 많은 한계를 느끼게 하는 만성질환군이라고 할 수 있다.

그러나 의사는 한계를 갖는 신체적(물리적) 치료 범위를 넘어 환자의 정신세계의 평안함까지도 보살피는, 나아가서는 임종의료(臨終醫療)의 존엄성까지도 생각하는 의사상(醫師像)을 필요로 하는 것이 호흡기 전문의사라고 생각해 왔다. 이러한 생각의 진료측면에서 호흡기 재활 치료, 특히 적절하게 지도 및 처방된 호흡재활 치료가 환자의 치료 및 복지에 상당한 효과를 미칠 수 있다는 관점에서 호식 심호흡(呼息深呼吸)의 해부학적, 생리학적, 분자생물학적, 종교적 및 심리학적 측면을 탐색(探索)하여 보며, 명상(瞑想)을 동반한 呼息深呼吸(丹田 呼吸의 일종) 치료의 이점과 호흡 재활 치료에의 효과를 정리하였으며, 앞으로 이 방면에 관심을 갖게 하는 동기부여가 되었으면 하는 소망을 전달하였다.

참고문헌

1. Behan M, Zabka AG, Mitchell GS. Age and gender, effects on serotonin-dependent plasticity in respiratory motor. control. Respir Physiol Neurobiol 2002;131:65-77.
2. Beauregard M. Mind does really matter: evidence from neuroimaging studies of emotional self-regulation, psychotherapy, and placebo effect. Prog Neurobiol 2007;

81:218-236.
3. Damasio AR. How the brain creates the mind. Sci Am 1999;281:112-117.
4. 村弘木昌 지음(류정훈 엮음). 석존의 호흡법(大安般守意經講話) 경서원, 1988.
5.Widmaier EP, et al. Vander's Human Physiology (10th ed.) Mcgraw Hill 2006.

Chapter 5

"조력 사망(助力 死亡)"의 연대기(年代記) (20 - 21세기)

(Chronology of Assisted Dying, during 20 - 21Century)

(1) 1906년 - 미국 '오하이오'주에서, 첫번째 '안락사' 법안(Euthanasia bill)이 상정 되었고, 부결됨.

(2) 1935년 - 영국 '런던'에서, 세계 첫 번째, '안락사협회(Euthanasia Society)'가 창설됨.

(3) 1938년 - 미국 '뉴욕'에서, '미국안락사협회(The Euthanasia Society of America)'가, Rev. Charles Potter 에 의해서 창설됨.

(4) 1954년 - Joseph Feltcher 가 "의학과 윤리 (Morals and Medicine)" 제목의 글을 전문지에 발표하여, "죽을 권리"에 대한 논쟁을 예고함.

(5) 1957년 - Pope Pius XII 교황이, 의료 현장의 생명유지 치료에서, '통상치료(ordinary means)'와 '특별한 치료(extra-ordinary means)'를 구별하는, '카톨릭' 교리 원칙을 발표함.

(6) 1958년 - 영국 Oxford 대학 법과교수 Glanville Williams는, '생명의 신성함과 형법' 제목 하에 저술을 통해, 정신적 판단능력이 있는 말기환자가 원하는 '자의적안락사(voluntary euthanasia)'는 허용해야 함을 제안 했다.

(7) 1967년 - 첫 번째의 Living will(사전의료지시서)가, 변호사 Louis Kutner에 의해서 기록 되었고, Indiana Law Journal에 게재 되었다.

(8) 1967년 - '죽음의 권리 법안(A right-to-die bill)'이, Dr. Walter Sackett에 의해서 Florida 州의회에 상정되어 광범위한 토의가 있었으나 통과 되지 못함.

(9) 1968년 - 'Harvard Medical School' 의사들에 의해서, '죽음의 정의'에서, 종래의 '심장-폐장 사망(heart-lung death)'과 함께 '뇌사(brain death)'도 포함해, 죽음을 '재 정의(redefine)'할 것을 제안함.

(註: 장기이식술의 발달에 따른 조치로서, 뇌사 환자의 장기적출을 위해 '뇌사'도 '죽음'으로 포함해 정의 한다는 의미.)

(10) 1969년 - '자의적안락사(voluntary euthanasia)' 법안이 'Idaho' 州에서 상정되었으나, 법안 통과에 실패함.

(11) 1969년 - 죽음학 연구로 세계적 명성을 가진 Elisabeth Kubler-Ross 박사의 저술, "On Death and Dying"이 출간되어, 그 때 까지 금기(禁忌)시 되어 오던 '죽음'에 대한 활발한 토의가 시작됨.

(12) 1970년 - 미국 '안락사협회(The Euthanasia Society)'는, 60,000 부의 living will(사전의료지시서)를 배포함.

(13) 1973년 - 미국병원협회(American Hospital Association)는, '고지(告知)에 입각한 동의서(同意書)(informed consent)'와 '치료를 거부할 권리'를 포함한, '환자의 권리법안(Patient Bill of Right)'을 입안 했음.

(14) 1973년 - '네덜란드'국의 Dr. Gertruide Postma는, 말기환자인 자기 모친에게 치사량의 주사를 해 안락사 사망을 시행하고, 가벼운 벌을 받음. 이 사건이 '네덜란드'의 '안락사' 운동(NVVE)을 일으키게 함.

(15) 1974년 - 뉴욕의 '안락사협회'는, '죽음의 권리 협회(The Society for the Right to Die)'라고 이름을 고침. 미국의 첫 '호스피스(American Hospice)'가 '코네티카트' 주 New Haven에 개설됨. 'Concern for Dying'의 이름을 가진 단체로 활동함.

(16) 1975년 - 깊은 신앙심을 유지한 Henry P. Van Dusen (77세)와 그의 부인 Elizabeth (80세)가, 동반 자살을 감행하고, 유명한 기록을 남김. 이들 부부는 세계교회주의 운동의 지도자였으며, 무능한 상태로 고통

을 받기보다는 죽음을 택하기를 원했고, 유서에는 "우리들은 아직도 이것이 최선의 길이라고 생각하고 바른 갈 길이라고 믿는다" 라고 기록 했다.

(17) 1975년 - '네덜란드'국 '자의적안락사협회(Voluntary Euthanasia Society)(NVVE)'는, 임종을 앞둔 소속 회원들에게 '도움봉사(aid service)'를 처음으로 시작했고, 시작한 첫해에 25회의 요청을 받음.

(18) 1976년 - 미국 '뉴저지'州대법원은, 의식 없는 Karen Ann Quinlan 환자의 아버지가 딸의 연명기구였던 인공기계호흡기의 제거를 요청한 것에 대한 법정 판결에서, Karen 자신도 그런 환경에서는 그런 결정을 했을 것이라는 법적 주장(해석)하에, 인공기계호흡기의 제거 요청을 허용한. Quinlan 판례는 법정 판례의 획기적 파례로 기록됨.

(19) 1976년 - 미국 '켈리포니아'주의, '자연사법(自然死法)(Natural Death Act)'이 통과 됨. 미국 첫 번째의 이 '죽음 도움 법령'은, '사전의료지시서(living will)'의 법적 지위를 보장해 주고, 불치병으로 말기를 맞은 환자에게 환자의 뜻에 따라(사전의료지시서) 연명치료를 중지하는 의사(醫師)에 대한 법적 책임을 보호해 준다.

(20) 1976년 - 미국에서 추가적으로 10개州에서, '자연사법'이 통과 됨.

(21) 1976년 - 일본 Tokyo에서, '죽음 권리 (Right-to-Die)' 제 1 회 세계대회가 개최 됨.

(22) 1978년 - Doris Portwood는 획기적인 저술인, '자살 상식' 내용을 담은 책 "The Final Right (마지막 권리)" 를 출판함. 이 책은, 노쇠한 환자의 자살을 정당하다고 인정해야 한다고 주장함.

(23) 1978년 - 유명한 연극, '누구의 삶이기에 ? (Whose Life Is It Anyway ?)'라는 무대극이, 젊은 예술가가 사지마비 환자가 되고 죽음을 원하고 있다는 내용의 연극으로, 런던과 뉴욕에서 장기간 상연되어, 환자의 '죽을 권리' 에 대한 지대한 관심을 고조 시켰다. 이 내용의 영화가 1982년에 제작 되어, 세계적으로 상영되었다.

* Derek Humphry는, "Jean's Way (진의 길)" 라는 제목의 책에, 말기질환으로 죽음을 앞둔 자기 부인의 죽음을 어떻게 도움 주어 왔는가에 대한 기록을 정리해 출판 했음.

(24) 1979년 - 예술인 Jo Roman은, 암(癌)으로 임종을 맞으면서, 많은 친지들과의 모임에서 공개된 자살을 하는 유명 행위를 실행 했으며, 후에 이는 지역 TV에 방영되고, '뉴욕타임스(New York Times)'에 보도 되었다.

(25) 1979년 - '죽음의 권리 협회'가, 두 개의 단체로 분리 되고, '안락사교육협의회(Euthanasia Education Council)'로 분리됨.

(26) 1980년 - 일간지 조언란(助言欄)인 'Dear Abby'가, 죽어가고 있는 사랑하는 사람 때문에 고통 받고 있는 독자의 편지를 게재한 후, '죽음의 권리협회'에 30,000부 이상의 '사전의료지시서' 요청이 쇄도 함.

(27) 1980년 - Pope John Paul II 교황이, 안락사(安樂死)/ 자비사(慈悲死)는 반대 하고, 통증의 완화를 위한 진통제 사용의 허용과, 회복이 불가능한 말기 환자에 '비정상적인 치료방법(extra-ordinary means)(연명치료)'을 거부할 수 있는 환자의 권리를 허용하는 내용의 '안락사에 대한 선언문(The Declaration on Euthanasia)'을 발표 함.

(28) 1980년 - Derec Humphry 에 의해서, 'Hemlock Society(헴록 협회)' 가 미국 '켈리포니아' 주 Santa Monica 에 창설됨. 이 협회는, '죽음'에 대한 정보와 법적 대처에 대해서 주창/ 변호 하고 있고, '미국의 조력사망(助力死亡)(Assisted dying in America)' 구호로, 사회운동을 벌리고 있다. '헴록 협회' 회원은 미국 전국적으로 5만명을 넘고 있다.

* 1980년에, '독일'과 '카나다'에서도, "죽음 권리"협회가 창설 되었다.

(29) 1980년 - "세계 '죽음 권리' 연합회"가, 영국 Oxford에서 18개국 27개 단체로 창설되었다.

(30) 1981년 - Hemlock Society는 '자살 방법안내서'를 처음으로 발간해서 공개적으로 발매를 시작함.

(31) 1983년 - 말기질환으로 임종을 맞은 유명한 저술가 Arthur Koestler는, 스스로 목숨을 끊는 이유를 책으로 출판한 1 년 후, 자살 했고, 그의 부인인 Cynthia 도 그와 함께 동반 자살을 감행 했다.

(32) 1983년 - 뇌성마비(腦性痲痹, cerebral palsy)환자인 Elizabeth Bouvia는, 자기가 입원하고 있는 '켈리포니아'병원을 상대로, 자기의 치료 중에 스스로 먹기를 거부함으로서 죽을 수 있게 허용해 달라는 법정 청원

을 제출했고, 이는 받아들여지지 않았다.

(33) 1984년 - '사전의료지시서'가 미국 22개州와 'District of Columbia (미국연방정부소재구역)'에서, 인정 되다.

(34) 1984년 - '네덜란드' 대법원이, 특수 환경하에서의 '자의적안락사(voluntary euthanasia)'를 인정함.

(35) 1985년 - 미국의 Karen Ann Quinlan이 사망함.

(36) 1985년 - Betty Rollin 의 저술, 'Last Wish (마지막 소원)'은, 자기 모친의 유방암 투병/사망기를 기록한 소설이며, 베스트셀러 목록에 오르다.

(37) 1986년 - 미국 Florida 의 Rosewell Gilbert (76세)는, 말기질환으로 고통받고 있는 부인을 총으로 사살한 후, 25년형을 받았고, 5년 후 관용조치를 받았다.

(38) 1986년 - 미국 '켈리포니아'주에서, "American Against Human Suffering"이 창립 되였고, 후에 이 사회운동이 '1992년 켈리포니아 존엄사 법' (1992 California Death with Dignity Act)으로 발전 되었다.

(39) 1987년 - 미국'켈리포니아'州 변호사협회는, 결의안 #3-4-87을 통과시켜서, '의사조력사망(醫師助力死亡)(Physician aid in Dying)을 인정한 첫번째 공공기관(公共機關)이 되었다.

(40) 1988년 - 미국의사협회잡지(The Journal of American Medical Association)는, 'It's over Debbie (그것은 끝났다, Debbie 야 !)' 제목의, 난소암(卵巢癌)으로 사망하는 말기환자에게 치사량의 약물을 주사 해 '안락사' 시키는 익명(匿名)의 전공의(專攻醫) 이야기를 기록한 기사를 게재 했고, 지역 검사(檢事)는 그 기사를 쓴 전공의를 많은 노력을 기울여 색출하려 노력 했으나 끝내 찾아내지 못했음.

(41) 1988년 - 미국 Unitarian Universalist Association (미국유일신교 연합회)는, 말기환자의 죽음 과정을 돕는 결의문 "존엄스럽게 죽을 수 있는 권리 1988"을 전국 총회에서 채택함으로서, '죽음의 권리'를 인정한 최초의 종교 단체가 되었다.

(42) 1990년 - 미국 '워싱턴'州의 존엄사 법안인, 'Washington Initiative 119(Death with Dignity Initiative of Washington)'가 제출됨으로서, '워싱

턴' 주민투표에 의하여 '자의적안락사'와 '의사조력자살' 문제에 대한 투표가 실시됨.

(43) 1990년 - 미국의학협회(American Medical Association)는, 고지(告知)에 입각한 동의(승락)에 의하여 의사(醫師)는, 죽음에 임박해 있는 환자에서 치료를 보류 또는 중단 할 수 있다는 공식적인 입장을 채택했고, 또한 영구 혼수상태 환자에서 생명유지장치를 중지할 수 있음을 밝혔다.

(44) 1990년 - Dr. Jack Kevorkian은, Alzheimer's disease(노인성치매) 환자인 Janet Adkins의 죽음을 도왔다는 죄로 단죄 받음.

(45) 1990년 - 연방대법원은 Nancy Cruzan 판결을 하여, 의식이 명료한 성인 환자는 치료를 거부할 수 있는 헌법에 보장된 권리가 있음을 인정했으며, 또한 법정은 이런 권리를 보호하기 위한 절차적정당화 조치를 요구 했다.

(46) 1990년 - Oregon州 Hemlock는, 오래곤州의회에 "존엄사법(Death with Dignity Act)"을 상정했고, 통과에는 실패 했다.

(47) 1990년 - 미국 국회(Congress)는, '자기결정권법(患者自己決定權法)(Self-determination Act)'을 통과 시켜, 연방정부 지원을 받는 모든 의료기관은 소속 환자들에게 치료를 요구하거나 거부할 수 있는 권리가 환자에게 있음을 고지해야 한다는 것을 의무화 했다.

(48) 1991년 - Dr. Timothy Quill 은, 'New England Journal of Medicine'이라는 유명한 의학전문지에, "Diane(여자환자 이름)" 이라는 제목의 기사에서, 그의 말기 백혈병 환자에서 25% 확률의 생존 가능성이 예상된다면, 독한 화학요법을 권하기 보다는 치사량의 약을 환자에게 제공하여 집에서 스스로 죽을 수 있게 도움을 주겠노라고 기술 발표한 바 있다.

(49) 1991년 - 미국 전국 규모의 여론조사에서, 75% 이상의 응답자가, '사전의료지시서'를 인정하고 있다.

(50) 1991년 - Dereck Humphry (Hemlock Society 창시자)는 'Fianl Exit(마지막 출구)'라는 제목의 저술을 통해, 스스로의 구출(죽음으로 부터의) 방법에 대해 기술해, 18개월 내에 54만부를 판매해 미국 최고의 베스

트셀라 명단에 등제 되었고, 12개 언어로 번역 출판 되었고, 전 판매부수는 100만부를 넘었음.

(51) 1991년 - 두 개 단체인, 'Society for the Right to Die'와 'Concern for Dying'이 합쳐, "Choice in Dying"이라는 단체가 됨. 이 단체는 '환자의 권리' 수호와 '사전의료지시서'의 장려(촉진)에 노력했으며, 이제는 50,000명의 회원을 확보하고 있다.

(52) 1991년 - 미국 '워싱턴'州의, 의사조력자살(醫師助力自殺)을 합법화하려는 'Initiative 119'는, 54:46으로 부결 됨.

(53) 1992년 - 미국의 의료제도는, 대통령선거에 중요 토의 문제로 대두되었고, 의료혜택이 못 미치는 소외층 문제, 급등하는 의료비, 어떤 형태의 공급제한 등의 필요성 등이 대통령 후보들의 토의 의제가 되었다.

(54) 1992년 - 미국 '켈리포니아'州는, 'Proposition 161 (California Death with Dignity Act)' 를 54: 46 표로 부결시켰으며, 이 법안이 통과 되었으면 의사가 말기환자에게 죽음을 앞 당길 수 있는 약물을 투여하거나 환자 스스로의 투약으로 죽음을 앞당기는 것이 허용되는 법안이다.

(55) 1993년 - 'Advance Directive Law (사전의료지시에 관한 법)'이 미국 48개州에서 확보 되었으며, 나머지 두 州에서도 곧 통과가 임박해 있음.

(56) 1993년 - 'Compassion in Dying'이라는 단체가 '워싱턴'州에서 형성 되어, 임종을 맞는 말기환자에게 어떻게 대처해야 하는지에 대한 자문을 하며 고통없는 죽음에 대한 정보 제공을 함.

(57) 1993년 - 미국 대통령 Clinton 과 부인 Hillary Rodham Clinton은, 대통령부인의 부친 Hugh Rodham의 사망을 계기로, '사전의료지시서'에 서명하고 이 문서의 공개적 지지 표명을 함.

(58) 1993년 - 정치활동 기구인 "Oregon Right do Die(오리곤州 죽음 권리)"가 창설되고, 마침내는, 'Oregon Death with Dignity Act (오래존州 존엄사법)'이 통과 됨.

(59) 1994년 - 미국 California주에 '국립존엄사교육센타(The Death with Dignity Education Center)'가 창설되어, 임종을 맞는 말기환자를 위한 포괄적, 인도적 및 바로 대응하는, 비영리 기구로서 역할을 진작 함.

(60) 1994년 - 더 많은 '사전의료지시서(living will)'가 대통령 주변에 소개되고, Richard Nixon 대통령과 전 John F. Kennedy 대통령부인 Jackqueline Kennedy Onasis의 사망이후, 두 고인이 '사전의료지시서'에 서명했음이 알려짐.

(61) 1994년 - 미국 '켈리포니아'州 변호사 협회는, '의사조력자살(醫師助力自殺, Physician-assisted suicide)'을 인정 했다. 대표자 회의는 85% 찬성으로 의사(醫師)는, 말기환자가 의식이 명료한 성인 환자인 경우 환자의 소망에 따라 죽음을 촉진할 수 있는 약물의 처방이 허용되어야 한다고 발표 했다.

(62) 1994년 - 미국의 전체 州와 연방정부 소재지인 '컬럼피아'특별구(D.C.)도, '사전의료지시서(living will)'를 지지하게 됨.

(63) 1994년 - Oregon 州는, '존엄사 법, 법안 16 (Death with Dignity Act, Measure 16)'을, 56:49로 인준했으며, 이법에 따라 말기환자가 적법한 안전조치 후, 삶을 인도적이고 존엄스럽게 마감 할 수 있게 의사의 처방을 받을 수 있게 허용됨

(64) 1995년 - 미국 지방법원(US District Judge) Hogan판사는, Oregon州의 '존엄사 법, 법안 16 (Death with Dignity Act, Measure 16)'을, 헌법의 '동등보호조항(Equal Protection Clause)'에 위배된다는 이유로 위헌(違憲)이라고 판결하였음.

(65) 1995년 - 조사에 의하면 의사들은 '사전의료지시서'를 무시하는 경향이 있으며, 미국의학협회(AMA, American Medical Association)의 보고에 의하면, 뉴욕 병원에 입원한 중,장년(中,長年)층 환자의 3/4에서 '사전의료지시서' 에 대해서 의사들이 모르고 있음을 나타냈다고 보고했다.

(66) 1996년 - 호주의 Northern territory에서 '자의적안락사법(Voluntary Euthanasia Law)'이 통과 됨. 그리고 그 9개월 후, 연방 국회는 그것을 파기(破棄) 함.

(67) 1997년 - "Dutch Voluntary Euthanasia Society (NVVE)('네덜란드'자의적 안락사협회)"는, 그들이 회원이 90,000 명이고, 900명이 회원 지원부서에 '죽음 도움이'를 청해 왔다고 보고함.

(68) 1997년 - 영국의회(英國議會)는, 여론 조사 상 영국민의 82%가 '조력자살(助力自殺, Assisted Suicide)'에 동의함에도, 60년 동안 7번이나 상정된 '조력자살법안'을 234 대 89로 부결 했다.

(69) 1998년 - Dr. Kevorkian 이, 8년간에 걸쳐, 92번째로 자기 환자의 자살에 도움을 주었음. 그가 거주하고 있는 michigan주는 그런 의료행위를 범죄로 규정 했으며, 1988년 9월 1일 이후 효력을 발휘하게 되었다. 그러나 Dr. Kevorkian은 계속 환자의 자실에 도움을 주어, 11월에는 120번 째로 환자 자살에 도움을 주는 기록을 남김.

(70) 1998년 - 미국 Oregon州의 '존엄사법(Death with Dignity Act)'에 의거해서 그 시행 첫 해에, 16명의 환자가 '의사도움자살(physician-assisted suicidc)'로 사망했다.

(71) 1999년 - Dr. Kevorkian 은, 그의 환자 Thomas Youk 에게 치사량의 약을 주사하여 환자의 자살에 도움을 주는 '의사도움자살'행위가 전국망의 TV에 방영된 후, 살인죄로 기소 되여 10-25년형을 받고 수감 됨.

(72) 1999년 - 미국 Oregon州의 존엄사법(일명 PAS law)에 의거해서 26명이 사망함.

(73) 2000년 - '세계안락사회의(World Euthanasia Conference)'가 Boston에서 개최 됨.

(74) 2001년 - 다발성경화증(多發性硬化症, Multiple Sclerosis)환자인 Diana Pretty가, 그의 남편이 환자인 자신의 자살에 도움을 줄 수 있게 허용해 달라는 법정 청원에 대해서, 런던 고등법원과, Strasbourg에 있는 '인권재판소(the Court of Human Right)'는 기각 함. 그 여자 환자는 수주일 후 사망함.

(75) 2002년 - '네덜란드'법은, '자의적안락사'와 '의사도움자살'을 합법적으로 허용함 (2002년 2월 1일부). 2002년 까지는 지나간 20년 동안, 지침(指針, guideline)으로 위 두 가지 의료행위를 허용해 왔음.

(76) 2002년 - '벨지움(Belgium)'국은, '네덜란드'와 마찬가지로, 유사한 법을 통과 시켜, '자의적안락사'와 '의사도움자살'을 허용함.

(77) 2004년 - '세계안락사대회(World Euthanasia Conference)'가 일본 Tokyo에서 개최 되었고, 'living will(사전의료지시서)'에 대한 심층 토의와

평가가 수행됨.

(78) 2004년 - '죽음학(Thanatology)' 연구의 선구자이고 정신과 여의사인 Dr. Elizabeth Kubler-Roass가 78세로, 미국 Arizona에서 사망함.

(79) 2004년 - 미국 Hemlock Society가 'End-of-Life Choices(임종의 선택)' 단체로, 기구 명칭을 개정했고, 곧, 한 달도 못되어, 'Compassion in Dying' 단체와 합쳐, "Compassion and Choice (C & C)"라는 단체 명칭으로, 다시 발족 되었다.

(80) 2004년 - '뉴지렌드(New Zealand)'국에서, Dr. Lesley Martin(여의사)이, 말기질환으로 임종을 앞둔 자기 모친의 고통을 완화시키기 위해서 진통제인 morphin을 과량 주사함으로 사망에 이르게 한 죄(살인미수죄)로 판결 되어, 7개월 교도소 수감을 마침. 그 후에도, '자의적안락사'의 합법화를 위해서 계속 노력함.

(81) 2005년 - 미국의 '지속적식물인간상태(持續的植物人間狀態, PVS, Persistent Vegetatative State)' 환자인, Terry Schiavo (41세 여자)는, 10년 동안을 식물인간상태로 인공경관영양(人工經管榮養)에 의해서 연명하고 있던 중, 8년 간의 긴 법정 투쟁 끝에 연명치료인 경관영양의 제거를 법적으로 허용받았고, '경관영양'을 중지한 몇 일 후 사망함. 이런 '소극적안락사'에 대해서, 미국의 여러 법정, 미국 의회 및 Bush 대통령의 의견까지 포함한 미국 국내외에서 많은 격론의 토론이 이뤄졌었던 유명한 법정 '소극적안락사(존엄사)판례를 남김.

(82) 2005년 - '스위스'의 '로잔'병원 당국자는, 그 지역 '죽음 권리(Right-to-Die) 단체인 'EXIT' 회원이, '로잔'병원의 말기환자를 위해서, 환자가 원하는 '자살도움이' 역할을 제공하는 것을 허용함.

(83) 2005년 - 미국 Vermont州 의회는, "의안 168 (The Vermont Death with Dignity Act)(버몬트州 존엄사법)"이, Malcolm Severance의원 등에 의해서 상정됨.

(84) 2005년 - 우리나라(대한민국)의 최대 의료송사였던 '보라매병원'사건의 법정 판결문과 2009년 대법원의 '세브란스'병원 김00 할머니 연명치료 중지 송사의 판결문에, 환자의 사전 의사표시로, '사전의료지시서'가 있음을 인정하고 '사전의료지시서'라는 명칭이 법원판결문에

나타나고 있음.

(85) 2006년 - 제 20회 '세계안락사대회(World Euthanasia Conference)'가 '카나다' 국 Toronto에서 개최됨.

(86) 2006년 - 미국 대법원(US Supreme Court)은, Oregon州의 '의사조력사망법(Physician assisted dying law)'을 6:3의 표결로 지지(支持) 함.

(87) 2008년 - 미국 '워싱턴'州는, 주민 투표에서, '워싱턴州 존엄사법(Washington Death with Dignity Act)'을, 51% - 49% 차이로 통과 시킴.

(88) 2009년 - 미국 Washington州의 "존엄사법(Death with Dignity Act)"은, 동년 3월 부터 효력을 발휘함.

(89) 2009년 - 대한민국 대법원은, 국내 유명대학병원 입원(김00할머니) 환자의 가족이 법정에 호소한 연명치료 중지 송사에서, 환자본인의 추정의사와 의료행위의 절차적 정당화 수순을 밟은 후에는, 연명치료(인공호흡기)를 중지할 수 있다는 첫 판례를 남김 (2009년 5월 21일 대법원 판결). 이런 의료행위를 '소극적안락사' 또는 '존엄사' 라고 호칭하는데 대해서 의견의 통합이 필요한 시기에 있음 (대한민국의 경우).

(90) 2010년 - '회복가능성이 없는 환자에 대한 연명치료중지'를 골자로 하는 "존엄사법"(신상진 의원 발의)과, "자연사법"(김세연 의원 발의)이, 대한민국 국회에 계류(繫留) 되어 있음.

Chapter 6

유명인 및 성직자 100사람의 이승의 마지막 말(44)

(The Last Words of famed person)

(1) '바이론' 시인 (Lord George Byron) (시인, 1824년 사망)
* 이제 나는 잠을 자려고 한다.

(2) 공자(孔子)(유교의 창시자이고, 479 B.C.에 사망함)
* 총명한 군주(君主)가 있기는 어렵다. 왕국의 아무도 나의 주인이 될 수 없다. 나의 시대는 죽을 때에 이르렀다.

(3) '큐리' 부인 (Marie Curie) (과학자, 1934년 사망)
* 나는 원하지 않는다. (고통을 면하기 위한 주사에 대한 물음에 !)

(4) '에밀리 디킨슨' (Emily Dickinson) (미국 시인, 1886년 사망)
* 나는 가야 한다. 안개가 다가오고 있다.
* (물 한 컵을 권하는데 대해) 아 ! 그것이 전부이냐 ? (Oh, it that all it is ?)

(5) '아이삭 뉴턴' (Sir Isaac Newton) (철학자이고 수학자, 1727년 사망)
* 나는 세상 앞에 무슨 존재인지 모르겠다. 나는 내 앞에 놓여 있는 미지의 온갖 진실의 대양(大洋)을 바라보며, 물가에서 놀고 있는 소년의 존재와 같이 보였다.

(6) '슈벨트' (Franz Schubert) (작곡자, 1825년 사망)
* 이것이, 이것이 나의 마지막이구나 !

(7) '아담스미스'(Adam Smith) (경제학자, 1790년 사망)
* 우리들 모임을 다른 장소로 옮겨야 되겠다.

(8) '웨버'(Carl Maria von Weber) (음악가, 1826년 사망)
* 이제, 잠을 자겠다.

(9) '에디슨'(Thomas Alva Edison)(전화 발명가, 1931년 사망)
* 아 저기가 무척 아름답구나 !

(10) '빅터 휴고'(Victor Hugo) (프랑스 시인, 1885년 사망)
* 까만 불빛이 보이는구나 !

(11) '도조 히데꼬'(Tojo Hideko)(일본의 정치가, 군인. 1948년 사망)
* 보라, 벚꽃이 얼마나 말없이 떨어지고 있는 것을 !

(12) '톨스토이' (Leo Nicolayevitch Tolstoy)(러시아 소설가, 1910년 사망)
* 진실은..... 나는 진실에 큰 관심을 가지고 있는데...... 어떻게 그들이 .....

(13) '마크투웨인'(Mark Twain)(미국 소설가, 1910년 사망)
* 죽음은, 오직 불멸(不滅)의것, 우리들을 똑 같이 맞이하고, 평온한 도피처....

(14) '컬럼브스'(Christopher Columbus) (탐험가, 1506년 사망)
* 주여 ! 나의 영혼을 맡기나이다 !

(15) '존 포스터'(John Foster) (수필 평론가, 1876년 사망)
* 하나님의 자비에 위탁 하나이다.

(16) '파스칼'(Blaise Pascal) (프랑스 수학자이고 도덕가, 1662년 사망)
* 하나님 ! 나를 절대로 버리지 마십시오 !

(17) Pius IX 교황 (1878년 사망)
* 이제는, 죽음이 나를 이겼노라 !

(18) 부쳐님 (Budha)(B.C.483에 사망)
* 모든 물질은 썩게 마련이다. !

(19) '깐디' (Mahatma Gandhi (1948년 암살됨)
* 하리라마 ! 하리라마 ! (Hari Rama)

(20) 야곱(James)(예수의 제자, A.D.43년에 사망. 십자가형을 받음)
* 형제여, 평화가 함께 하시기를 !

(21) Saint John the Evnagelist (104년에 사망)
* 주여 당신의 식탁에 나를 초대 하셨나이다. 초대하심을 감사 합니다.

(22) '마호메드'(Mohammed) (632년에 사망)
* 알라 신이여 ! 그렇게 하옵소서 !

(23) 사도 바울 (Saint Paul)(A.D.67년에 사망)
* 주 예수그리스도 시여 ! 은총을 함께 하심을 ! 아멘 !

(24) '알랙산더' 대왕(Alexander The Great)(B.C.323년에 사망)
* 가장 힘센 자에게 !

(25) '나폴레온'(Napoleon Bonapargte)(프랑스 황제, 1821년 사망)
* 프랑스여 ! 군대여 ! 육군 지휘관이여 ! '조세핀'이여 !

(26) '토마스 제퍼슨'(Thomas Jefferson)(미국 대통령, 1826년 사망)
* 내 영혼을 하나님께 위탁하나이다. 그리고 내 딸은 나라에 위탁 한다.

(27) 모택동 (중국 정치가, 1976년 사망)
* 원칙을 지켜서 행동하라 !, 과거의 원칙에 따르라 !

(28) '넬슨' 제독 (Lord Horatio Nelson) (영국 제독)
* 하나님 감사합니다. 내 임무는 수행 했습니다.

(29) Sun-Yang-Sen (중국의 해방운동가)(1929년 사망)
* 평화를 위한 분투 ! 중국을 구하자 !

(30) '바이론' 시인(Lord Geoge Byron)(시인, 1824년 사망)
* 못쓸 의사가 내게 흠뻑 약을 먹여 설 수도 없구나 ! 자고 싶다.

(31) '케네디' 전 미국대통령(John F. Kennedy)(1963년에 암살당함)
* 누가 나를 죽이려 한다면, 나를 죽일 것이다.

(32) '베토벤'(Ludwig Van Beethoven)(작곡가, 1827년 사망)
* 천국에서는 듣게 될것이다.

(33) '다윈'(Charles Darwin)(과학자, 1882년 사망)
* 나는 죽는 것을 두려워 하지 않는다.

(34) '하이네'(Heinrich Heine)(독일 시인, 1856년 사망)

* 하나님이 나를 용서하실 것이다. 그것은 하나님께서 하실 일이다.

(35) '토마스 헉슬리'(Thomas Huxley)(영국 과학자 철학자, 1895년 사망)

* 충실한 친구들이여 !

(36) '처칠' (Sir Winston Churchill)(영국수상, 1964년 사망)

* 나는 나의 창조자를 만날 준비가 되어 있다.

(37) '피카소' (Pablo Picasso)(예술가, 1973년 사망)

* 내게 가져오라 !

(38) George Washington (미국대통령, 1799년 사망)

* 의사선생, 나는 힘겹게 죽어가지만, 죽는 것을 무서워하지는 않는다오.

(39) Clarence Barron (Wall Street Jounal 발행인, 1928년 사망)

* 새 소식은 무엇인가 ?

(40) '헬만 헷세 (Herman Hesse)' (독일 소설가, 1961년 사망)

* 또 한번의 여름, 또 다른 겨울철 !

(41) 모찰트(Wofgang Amadeus Mozart)(작곡가, 1791년 사망)

* 나의 '레퀴엠(위령곡)'을 들려다오 !

(42) George Bernard Shaw (극작가, 언론인, 1950년 사망)

* (그의 간호사를 향하여) 자매여 ! 나를 살리려고 노력하지만, 나는 끝났다. 나는 죽을 것이다.

(43) 투루만 대통령(전)(Harry S. Truman)(미국 대통령, 1972년 사망)

* 사람이 무엇을 더 할 수 있겠나 ? 내가 할 수 있는 것은 그 정도였다. 내가 할 수 있는 최선을 다했다. 그것이 내가 할 수 있는 전부였구나 !

(44) D.H. Lawrence (영국 작가, 1930년 사망)

* 이제 진통제 주사(몰핀) 맞어야 할 때이다.

(45) Franklin Delano Roosevelt (미국대통령, 1945년 사망)

* 나는 두통이 심하구나 !

(46) Theodore Roosevelt (미국 대통령, 1919년 사망)

* 불 좀 꺼 주시오.

(47) George Washington (미국대통령, 1799년 사망)

* 나를 이제 가게 해다오, 나는 더 이상 계속 못하겠다.

(48) Benjamin Franklin (미국 외교관, 1790년 사망)

* 죽어가는 사람은 아무것도 쉽게 못 하는구나 !

(49) Vincent Van Gogh (예술가, 1890년 자살)

* 나는 고향에 가고 싶다, 울지 말아라. 나는 모두에게 최선인 것을 했다. 나는 나의 우울증을 절대로 없앨 수 없을 것이다.

(50) Anton Rubinstein (피아니스트이고 작곡자, 1894년 사망)

* 나는 숨이 막힐것 같다. 빨리 의사를 불러다오, 의사를 !

(51) James Dean (미국 영화배우)(1955년 자동차 사고로 사망)

* 내 좋은 시절은 끝났다. !

(52) Karl Marx (독일 정치이론사, 1883년 사망)

* (세상에 마지막으로 남길 말은 없느냐는 물음에 대한 답변으로,,,,,,) 할 말을 다 하지 못한 사람에게 마지막 말이란 어리석은 것이다. 이제 그만 나가달라 !

(53) Andrew Jackson (미국 대통령, 1845년 사망)

* 울지 마시오, 좋은 사람들이 되시여, 천국에서 만납시다.

(54) '웨버'(Carl Maria Weber (음악인, 1824년 사망)

* 이제 잠 좀 자게 해주오.

(55) Burgess 주교 (Bishop Burgess)(1837년 사망)

* 이제 좀 누워야 겠다.

(56) James Andrew (감리교 주교, 1833년 사망)

* 하나님의 축복이 당신들 모두에게 있기를 !

(57) Eusebius Andrew (성인, 1650년 단두(斷頭) 순교함)

* 주 예수그리스도시여 ! 나를 받아주소서 !

(58) Earl of Arundel (카톨릭 귀족정치주의자, 1580년 단두 순교함)

* 예수님 ! 성모마리아 여 !

(59) 'D'Astros 추기경 (Cardinal D'Astros), (1857년 사망)

* 삶도 죽음도, 아무것도, 우리를 하나님으로부터 갈라놓지 못한다.

(60) Dr. Frederick Baedeker (선교사, 1906년 사망)

* 하늘나라의 왕(King)을 만나러 간다.

(61) Cardinal Beaton (1546년 사망)

* 나는 성직자이다...... 모든 것은 가버렸다.

(62) Cardinal de Berulle (1629년에 사망)

* 축복함이여 ! 예수그리스도, 성모마리아, 축복 속에 지배 하리이다.

(63) Bishop Blomfield (1857년 사망)

* 나는 죽어가고 있다......

(64) Bishop Brooks (미국 Massachusetts) (1893년 사망)

* 하나님 나라의 '영생'이외에는 삶이란 없다.

(65) John Brown ('스코트렌드' 전도사, 1787년 사망)

* 나의 주님 '그리스도' 시어 !

(66) Martin Bucer (기독교 신교 개혁주의자)

* (하늘을 향해, 세 손가락을 가르키며.............)
  그는 모든 것을 다스리고 처리하신다.....

(67) William Bull (성직자, 1818년 사망)

* 주를 찬미하나이다.....

(68) Bishop Cosin (1672년 사망)

* 주여 !!

(69) Dr. John Cozen (성인, 1672년 사망)

* 주여 !!

(70) Bishop Creighton (1901년 사망)

* 하나님 !!

(71) Bishop Cummings (1876년 사망)

* 예수님 ! 고귀한 구세주여 !

(72) Mary Becker Eddy (미국 복음전도사, 1910년 사망)

* 하나님은 나의 삶의 전부이다.

(73) John Fawcett (침례교 신학자, 1818년 사망)

* 주여 ! 임하소서, 빨리 임하소서, 나를 받아주소서 !

(74) Joseph Priestley (성직자이고 화학자, 1804년 사망)

* 이제 잠을 자려고 하오니, 함께 깨어나 영원한 행복을 같이 할것을 믿나이다.

(75) George Gilfillan (신교 성직자, 1878년 사망)

* 닥터(의사)여, 나는 죽어가고 있습니까 ? 주의 뜻대로 되리이다.... 나는 하나님과 예수 그리스도 안에서........

(76) Stephan Grellet (Quaker 선교사, 1855년 사망)

* 내 소망대로 마시고, 주의 뜻대로 거두소서 !

(77) Robert Hamon (복음전도사, 1842년 사망)

* 주여 ! 영원히, 영원히 ....

(78) Lemuel Hayness 목사 (성인)

* 나는 내 아내와 아이들을 사랑한다. 그러나 나의 구세주를 모든 다른 것 보다 더 사랑 한다.

(79) Ebenezer Henderson (선교사, 1858년 사망)

* 내 육체와 내 심장은 실패했으나, 하나님은 나의 힘이고 내 심장이니, 내 일부는 영원하리니......

(80) William Hunter (신교 순교자, 1555년 화형 당함)

* 주여 ! 주여 ! 내 영혼을 받으소서 !

(81) Edward Irving 목사 (1834년 사망)

* 내가 죽는다면, 주(Lord)께 죽나이다, 아멘.

(82) John Angell James (성직자, 1859년 사망)

* 작은 자에게 베푸신 것 같이, 제게도 베푸셨나이다, 주여 !

(83) Bishop Jewell (1571년 사망)

* 이제 주 예수를 만나게 해주옵소서 !

(84) Sir Henry Jones (윤리철학 교수, 1939년 사망)

* 주여 임하소서 ! 이 땅의 내게 임하소서 !

(85) Bishop Ken (1711년 사망)

* 주의 뜻대로 이뤄지리이다.

(86) John Mason Good (의사 및 작가, 1827년 사망)

* 세상의 죄인을 제거할 것이니.......

(87) John Vine Hall (종교 작가, 1860년 사망)

* 죽어가고 있다 ! 죽어가고 있다 ! 예수님, 예수님, 기도.... 아멘.

(88) Wilhelm Hauff (독일 작가 및 시인, 1827년 사망)

* 아버지여 ! 아버지의 손에 거두소서, 나의 영원한 영혼을 !

(89) Robert Hawker (영국 시인, 1875년 사망)

* 나에게 내려진 그의 표상(表象)은 사랑이었다.

(90) James Harvey (성인, 1758년 사망)

* 귀중한 구원 !

(91) Hellies Eobanus Hessues (독일 인본주의자, 1133년 사망)

* 나의 주께로 올라가려고 한다.

(92) Peter Heylin (성인, 1662년 사망)

* 나는 내 하나님, 구세주께로 간다.

(93) Edward Pusey (종교인, 1882년 사망)

* 오 ! 하나님 !

(94) William Romaine (영국 종교인, 1795년 사망)

* 거룩, 거룩, 거룩함이여 ! 거룩한 축복의 주 예수 ! 주를 찬양하나이다.

(95) Frances Quarless (팜플렛 저자, 1644년 사망)

* 주여 ! 내 입으로는 어찌 말 할 수 있습니까 ? 주여, 내 영혼을 받아주소서 !

(96) Peirre Royer-Collard (프랑스 철학자, 1845년에 사망)

* 이 세상에는 종교적인 관념 이외에는, 완전하거나 실질적인 것이 아무것도 없다.

(97) Franz von Sickingen (독일 소설가)

* 나는 내죄를 하나님게 이미 고백 하였다.

(98) Mrs. Jane Lothrop Stanford (자선가이고, 백만장자 부인)

* 나의 하나님은 내 죄를 용서하셨다.

(99) Sir James Stonehouse (1795년 사망)

* 귀중한 구원 !

(100) Simon of Sudbury (천주교 대주교, 1381년에 살해됨)

* 아 ! 그것은 하나님의 손이다.

Chapter 7
용어 해설

■ **말기환자(末期患者)(terminal patient)**

원인질환이 중증이고, 현대 의과학(醫科學) 기술로는 회생 할 수 없는 중환자 상태로서 수개월 이내의 죽음이 예측 되는 환자를 의미한다. 현재 우리나라에서 정부 차원에서 논의되고 있는 법적으로 수용되는 연명치료중지대상 환자로서 '말기환자'가 되어야 한다는데 대해서는 관련부서 모두가 합의된 상태이다 (아래 표 참고). 그러나 문제는 의료(의학)적으로 중증(重症)환자가 죽음을 앞둔 말기환자라는 임상진단을 누가 어떻게 어떤 방법과 진단 기준 하에 내리는냐는 쉽지 않은 의학전문적인 문제를 안고 있다. (참고: 제 1 부 VIII, IX)

♧ 연명치료 중단 대상 환자 (및 대리 결정)의 쟁점 #[27]

	쟁 점	쟁 점	쟁 점
	대상자	경제적 동인	대리결정/ 추정적의사

한국보건의료연구원	말기	반대	합의 실패
디한의사협회	말기, 지속적식물상태	찬성	찬성
신상진의원 존엄사법안	말기	반대	제한적 찬성
김세연의원 자염사법안	말기	반대	반대
보건복지부	말기	반대	합의 실패

(저자 註: "지속적식물인간"이, '더 이상 되돌려지지 않는, 비가역성의 의식상실' 상태에 이른 경우에 한하여, 현행법은 지속적식물인간에서의 연명치료 중지를 법적으로 허용하고 있다. 그러나 지속적식물인간상태가 비가역성이라는 임상진단을 내린다는 문제는, 의료적으로도 그리 간단한 문제가 아닐 수 있다.)

■ **임종환자(臨終患者)**(dying patient) :

말기환자 가운데에, 최선의 치료를 하여도 수일 또는 수 주일 이내에 사망할 것으로 예측되는 환자.

■ **지속적식물인간상태(持續的植物人間狀態)**(Persistent Vegetative State,PVS):

회복불가능한 심한 뇌손상으로 지각능력이 완전히 소실되어 외부 자극에 대하여 의미 있는 반응이 전혀 없는 인간성상실(人間性喪失) 상태이나, 하부 뇌간(腦幹)에 위치한 호흡중추가 기능 하고 있어 자발호흡(自發呼吸)이 가능한, 독특한 형태의 비가역성뇌손상(非可逆性腦損傷)환자 상태이고, 이런 상태가 3개월 이상 지속되는 환자를 지칭 한다. 일종의 living death (살아있는 죽음) 상태이다. 이런 환자는 눈을 뜨기도 하고 반사반응이 있으나 의식(意識)이 없는 상태여서 주위 환경에 대한 인식기능이 없으며, 신체 통증(동통)에 대한 감각기능부전으로 통증과 고통(苦痛)을 느끼지 못한다고 알려져 있다.

2010년 시점에서, 우리나라 보건복지부의 "연명치료중단 제도화 관련 사회적 논의 추진협의체"에서 발의한 연명치료 중단 대상 환자의 분류에서는 다음과 같이 '연명치료중단 대상 환자'(1)와 중단 범위(2)를 규정하고 있다. 즉: (1) 연명치료 중단 대상 말기환자로 제한한다. 지속적식물인간상태(PVS)환자는 대상에서 제외하되, 말기상태이면 포함하는 것으로 한다. (2) 말기환자의 수분, 영양공급 등 일반연명치료는 중단될 수 없으며, 심폐소생술 인공호흡기 등 특수연명치료에 한하여 중단될 수 있다. 단, 구체적인 치료항목은 의료기술의 발달, 환자상태 등을 감안하여 정할 수 있도록 한다. 이런 환자에게, 인공적으로 적절한 영양공급을 경관영양(經管營養)[經鼻胃튜부, 또는 복벽(腹壁)을 통한 위루술(胃瘻術)를 통해]을 계속 하면 수 년 간도 생존이 가능 하다. 미국의 유명한 Nancy Cruzan 법정 송사는, '지속적식물인간상태'에 있던 환자의 부모가, 환자에 주어지는 '경관영양'공급을 중지할 권리를 인정해달라는, 즉 식물인간 환자의 대리인 자격을 부모가 주장하는 송사(訟事)였다.

■ **연명치료(延命治療)(Life-Sustaining Treatment):**

중병상태 환자의 원인질환은 치료할 수 없지만, 임종의료(臨終醫療)에서 여러가지 현대의학의 연명의료기술을 이용하여, 회생가능성이 없는 환자에 대하여 생명을 연장하는 치료를 시술하는 것을 연명치료라고 한다. 연명치료에 포함되는 의료처지(醫療處置)의 종류로, 미국의 일부 법정판정에서는 연명치료에 인공기계호흡치료와 인공'튜부'를 통한 '경관영양'을 모두 포함시키고 있으나, '카톨릭'교회를 중심으로 일부 종교단체에서는 '경관영양'(經管榮養)을 '연명치료'가 아닌 '통상치료'에 포함시키고 있다. 우리나라의 2010년 말에 발의된 "존엄사법/자연사법 입법안"에는 '인공기계호흡기치료'는 "특수연명치료"로 그리고 '인공적인 경관영양'은 "통상 연명치료" 로 구분하고 있다. 다음은, 2010년 11월 시점에서, 국회에 제출 되어 있는, "존엄사법/자연사법" 입법안 내용의 일부이며, '특수연명치료'에 속하는 치료를 구분하고 있고, 인공기계호흡기는 특수연명치료에, 인공영양공급은 통상적, 일반적 연명치료에 분류하고 있다.

♧ 연명치료 중단의 범위 (입법안 비교)[27]

	연명치료 (예외적, 특수)	연명치료 (통상적, 일반)
신상진의원 / 경실련 (존엄사 법)	기계적 또는 다른 인위적 수단을 사용하는 의학적 간섭으로 말기환자의 필수적 기능을 유지하기 위하여 사용되지만, 단지 말기환자에게 죽음의 과정을 연장하는 형태의 시술.	
김세연 의원 (자연사 법)	심폐소생술, 인공호흡기 사용 등의 의학적 치료를 말하며, 생명연장조치의 범위는 의학 및 과학의 발전 정도를 반영하여 국가생명윤리심의위원회에서 정한다.	영양공급, 수분공급, 통증 조절, 정신적 상담 영적지원 등과 같은 기본적인 의료 서비스는 계속하여 제공.

■ **무의미(無意味)한 치료 또는 효과 없는 치료** (Futile treatment) :

환자의 질병회복에 도움이 못되는 치료가 진행되고 있을 때, 무의미한 치료가 진행되고 있다고 사용되는 용어이지만, 어떻게 무의미한 치료를 정의 하느냐에 대한 이론이 있을 수 있는 용어임. 치료를 담당하는 의료진과 환자측의 용어해석에 차이가 있을 수 있는 용어이다.

■ **사망(死亡)(죽음)**

인체 생명활동의 영구정지 상태를 의미하며, (1) 심장 / 폐장 기능의 회복불가능한 정지가 있거나 (2) 뇌간(腦幹)을 포함한 뇌기능의 회복 불가능한 정지가 있을 때(뇌사, 腦死)를 '죽음'으로 정의 한다. 우리나라에서는 장기 이식을 시행할 경우는 뇌사가 사망으로 정의되나, 장기 공여자가 아닌 경우는 뇌사가 사망으로 정의되지 않고 있고, 심폐기능의 회복불가능한 정지가 있고, 동공(瞳孔)의 대광반사가 소실되고, 외부자극에 신체 반응이 소실된 상태가 되었으면 '죽음'으로 판정을 할 수 있다.

■ **뇌사 (腦死)(Brain Death):**

Irreversible brain demage as manifested by absolute unresponsivenesss to to all stimuli, absence of all spontaneous muscle activity including respiration, shivering etc. and isoelectric EEG for 30 minutes, all in the absence of hypothermia or intoxication by CNS depressants, called as irreversible coma. (Dorland's illustrated Medical Dictionary, 26th Ed. Sounders)

즉 이론적으로는 대뇌가 파괴되어 뇌사 상태가 되더라도, 심장과 폐장의 기능은 계속 유지될 수가 있으며, 그 이유는 호흡운동을 관장하는 호흡중추(呼吸中樞)가 대뇌 하부인 뇌간(腦幹)에 위치하고 있고, 심장박동의 중추는 일차적으로는 심장 자체에 있기 때문에, 뇌사상태에 있더라고 심폐기능의 유지가 가능한 상태로 남아 있을 수 있기 때문이다. 이런 상태가 '지속적식물인간상태'이다.

■ **안락사(安樂死)(Euthanasia):**

치료가 불가능한 환자의 감내(堪耐)(참고 견딤)하기 힘든 고통을 덜어주기 위한 목적으로, 환자 본인 이외의 사람이, 환자에게 죽음을 초래할 수 있는 물질(약)을 투여하는 등의, 인위적 적극적 방법으로, 자연적인 사망과정 (자연사과정, 自然死過程) 시기보다 앞서서 환자를 사망에 이르게 하는 행위를 말한다.

⑴ 적극적안락사(積極的安樂死): 불치의 병으로 극심한 고통을 받고 있는 환자에게 고통을 제거하기 위하여, 의사(醫師)가 직접적으로 관여하여, 그 생명을 단절시켜 고통에서 벗어나게 하는 행위를 말하며, 이는 대부분의 국가나 종교단체에서 범법행위로 규정해 금지하고 있다. 환자의 집요한 요구가 있었던 경우에는 '촉탁승낙살인죄'(형법 제252조 제1항)에 해당하고, 환자의 자기결정권 보다는 의사의 생명유지의무가 법적으로 더 중요한 것으로 인정되고 있다.

⑵ 간접적안락사(間接的安樂死)는, 환자의 생명을 단축시킬 염려가 있음에도 불구하고 고통을 완화시킬 목적으로 처치를 한 결과 (의도하지는 않았지만) 예상된 부작용 때문에 환자가 사망한 경우를 말한다. 그러나 다음과 같은 조건을 구비한 경우에는 위법성이 인정되지 않는다[21, 22]. (a) 환자가 불치의 질병으로 죽음에 임박해 있고 (b) 환자

의 고통이 극심하며 (c) 환자가 의식이 명료한 상태아래 진지하게 요구한 경우 (d) 오로지 환자의 고통을 제거 또는 완화하기 위하여 (e) 의사에 의하여 (f) 윤리적으로 타당성이 인정되는 방법으로 시술된 경우에는, 정당행위(형법 제20조)로서 위법성이 인정되지 않는다. 환자의 자기결정권과 의사의 생명유지의무가 대등하게 취급되는 경우이다.

⑶ 소극적안락사(消極的安樂死)는, 회복불가능한 중병으로 죽음에 직면한 환자에 대한 침습적치료(侵襲的治療)를 중지하거나, 생명유지장치(연명치료기구)를 제거함으로서, 환자가 죽음에 이르도록 하는 행위를 말하고, 소위 '죽게 내버려 둔다' 라고 표현 되는 의료 현장 상황을 말한다.

* '소극적안락사'는 첫째, 뇌사상태의 환자에게 행하여진 경우에는 '뇌사설'에 의하면 아무런 법적 문제를 가져오지 않으며, 의사의 생명유지의무도 없게 된다. 그러나 뇌사설(腦死說)을 취하지 않는 견해에 따르면 이러한 경우도 바로 다음에 설명하는 '식물인간'의 경우와 같게 취급하게 된다.

둘째, '소극적안락사'가 '식물인간'에 대하여 행하여진 경우에는 환자의 생존시의 의사(意思)(사전의료지시서, living will)나 추정적 의사가 있고 - 학설에 따라서는 환자가족의 승낙으로 대체함 - 식물인간상태가 '더 이상 되돌려지지 않는(비가역성인) 의식상실'의 상태에 이른 경우에 한하여, 법적으로 허용된다. 따라서 '소극적안락사'의 경우에는 의사(醫師)의 생명유지의무가 소멸되거나 축소되는 경우라고 할 수 있다.

■ **존엄사(尊嚴死, Dying in Dignity) :**

'소극적안락사'로 분류되어온 형태이나, 현대의료의 새로운 개념인 '완화의료(緩和醫療)' 및 '호스피스'가, 임종의료(臨終醫療) 시술의 적정의료(適正醫療) 형태로 수용(受容)됨에 따라, 질병회복이 불가능한 말기 환자의 무의미한 연명치료를 중지하고 <환자를 방치하거나 죽게 내버려두는 것(소극적안락사)이 아니고>, 완화의료 시술 하에, 환자 자신의 소망(사전의료지시서)과 의료시술의 절차적 정당화 수순에 따라, 환자의 고통 없는 자연사(自然死) 과정의 평안한 임종을 존엄스럽게 맞게 해주는 임종형태를 뜻한다. [참고: 제 2부 III, IV.]
'소극적안락사'와 같지 않으며, '존엄사'를 이루기 위해서는 몇 가지 구비되어야 하는 의료행위의 절차적정당화(節次的正當化) 수순이 필요하다. (참고:제4부,VI)

■ **의사조력자살(醫師助力自殺. Physician-Assisted-Suicide, PAS.) 또는 의사도움안락사(醫師도움安樂死. Physician-Assisted-Euthanasia, PAE) :**

환자가 자신의 생명을 끊는데 필요한 수단이나 정보를 의사가 환자에게 제공함으로서 환자 스스로의 행위로 죽음을 앞당기게 하는 행위를 말 한다.

■ **사전의료지시서(事前醫療指示書)(사전의료의향서) :**

환자 스스로의 판단능력이 있는 명료한 의식상태(意識狀態)에서, 중병으로 의식 상태가 불명료해져 스스로의 의사 표시가 불가능해질 될 때를 대비하여, 사전(事前, 死前)에 임종의료(臨終醫療)의 내용을 기록해서 의료진에게 지시(청원)하는 서류나 기록을 의미한다. 사전의료지시서 내용에는 환자 스스로 원하는 치료 또는 원하지 않는 치료의 내용을 구체적으로 기술해 치료를 담당한 의료진에게 사전(事前, 死前) 요청해 놓는 형식이다. 사전의료지시서의 명칭에 대한 많은 의견이 국내에서 거론되어 왔으나, 2005, 2009년의 법원판결문이 '사전의료지시서'라는 용어를 사용하고 있고, 2010년에는 "사전의료의향서" 라는 용어가 대두 되고 있다. [참고: 제4부, IV]

■ **인공호흡기치료(人工呼吸器治療, Artificial Respirator Treatment) :**

중증환자가 의식이 없어지고 자발호흡(自發呼吸)기능이 약해지거나 소실되는 경우, 인공적으로 호흡을 유지하기 위해서 사용하는 기계를 의미하며, 기도삽관(氣道揷管)을 통해 (비강, 구강 및 기관절개술을 통해)

기도를 확보한 후, 인공계호흡기계에 연결해 호흡을 유지하는 특수치료 방법이다. 인공기계호흡기는 환자 호흡의 회수, 산소공급 및 흡입산소의 농도 (21% - 100% 산소 농도 조절가능), 흡입공기 압력, 등을 환자 상태와 동맥혈산소분압 검사수치의 변동사항에 따라 조절하며, 연명치료(延命治療)의 대표적 치료항목에 속한다. [참고: 제4부 I (1)]

■ **경관영양(頸管營養, Tube Feeding)**

중증환자가 의식이 없어지고 이런 상태가 장기화 하는 경우, 환자 생명유지에 필요한 영양공급을 인공적으로 공급하기 위하여, 경관(經管)을 통해 필요한 영양을 주입하는 치료방법을 의미한다. 보통 비강(鼻腔)을 통한 경관 영양을 실시하며, 특수한 경우에는 복벽을 통한 위루수술(胃屢手術)(gastrostomy)을 통한 경관영양을 실시하는 경우도 있다.
경관영양이 연명치료에 속하느냐 일반치료에 속하느냐에 대한 논란이 국내외의, 법정 종교계 의료계 지역사회 등에서 많이 논의되고 있다.
[참고: 제4부, I (2)]

나오며

인간의 죽음을 이야기 한다는 것은, 특히 종교적인 측면을 '크리스천' 평신도 입장에서 감히 논한다는 것은, 나의 노의학도(老醫學徒)로서 쉽지 않은 도전이었다.

특히 고희(古稀)를 훨씬 넘긴 나이에, 육신(肉身)의 여러 곳이 성하지 않은 노구(老軀)를 노트북 컴퓨터 앞에 쭈구리고 앉아 글을 쓰고 있는 상황에서, 허리가 굽어 오래 전 가지고 있던 허리 디스크 증상 마저 나와 다리의 통증과 치아의 부실이 겹쳐 '임프란트' 치료를 받는다고 치과를 드나들면서, 그리고 오르내리는 혈압과 당뇨병을 다스려가며, 병쟁이의 늙은 육신을 끌고, 이 어려운 과제를 끝마치려고, 늙은이가 무척 애를 썼다. 부실한 몸을 지켜주신 하나님께 감사 드리고 있다.

꼭 이승을 하직하기 전에 마무리 짓고 싶었던 존엄사Ⅱ(죽음의 바른 길을 성경에 묻다) 책이고, 최선을 다한 책이라고 세상에 내 놓으면서도 부끄러운 마음을 감출 수가 없다. 그저 내 입지에서 할 수 있는 최선의 작품이고 비록 졸작(拙作)이 되겠지만 그래도 하기 어려운 분야의 말을 시작하고 관계있는 분들이 전문가로서 이 분야에 관심을 집중하고 정리하는 계기가 마련되게 했다면, 나 나름대로, 나의 소망을 이룩한 것으로 생각하고, 이승에서의 나의 마지막 책을 정리한 보람으로 자위하고 있다.

다시 한번 , 인간의 육신의 죽음은, 의사(醫師)의 마지막 손길이 있어야 함에, 감히 종교(기독교)를 통한 죽음의 문제, '존엄사' 문제를, 의학적 / 의료적 측면의 의견을 제시하려는 의도에서, 성경을 탐독하며, 문제를 제시하려고 노력했음을 고백하며, 인간 육체의 죽음이, 끝이 아니고 다른 영적 세계의 시작임을 믿는 '크리스천'의 죽음이어야 한다고 믿는 가운데에, 하나님의 생명주권에 간섭하는 인공적인 연명치료가 절대로 하나님의 뜻에 영합하는 성경적인 바른 죽음의 길이 될 수 없음을 함께 공감 하고자 노력을 하였다.

첫 번째 '존엄사' 책에서와 마찬가지로 "사전의료지시서(事前醫療指示書)"의 중요성과 '호스피스' 운동의 정착 / 실용화의 필요성에 대한 '멧세지'가 전달 되어야 한 다는 깊고 큰, 저자의 소망을 담았다.

이제는 하고 싶었던, 내가 할 수 있는, 해야 한다고 믿었던 일을 마치고 좀 쉬어야 할 나이가 되었다고 스스로를 다스리며, 그 동안 많은 사랑을 나눠주신 모든 분께 감사하고 나에게 나누어 준 사랑에 감읍(感泣)하고 있다.

김 건 열(2010년 12월 25일)

인용(Quatation) / 참고 문헌

1. 김건열: 존엄사(尊嚴死)(회복가능성이 없는 환자에 대한 연명치료 중단), 최신의학사 (02-2263-4723), 2005.
2. 김건열: "보라매병원 사건"의 재발 방지를 위한 의료인의 대비. 최신의학사, 2004.
3. 김건열: 연명(延命)치료적 인공기계호흡요법의 보류(保留)/중지(中止)를 전후한 법의학적 및 윤리적 문제들과 그 대처방안. 대한결핵 및 호흡기학회, "결핵 및 호흡기질환" 2005;58:213.
4. 김건열: '법이 목 죄고 있는 존엄사 혼선', 의사신문 제4741-43호, 2009. 8.3.
5. KBS: 추적 60분 (존엄사 논란, 어느 아버지의 선택). 2007.7.29 방송.
6. 김장한: 연명치료중지에 관한 외국의 입법례. 대한의사협회지.2009:52(9)856.
7. 고윤석: 연명치료중지시 의사의 역할과 의무. 대한의사협회지 2009:52(9);871.
8. 레난 길론(박상혁 옮김): 의료윤리(Philosophical Medical Ethics) 1985 아카넷
9. 문시영 외 5인 공저 : 존엄사, 교회에 생명의 길을 묻다. (존엄사, 그 진실과 신앙적 성찰의 가이드). 북코리아 2009.
10. 문국진: 주검이 말해주는 죽음(屍活師). 오픈하우스 2009.
11. 류이스(Lewis C.S.) (이종태 옮김): 고통의 문제/ 순전한 기독교. 2001,

홍성사.
12. 매기 캘러넌(이기동 옮김): 마지막 여행. 2009 프리뷰.
13. 마이클 샌델 (안진화, 이수경 옮김): 왜 도덕인가 ? 한국경제신문 2010.
14. 박형욱: 세브란스병원 사건의 경과와 의의. 대한의사협회지 2009:52(9);848.
15. SBS: SBS 스페셜 “마지막 선택, 품위있게 죽고 싶다”. 2009.4.26. 방송.
16. 생명의 말씀사: 굿데이 성경(개혁개정 4판) 2007년.
17. 생명의 말씀사: NIV, 한영스터디성경 (개혁 개정판) 2006.
18. 손덕승 외: 호스피스 병동 말기 암환자 및 내과의사의 사전의료지시(서)에 대한 인식. 한국호스피스완화의료학회지 제12권 제1호, 2009.
19. 오진탁: 성숙한 죽음문화의 모색. 소극적안락사의 3가지 대안 불교연구 제15호 (2006년 12월)
20. 윤영호: 바람직한 임종을 위한 호스피스 완화의료 및 사회적 대책. 대한의사협회지:2009;52(9);880-885.
21. 이상돈: 의료형법. 법문사 1998.
22. 이상돈: 치료중단과 형사책임. 법문사 2002.
23. 이안 다우비긴(신윤경 옮김): 안락사의 역사. 2007, 섬돌.
24. 에덜만 제럴드(김창대 옮김): 세컨드 네이처(뇌과학과 인간의 지식) 이음 2009.
25. 처치랜드 패트리샤(박재윤 옮김): 뇌과학과 철학. 철학과 현실사 2006.
26. 카렌 암스트롱(정준형 옮김): GOD, 신을 위한 변론. 웅진지식하우스 2010.
27. 한국호스피스 완화의료학회: 2010년 한국호스피스 완화의료학회 세미나. (연명치료 중단의 대안으로 완화의료 바라보기. 2010년10월8일.
28. 한국죽음학회: 한국인의 웰다잉 가이드라인. 대화문화아카데미 2010.
29. 허대석: 환자의 자기결정권과 사전의료지시서. 대한의사협회지. 2009:52(9);865.
30. 허대석: 무의미한 연명치료를 거부할 권리. 대한의사협회지. 2008:51(6);524.
31. Ahronheim J, Weber D. : Final Passage. 1992 Simon & Schuster, N.Y.

32. Battin MP: The Last Worst Death. (Essays in Bioethics on the End of Life) 1994, Oxford University Press.
33. Beck DH: External validation of the SAPS II, APACHE II and APACHE III prognostic models in South England: a multicenter study. Intens Care Med. 2003:29;249-256.
34. Becker E. : The Denial of Death. 1973 The Free Press, MacMillan Publishing Co. Inc. New York.
35. Bowker J.: The Meaning of Death. 1991, Cambridge Univ. Press.
36. Byock I. : Dying Well (Peace and Possibilities at the End of Life) Riverhead Books, New York.
37. Brickman S. et al: External validation of Acute Physiology and Chronic Health Evaluation IV in Dutch intensive care units and comparison with Acute Physiology and Chronic Health Evaluation II and Simplified Acute Physiology Score II. J Crit Care. 2010 Sept 23.
38. Bulow HH et al: The World's major religious' points of view on End-of-life decisions in the intensive care unit. Intens Care Med. 2008:34;423-430.
39. Curtis JR, Rubenfeld GD: Managing Death in the Intensive Care Unit. (The Transition from Cure to Comfort). 2001 Oxfor Univ. Press.
40. Cohen S. et al : Communication of end-of-life decisions in Euroupean Intenstive Care Unit. Intens Care Med. 2005:31;1215-1221.
41. Christian Science Publishing Society: Healing Spiritually (Renewing your life through the power of God's law). 1995, MCMXCVI The Christian Science Publishing Society.
42. Feifel H.: New Meaning of Death. 1997 McGraw-Hill Book Company.
43. Grodin MA et al: Health Law and Ethics. Ame J Pub Health,1992:83:899.
44. Green J. : Famous Last Words. 1979 Quick Fox, New York.
45. Hallenbeck JL: Palliative Care Perspective. 2003 Oxford Press.
46. Humphry D, Wickett A. : The Right to Die. 1990 Hemlock Society, Eugene Oregon, USA.

47. Jung CG: The Undiscovered Self. 2005. A Signet Book.
48. Kanus W.A. et al : APACHE II: A severity of disease classification system. Crit Care Med. 1985:13;818-29.
49. Kanus W.A. et al : Prognosis on Acute Organ-System Failure. Ann Surg. 1985:202;685-693.
50. Kubler-Ross E. : On Death and Dying. 1969 Macmillan Pub. Co. N.Y.
51. Kubler-Ross E. : The Tunnel and the Light. 1999 Marlowe & Comp. NY.
52. Kubler-Ross E. : Working it Through. 1997 Touchstone ed. NY.
53. Kubler-Ross E. : Living with Death and Dying. 1997 Touchstone ed. NY.
54. Kubler-Ross E. : Death (The Final stage of Growth). 1975, Spectrum Book, New Jersey, USA.
55. Kubler-Ross E. : On life after death. 1991, Celestial Arts, Berkeley Ca.
56. Kuzniewics M.W. et al : Variation in ICU risk-adjusted mortality : impact of methods of assessment and potential confoundings. Chest. 2008:133; 1319-27.
57. Larue G.A.: Playing God (Fifty Religions' Views on Your Right to Die), Moyer Bell 1996.
58. Leary T. : Design for Dying. 1997 Harper Edge, Harper Collins Pub.
59. Levine S. : Who dies ? 1982, Anchor Books Doubleday, New York.
60. Lynn J.: Handbook of Mortals (Guidance for people facing serious illness. 1999 Oxoford Univ. Press.
61. Metinitz PGH et al: Critically ill patients readmitted to intensive care unit - lesson to learn ? Intens Care Med. 2003:29;241.
62. Outerbridge DE, Hersh AR: Easing the Passage. 1991 Harper Collins, New York.
63. Palmer G. : DEATH, The trip of a Lifetime. 1993, HarperSanFrancisco.
64. Quill T. : Death and Dignity. 1993 W.W. Norton & Company, New York.
65. Ray MC: I'm with you now. 1997 Bantam book, New York.
66. Ring K. : Life and Death (A Scientific investigation of the Near-Death Experience. 1982, Quill, New York.

67. Ruark JE et al: Initiating and withdrawing life support, Principles and Practice in Adult Medicine. NEJM. 1998:318;25-30.
68. Ruitenb HM (Editor): Death Interpretation. 1969 A Delta Book Dell Publishing Co., Inc.N.Y.
69. Selzer R. : Raising the Dead. 1994 Viking Penguin Book, USA.
70. Sprung C.L. et al : The importance of religious affiliation and culture on end-of-life decisions in European intensive care unit. Intensive Care Med. 2007; 33:1732-1739.
71. Smith R. : Lessons from the Dying. 1998, Wisdom Publication, Boston.
72. Sprung C.L. et al : End-of-Life Practices in European Intensive Care Units, The Ethical Study. JAMA, August 13, 2003; 290:790-797.
73. Stefenson RG, Stevenson EP (Editors): Teaching Students about Death(A comprehensive Resource for Educators and Parents). 1996, The Charles Press Publishers Philadelphia, USA.
74. Taylor GJ, Kurent JE: A Clinician's guide to Palliative Care. Blackwell Publishing Company 2003.
75. Wass H. Neimeyer (Editor) : Dying (Facing the Facts) (3rd ed.) Taylor & Francis 1995.
76. Webb M. : The Good Death. (The New American Search to Reshape the End of Life). 1997 Bantam Books, New York.
77. Weisman AD: On Dying and Denying (A Psychiatric Study of Terminality), 1972 Behavioral Publications, Inc. New York.
78. TIME. January 18, 2010 p.31-35.(Why your DNA isn't your Destiny)
79. 김건열: 공들여 사는 한세월(김건열 글 모음). 1994, 정행사
80. 셰리 시세일러 (이충호 옮김): 거짓말, 새빨간 거짓말 그리고 과학. 2010 부키.
81. 마이클 샌델 (안진환, 이수경 옮김): 왜 도덕인가 ? (Why Morality ?) 한국경제신문사, 2010.
82. World Wide Web Sites:
www.abcd-caring.org

www.medicaring.org
www.choices.org
www.hospiceworld.org
www.hospicefoundation.org.
www.nho.org
www.alz.org
www.cancer.org
www.nci.nih.gov
www.aacvpr.org
http://lastacts.rwjf.org
http://www.npr.org/programs/death/readings/essays/gartan.html
www.rallyingpoints.org
www.vatican.va/www.ncbi.nih.gov/ http://academic.naver.com/
http://en.wikipedia.org. www.euthanasia.cc/
http://www.npr.org/programs/death/readings/essays/gartan.html
www.rallyingpoints.org
www.scourt.gv.kr
http://dictionary.reference.com
http://www.deathwithdignity.org
http://www.finalexit.org/dhumphry/
http://www.dignitydying.org.uk/index.html
http://www.christiantoday.co.kr

찾 아 보 기

ㄱ

ㄴ

ㄷ

ㄹ

ㅇ

ㅈ

ㅊ

ㅋ

ㅌ

ㅍ

ㅎ

존엄사 II

인쇄일 | 2011년 2월 25일
발행일 | 2011년 3월 1일
지은이 | 김건열
발행인 | 엄 철
발행처 | 최신의학사
등 록 | 1995년 8월 7일 제 2-2019호
주 소 | 서울특별시 중구 장충동 2가 187-30 최신빌딩
전 화 | 02-2263-4723
팩 스 | 02-2263-4726
e-mail : newmedj@korea.com

ISBN:978-89-88159-31-6

값: 25,000원